J. Bojunga

Atlas Schilddrüsensonografie

Für Mats und Mireen

Jörg Bojunga

Atlas Schilddrüsensonografie

1. Auflage

Mit Geleitworten von: Prof. Dr. Joachim Feldkamp, Bielefeld; Prof. Dr. Josef Menzel, Ingolstadt

ELSEVIER

Elsevier GmbH, Bernhard-Wicki-Str. 5, 80636 München, Deutschland
Wir freuen uns über Ihr Feedback und Ihre Anregungen an kundendienst@elsevier.com

ISBN 978-3-437-21887-3
eISBN 978-3-437-06202-5

1. Auflage 2022

Wichtiger Hinweis

Die medizinischen Wissenschaften unterliegen einem sehr schnellen Wissenszuwachs. Der stetige Wandel von Methoden, Wirkstoffen und Erkenntnissen ist allen an diesem Werk Beteiligten bewusst. Sowohl der Verlag als auch die Autorinnen und Autoren und alle, die an der Entstehung dieses Werkes beteiligt waren, haben große Sorgfalt darauf verwandt, dass die Angaben zu Methoden, Anweisungen, Produkten, Anwendungen oder Konzepten dem aktuellen Wissensstand zum Zeitpunkt der Fertigstellung des Werkes entsprechen.

Der Verlag kann jedoch keine Gewähr für Angaben zu Dosierung und Applikationsformen übernehmen. Es sollte stets eine unabhängige und sorgfältige Überprüfung von Diagnosen und Arzneimitteldosierungen sowie möglicher Kontraindikationen erfolgen. Jede Dosierung oder Applikation liegt in der Verantwortung der Anwenderin oder des Anwenders. Die Elsevier GmbH, die Autorinnen und Autoren und alle, die an der Entstehung des Werkes mitgewirkt haben, können keinerlei Haftung in Bezug auf jegliche Verletzung und/oder Schäden an Personen oder Eigentum, im Rahmen von Produkthaftung, Fahrlässigkeit oder anderweitig übernehmen.

Für die Vollständigkeit und Auswahl der aufgeführten Medikamente übernimmt der Verlag keine Gewähr.

Geschützte Warennamen (Warenzeichen) werden in der Regel besonders kenntlich gemacht (®). Aus dem Fehlen eines solchen Hinweises kann jedoch nicht automatisch geschlossen werden, dass es sich um einen freien Warennamen handelt.

Bibliografische Information der Deutschen Nationalbibliothek

Die Deutsche Nationalbibliothek verzeichnet diese Publikation in der Deutschen Nationalbibliografie; detaillierte bibliografische Daten sind im Internet über https://www.dnb.de abrufbar.

24 25 26 27 5 4 3 2

Für Copyright in Bezug auf das verwendete Bildmaterial siehe

In ihren Veröffentlichungen verfolgt die Elsevier GmbH das Ziel, genderneutrale Formulierungen für Personengruppen zu verwenden. Um jedoch den Textfluss nicht zu stören sowie die gestalterische Freiheit nicht einzuschränken, wurden bisweilen Kompromisse eingegangen. Selbstverständlich sind **immer alle Geschlechter** gemeint.

Planung: Uschi Jahn, München
Projektmanagement: Birgit Pietzsch, München
Redaktion: Christel Hämmerle, München
Rechteklärung: Lisa Neulinger, München
Herstellung: Der Buchmacher, Arthur Lenner, Windach
Satz: STRAIVE, Puducherry/Indien
Druck und Bindung: Rodona Industria Gráfica, S.L., Pamplona/Spanien
Umschlaggestaltung: SpieszDesign, Neu-Ulm
Titelfotografien: Foto: © Africa Studio - stock.adobe.com; Sonografiebilder: Prof. Dr. Jörg Bojunga

Aktuelle Informationen finden Sie im Internet unter www.elsevier.de

Geleitwort

Schilddrüsenerkrankungen mit sonografisch sichtbaren Veränderungen an der Schilddrüse werden in Deutschland sehr häufig diagnostiziert. Mit zunehmendem Alter sind bei bis zu 80% der Menschen Schilddrüsenknoten nachweisbar. Wenig invasive Verfahren wie die Sonografie sind wichtige Werkzeuge zur Abklärung der Schilddrüsenveränderungen sowohl für den niedergelassen Allgemeinarzt als auch für den Spezialisten. Ein Lehrbuch mit Abbildungen sonografischer Befunde auch seltener Pathologien der Schilddrüse ist bei der Befundinterpretation eine große Hilfe.

Professor Bojunga ist ein ausgewiesener Experte auf dem Gebiet der Schilddrüsensonografie. Seine jahrelange universitäre Expertise und sein Weitblick, seltene Befunde zu dokumentieren und zu archivieren, sind die Grundlage für dieses Werk mit herausragenden Abbildungen von allen Erkrankungen der Schilddrüse. Die jahrelange Erfahrung von Professor Bojunga in der Ausbildung von Studierenden der Medizin, Ärzten in der Facharztausbildung und bereits lange tätigen Fachärzten spiegelt sich in diesem didaktisch sehr gut aufgebauten Buch wider. Neben der Demonstration der häufig vorkommenden benignen Knoten ist die Darstellung der verschiedenen Klassifikationssysteme zur Risikoabschätzung von potenziell malignen Schilddrüsenknoten im Kontext der aktuellen Literatur besonders gelungen. Sehr wertvoll ist die Einführung in die Technik der farbduplexkodierten Sonografie und der Elastografie. Die Bildbeispiele haben eine hohe Qualität und die Begleitexte sind lehrreich und informativ. Die gute bildliche Darstellung der verschiedenen Punktionstechniken der Schilddrüse kann Ärzte ermutigen, sich diese Techniken anzueignen. Abgerundet wird dieses Buch durch die ausgezeichneten Bilder diffuser Schilddrüsenveränderungen bei autoimmunen und entzündlichen Erkrankungen sowie durch die lehrreichen Abbildungen zur Lymphknotensonografie im Halsbereich.

Der Atlas der Schilddrüsensonographie ist im Umfang der Präsentation sonografischer Bilder der Schilddrüse einmalig und stellt eine große Bereicherung für Studierende der Medizin und für Ärzte in der Fort- und Weiterbildung dar.

Bielefeld, im Juni 2022
Prof. Dr. Joachim Feldkamp
Sprecher der Akademie für Fort- und Weiterbildung der Deutschen Gesellschaft für Endokrinologie

Geleitwort

Prof. Dr. Jörg Bojunga stellt den *Atlas Schilddrüsensonografie* vor. Beim Titel könnte man an ein weiteres, sehr reich bebildertes Werk denken – an einen Atlas eben. Der Begriff Atlas steht unter anderem für eine Sammlung von Bildtafeln als Nachschlagewerk, für geografische Formationen wie das Atlasgebirge in Nordafrika. In der Mythologie ist Atlas ein Titan und in der Astronomie ist Atlas ein Stern in den Plejaden. Und anatomisch ist der Atlas die Verbindung zwischen Halswirbelsäule und Kopf.

Erkrankungen der Schilddrüse sind sehr häufig und gehen oft mit knotigen oder anderen strukturellen Organveränderungen einher. Daher ist es nicht verwunderlich, dass die Ultraschalldiagnostik der Schilddrüse in allen klinischen Bereichen eine herausragende Rolle spielt. Die Schilddrüse ist geradezu ein idealtypisches Organ für die gute und einfache Anwendung der Sonografie. Umso mehr überrascht es, dass die Schilddrüsensonografie bisher entweder als Teil umfassender Lehrbücher oder in Referenzwerken bekannter Ausbildungssysteme enthalten ist. Ein eigenständiges, umfassendes und alle Erkrankungen im wahrsten Sinne des Wortes abbildendes Gesamtwerk fehlt hier bisher.

Diese Lücke wird durch den vorgestellten *Atlas Schilddrüsensonografie* von Jörg Bojunga nun geschlossen. Im oben genannten Sinne erfüllt das Werk alle Kriterien, die unter dem Begriff Atlas zusammengefasst werden können. Das Buch gibt Orientierung über die technische Durchführung der Untersuchung, über die anatomische Struktur und Leitstrukturen ebenso über sämtliche Pathologien, seien es die Vergrößerung oder Verkleinerung der Schilddrüse, entzündliche Veränderungen oder Knoten. Das Werk stellt die verschiedenen Klassifizierungssysteme zur Risikostratifizierung klar vor und gibt Anleitungen zur wichtigen Nachsorge der Schilddrüsentumoren. Die seltenen Schilddrüsenerkrankungen werden ebenso behandelt wie die Erkrankung der Nebenschilddrüsen. Über die nichtinvasive Abbildung des Organs hinaus stellt Herr Bojunga in seinem Werk sowohl die Feinnadelpunktion, die ultraschallgestützte Radiofrequenzablation oder die Ethanolablation und modernsten Ultraschalltechnologien wie die Ultraschallelastografie vor und bewertet diese Methoden im klinischen Kontext.

Die langjährige Expertise verbunden mit kontinuierlicher Bildarchivierung versetzt Herrn Bojunga in die Lage, uns mit seinem exzellenten Bildmaterial an die Hand zu nehmen. Durch seine langjährige Tätigkeit als universitärer Lehrer und als DEGUM-Kursleiter bringt er komplexe Zusammenhänge didaktisch in eine gut anwendbare Struktur. Orientiert am DEGUM-Kurscurriculum ist der *Altas Schilddrüsensonografie* also gleichzeitig auch Grundlage für die curriculare Ausbildung.

Dieser Atlas der Schilddrüsensonografie ist also mit Fug und Recht ein Nachschlagewerk in der studentischen Lehre, in der klinischen Ausbildung der ärztlichen Kolleginnen und Kollegen und natürlich in der fachärztlichen Weiterbildung. Der Atlas gibt darüber hinaus Orientierung im klinischen Alltag. Die komplette Abhandlung des Organs Schilddrüse, die didaktische Qualität und das herausragende Bildmaterial machen diesen Atlas in der Tat aber auch zu einem Star für die Ausbildung. Wir sind überzeugt, dass der *Atlas Schilddrüsensonografie* als Titan ein neues Standardwerk in der Diagnostik und Therapie der Schilddrüsenerkrankung zum Nutzen für alle ärztlichen Berufsgruppen werden wird.

Wir wünschen dem Werk von Herrn Prof. Bojunga den verdienten Erfolg und jedem Leser, der mit dem *Atlas Schilddrüsensonografie* arbeitet dieselbe Begeisterung, die Methode anzuwenden, die wir erfahren durften.

Ingolstadt, im Mai 2022
Prof. Dr. med. Josef Menzel, FESBGH
Präsident der Deutschen Gesellschaft für Ultraschall in der Medizin (DEGUM)

Vorwort

Die Sonografie hat die Diagnostik zahlreicher Erkrankungen erheblich erleichtert und verbessert und ist heute aus dem klinischen Alltag nicht mehr wegzudenken. Sie ist breit verfügbar, gut erlernbar, frei von ionisierenden Strahlen, liefert Befunde in Echtzeit und ist für den Patienten nicht belastend. Zudem hat die technische Entwicklung dazu geführt, dass heute auch einfache und kompakte Ultraschallgeräte bereits eine sehr gute Bildqualität liefern. Wo früher allein Palpation und Auskultation zur Verfügung standen, bietet heute die Sonografie eindeutige Vorteile: „Stop Listening and Look“[1] ist daher eine zwar zugespitzte, aber für die Untersuchung der Schilddrüse sicher zutreffende Aussage.

Schilddrüsenerkrankungen sind häufig und daher nicht nur für spezialisierte Fachärztinnen und -ärzte, sondern auch im hausärztlichen und allgemein-internistischen Bereich von Belang. Mit modernem Ultraschall kann zusammen mit Anamnese, Klinik und Labor häufig bereits eine korrekte Diagnose gestellt werden. Zudem trägt die Sonografie entscheidend dazu bei, unnötige Operationen zu vermeiden, ohne dabei bösartige Befunde zu übersehen. Der vorliegende Atlas ist das Ergebnis einer langjährigen intensiven Beschäftigung mit der Sonografie. Er soll dazu beitragen, Schilddrüsenbefunde und -krankheiten sonografisch fachgerecht und sicher zuordnen und diagnostizieren zu können. Mehr als 300 Abbildungen werden ergänzt durch zahlreiche grafische und anatomische Darstellungen. Besonderer Wert wird dabei auf die Darstellung der sonografischen Anatomie und der Normalbefunde gelegt. Ausführlich werden sonomorphologische Merkmale der verschiedenen Schilddrüsenerkrankungen, z. B. Hyper- und Hypothyreose, Struma, Thyreoiditiden, Knoten und Karzinome dargestellt. Da der Schwerpunkt eines Atlas auf der bildlichen Darstellung liegt, wurde für weitere und vertiefende Informationen ein umfangreiches Literaturverzeichnis mit Darstellung aller relevanten Studien zum Stellenwert der Schilddrüsensonografie angefügt. Neben der Darstellung der modernen Klassifizierungssysteme von Knoten (TIRADS) – auch in vergleichender Betrachtung – werden zudem neuere Verfahren wie die Elastografie sowie die Kontrastmittelsonografie ausführlich beschrieben.

Ergänzt werden die typischen Befunde der Schilddrüse durch die Lymphknotensonografie im Bereich der Schilddrüse, ferner durch eine ausführliche Darstellung von Nebenschilddrüsenerkrankungen, durch sonografische Befunde seltener Schilddrüsenerkrankungen sowie durch die Grundlagen der interventionellen Diagnostik und Therapie, insbesondere der Feinnadelpunktion, Stanzbiopsien, Ethanolablationen sowie der thermischen Ablationsverfahren. Der Aufbau des Atlas orientiert sich dabei am DEGUM-Curriculum und versucht, die wesentlichen Punkte fundiert, anschaulich und prägnant zusammenzufassen. Zu bedenken gilt aber immer auch: Die Sonografie ist untersucherabhängig und die breite Verfügbarkeit der Sonografie hat auch zu einer Zunahme von Diagnosen mit fraglicher Relevanz und damit nicht nur zu einer Überdiagnostik, sondern auch zu einer Übertherapie von Schilddrüsenerkrankungen insbesondere im Bereich der Schilddrüsenknoten geführt. Ganz im Sinne der „Klug-Entscheiden-Initiative“ soll daher versucht werden, nicht nur die fachlichen Grundlagen für die sichere Zuordnung sonografischer Schilddrüsenbefunde darzustellen, sondern durch eine verbesserte Diagnostik auch eine Überversorgung zu vermeiden und damit insbesondere die Anzahl unnötiger, oft diagnostischer Schilddrüsenoperationen zu verringern.

Nach über 20 Jahren Beschäftigung mit der Sonografie möchte ich auch noch einmal an meine eigenen Anfänge zurückdenken und mich bei all denjenigen bedanken, mit denen ich über die Jahre zusammenarbeiten und von denen ich selbst lernen durfte. Besonders nennen möchte ich Prof. Christoph F. Dietrich, der zu Beginn meiner Laufbahn am Universitätsklinikum Frankfurt tätig war. Durch ihn bin ich das erste Mal sehr intensiv mit der Sonografie in Berührung gekommen. Sein einmaliger, bis heute für mich unvergleichlicher Enthusiasmus, für die Sonografie gepaart mit seiner Innovationskraft und dem Streben, nicht nur die qualitativ besten Befunde, sondern auch die optimalsten Bilder zu erstellen, haben mich nachhaltig beeinflusst. Ganz besonders bedanken möchte ich mich zudem bei Dr. Jörg Bönhof. Sein tiefes Verständnis nicht nur der sonografischen Befunde, sondern auch der sonografischen Technik sowie seine Gewissen- und Ernsthaftigkeit bei der Sonografie sind für mich vorbildlich, und ich bin dankbar für die langjährige Zusammenarbeit. Und nicht zuletzt bedanke ich mich bei Prof. Mireen Friedrich-Rust, mit der ich so viele spannende und neue Befunde sehen konnte und mit der ich zahlreiche wissenschaftliche Studien durchführen durfte.

Mein besonderer Dank gilt Frau Jahn, Frau Pietzsch sowie Frau Hämmerle vom Elsevier-Verlag für die Realisierung dieses Projektes und die immer tatkräftige und freundliche Unterstützung. Bedanken möchte ich mich zudem bei der Deutschen Gesellschaft für Endokrinologie (DGE), insbesondere bei deren Präsidenten Prof. Günter Stalla, bei dem Sprecher der DGE-Akademie, Prof. Joachim Feldkamp sowie bei den Mitgliedern der Sektion Schilddrüse der DGE für die langjährige gute Zusammenarbeit und den intensiven fachlichen Austausch, der nicht zuletzt Eingang in dieses Buch gefunden hat. Mein Dank gebührt zudem der Deutschen Gesellschaft für Ultraschall in der Medizin (DEGUM), die sich intensiv um die Fortentwicklung,

[1] Solomon SD, Saldana F. Point-of-care ultrasound in medical education--stop listening and look. N Engl J Med. 2014; 370 (12):1083-1085. doi:10.1056/NEJMP1311944

Verbreitung und Verbesserung der Sonografie bemüht und für mich eine ganz wichtige Institution in diesem Bereich ist sowie der Akademie der Landesärztekammer Hessen und dem dortigen Team von Kolleginnen und Kollegen, mit denen ich gemeinsam seit vielen Jahren die DEGUM-Ultraschallkurse durchführen darf.

Nicht zuletzt möchte ich mich bei meiner Familie bedanken, Mats und Mireen. Sie haben mich nicht nur immer bei der Arbeit an diesem Atlas unterstützt, sondern auch mehr als nur einmal am Wochenende und freien Tagen auf meine Anwesenheit verzichten müssen. Ihnen ist dieses Buch gewidmet.

Frankfurt am Main, im Mai 2022
Jörg Bojunga

Abkürzungen

A., Aa	Arteria, Arteriae
AACE	American Association of Clinical Endocrinology
AIH	Amiodaron-induzierte Hyperthyreose
AK	Antikörper
ARFI	Acoustic-Radiation-Force-Impulse
ATA	American Thyroid Association
CEUS	Contrast enhanced ultrasound
CNB	Stanzbiopsie
CT	Computertomogramm, -grafie
DGE	Deutsche Gesellschaft für Endokrinologie
DLBCL	Diffus großzellige B-Zell-Lymphome
EFSUMB	European Federation of Societies for Ultrasound in Medicine and Biology (Europäische Gesellschaft für Ultraschall in der Medizin)
ES-score	Elastizitätsscore
ETA	European Thyroid Association
FDG-PET	FDG-Positronen-Emission-Tomographie
FKDS	farbkodierte Duplexsonografie
FNAB	Feinnadelaspirationsbiopsie
FNAC	Feinnadelaspirationszytologie
FNP	Feinnadelpunktion
FTC	Follikuläres Karzinom
Hz	Hertz
KG	Körpergewicht
KSThR	Korean Society of Thyroid Radiology
Lig.	Ligamentum
LK	Lymphknoten
M., Mm.	Musculus, Musculi
MALT	Mucosa Associated Lymphoid Tissue
MEN	Multiple endokrine Neoplasien
MHz	Megahertz
MRT	Magnetresonanztomogramm, -grafie
MTC	Medulläres Karzinom
N., Nn.	Nervus, Nervi
NLR	N. laryngeus recurrens
NPV	Negativ prädiktiver Wert
PPV	Positiver Vorhersagewert (positive predictive value)
PSV	Peak systolic velocity, maximale systolische Geschwindigkeit
PTC	Papilläres Karzinom
RTE	Realtime-Elastografie
SDI	Schilddrüsenisthmus
THI	Tissue harmonic Imaging
TIRAD	Thyroid Imaging Reporting and Data System
TPO-AK	AK gegen thyreoidale Peroxidase
TRAK	TSH-Rezeptor Antikörper
TUR	Transurethrale Prostataresektion
US	Ultraschall
USE	Ultraschall-Elastografie
USPSTF	US Preventive Services Task Force
V., Vv.	Vena, Venae
WFUMB	European Federation of Societies for Ultrasound in Medicine and Biology
Z. n.	Zustand nach

Autor

Prof. Dr. Jörg Bojunga
Leiter Schwerpunkt Endokrinologie,
Diabetologie und Ernährungsmedizin
DEGUM-Stufe III Kursleiter
Medizinische Klinik I
Universitätsklinikum
Theodor-Stern-Kai 7
60590 Frankfurt

Fehler gefunden?

An unsere Inhalte haben wir sehr hohe Ansprüche. Trotz aller Sorgfalt kann es jedoch passieren, dass sich ein Fehler einschleicht oder fachlich-inhaltliche Aktualisierungen notwendig geworden sind. Sobald ein relevanter Fehler entdeckt wird, stellen wir eine Korrektur zur Verfügung. Mit diesem QR-Code gelingt der schnelle Zugriff.

https://else4.de/978-3-437-21887-3

Wir sind dankbar für jeden Hinweis, der uns hilft, dieses Werk zu verbessern. Bitte richten Sie Ihre Anregungen, Lob und Kritik an folgende E-Mail-Adresse: kundendienst@elsevier.com

Abbildungsnachweis

Der Verweis auf die jeweilige Abbildungsquelle befindet sich bei allen Abbildungen im Werk am Ende des Legendentextes in eckigen Klammern. Alle nicht besonders gekennzeichneten Grafiken und Abbildungen stammen vom Autor, Prof. Dr. Jörg Bojunga, Frankfurt am Main © Elsevier GmbH, München.

E1060 Swobodnik, Werner: Atlas der internistischen Ultraschallanatomie: sonographische und anatomische Normalbefunde als Grundlage der Diagnostik. Georg Thieme Verlag KG 2000.

F1078-001 Kobayashi K./et al.: Calcifications in Thyroid Tumors on Ultrasonography: Calcification Types and Relationship with Histopathological Type. In: Ultrasound International Open. Volume 04, Issue 02, E45-E51. Thieme, 2018.

F602-002 C. F. Dietrich, J. Bojunga: Die Bedeutung der Sonografie bei der Abklärungvon Schilddrüsenerkrankungen. In: Zeitschrift für Gastroenterologie. Volume 53, Issue 03. Thieme Verlag 2015.

G1092 Kettle AG./et al.: Parathyroid imaging: how good is it and how should it be done? In: Seminars in Nuclear Medicine. Volume36, Issue 3, Pages 206–11. Elsevier, 2006.

G1093 Tessler FN./et al.: ACR Thyroid Imaging, Reporting and Data System (TI-RADS): White Paper of the ACR TI-RADS Committee. In: Journal of the American College of Radiologyl. Volume 14, Issue 5, Pages 587–595. Elsevier, 2017.

H041-002 Dietrich CF./et al.: Statement and Recommendations on Interventional Ultrasound as a Thyroid Diagnostic and Treatment Procedure. In: Ultrasound Med Biol. Volume 44, Issue 1, Pages 14-36. Elsevier, 2018.

H103-003 C. F. Dietrich, J. Bojunga: Die Bedeutung der Sonografie bei der Abklärung von Schilddrüsenerkrankungen. In: Laryngo-Rhino-Otologie. Volume 95, Issue 2, Georg Thieme Verlag KG, 2016.

H127-002 Russ G./et al.: European Thyroid Association Guidelines for Ultrasound Malignancy Risk Stratification of Thyroid Nodules in Adults: The EU-TIRADS. In: European Thyroid Journal. Volume 6, Issue 5, Pages 225–237. Karger AG, 2017.

H173-002 Grani G./et al.: Reducing the Number of Unnecessary Thyroid Biopsies While Improving Diagnostic Accuracy: Toward the "Right" TIRADS. In: J Clin Endocrinol Metab. Volume 104, Issue 1, Pages 95–102. Oxford University Press, 2018.

H235-001 Castellana M./et al.: Ultrasound systems for risk stratification of thyroid nodules prompt inappropriate biopsy in autonomously functioning thyroid nodules. In: Clinical Endocrinoog. Volume 93, Issue 1, Pages 67–75. Wiley Online Libary, 2020.

H236/L141 Sigrist RMS./et al.: Ultrasound Elastography: Review of Techniques and Clinical Applications. In: Theranostics. Volume 7, Issue 5, Pages 1303–1329. Elsevier, 2017/Stefan Elsberger, Planegg

H237-001 Zhou JQ./et al.: 2020 Chinese guidelines for ultrasound malignancy risk stratification of thyroid nodules: the C-TIRADS. In: Endocrine. Volume 70, Issue 2, Springer Nature, 2020.

H237-002 Trimboli P./et al.: Ultrasound risk stratification systems for thyroid nodule: between lights and shadows, we are moving towards a new era. In: Endocrine. Volume 69, Issue 1. Springer, 2020.

H238-001 Shin JH./ et al.: Ultrasonography diagnosis and imaging-based management of thyroid nodules: Revised Korean society of thyroid radiology consensus statement and recommendations. In: Korean Journal Radiology. Volume 17, Issue 3, Pages 370–395, 2016.

H239 Ito Y/et al.: Insights and clinical questions about the active surveillance of low-risk papillary thyroid microcarcinomas [Review]. In: Endocrine Journal. Volume 63, Issue 4, Pages 323–328, J-Stage, 2016. https://doi.org/10.1507/endocrj.EJ15-0637

L141 Stefan Elsberger, Planegg

P1067 Prof. Dr. Jörg Bojunga, Frankfurt am Main

P1072 Prof. Dr. F. Grünwald, Frankfurt

S700 Sobotta-Archiv, Elsevier Urban & Fischer

T1227 Prof. Dr. T. J. Vogl, Frankfurt

T1228 Prof. Dr. P. Wild, Frankfurt

U396 Sanofi-Aventis Deutschland GmbH, Berlin

Inhaltsverzeichnis

KAPITEL

1 Geräteeinstellung, Untersuchungsgang

1.1 Ultraschallanatomie

Die detaillierte Kenntnis der Halsanatomie ist Voraussetzung für eine qualitativ hochwertige Sonografie der Schilddrüse. Neben der Schilddrüse als Organ betrifft dies insbesondere die perithyreoidale Muskulatur, Gefäße, Nerven sowie Lymphknoten (➤ Abb. 1.1).

Die Schilddrüse liegt an der Vorderseite des Halses ventral der Trachea und unterhalb des Schildknorpels des Kehlkopfs: Durch diese Position hat sie ihren Namen erhalten – wie ein Schild liegt sie, umgeben von Halsmuskeln, vor der Luftröhre. Sie besteht aus zwei Hauptlappen, die durch eine Gewebebrücke (Isthmus) vor der Trachea miteinander verbunden sind. Gelegentlich findet sich ein sog. Lobus pyramidalis als embryonales Relikt des Ductus thyreoglossus und kann – vom Isthmus der Schilddrüse ausgehend – nach kranial bis zum Foramen caecum der Zunge reichen.

!

Als Thyreoglossus-Zyste (TZ, auch mediane Halszyste) wird eine mit Flüssigkeit gefüllte, gut begrenzte Raumforderung beschrieben, die sich medial im anterioren Hals entwickelt. Es handelt sich hierbei um ein Rudiment des Ductus thyreoglossus, der in der Embryonalentwicklung besteht, unter physiologischen Bedingungen jedoch im ersten Trimester der Schwangerschaft obliteriert. Der Ductus thyreoglossus dient als Leitschiene für das Wachstum und die Migration der Schilddrüsenanlage, die im zweiten Monat der Schwangerschaft in ihrer endgültigen Position im vorderen Halsbereich zu liegen kommt. Die Therapie erfolgt durch Resektion der Zyste und der Reste des Ductus thyreoglossus.

1.1.1 Topografische Lage

Die Kenntnis der Topografie (➤ Abb. 1.1, ➤ Abb. 1.2, ➤ Abb. 1.3) ist essenziell und alle im Folgenden genannten Strukturen müssen bei jeder Untersuchung identifiziert werden.

- **Ventral** ist die Schilddrüse durch den M. sternohyoideus und M. sternothyroideus begrenzt. Die dorsale Faszie des M. sternothyroideus grenzt dabei direkt an die ventrale Schilddrüsenkapsel. Latero-ventral der infrahyalen Muskulatur findet sich der leicht zu identifizierende M. sternocleidomastoideus. Neben der Funktion als Leitstruktur ist seine Echogenität Bezugspunkt für die Charakterisierung der Schilddrüsen- und Knotenechogenität im Ultraschall.
- **Dorsal** ist die Schilddrüse durch den M. longus colli sowie die Wirbelsäule begrenzt. Zudem findet sich dorsomedial, meist linksseitig, der Ösophagus. Die ventrale Faszie des M. longus colli grenzt direkt an die dorsale Schilddrüsenkapsel.

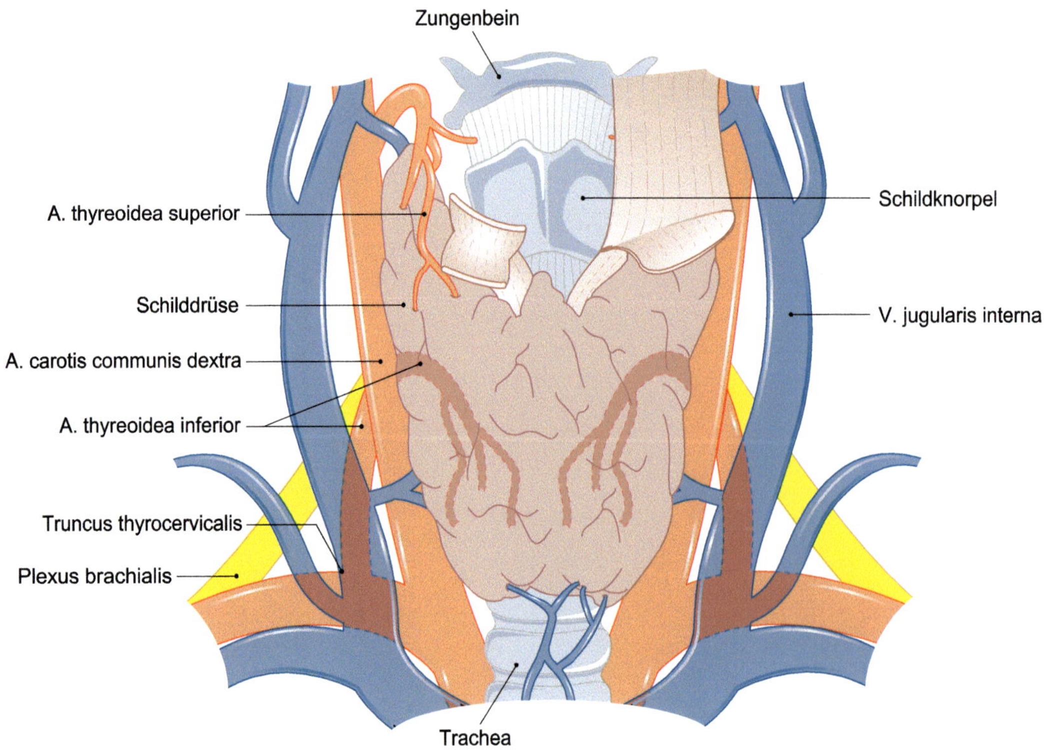

Abb. 1.1 Topografische Anatomie der Schilddrüse. [L141]

!

Beim Schluckakt können im Ösophagus durch die Peristaltik bewegliche Luftechos nachgewiesen werden und zur anatomischen Identifizierung beitragen.

- **Medial** bildet die Trachea die Begrenzung der Schilddrüse. Diese bildet die Leitstruktur zum initialen Auffinden der Schilddrüse. Obwohl die Trachea selbst als Organ sonografisch nicht von besonderer Relevanz ist, ist die prätracheale Region eine wichtige Struktur bei der Suche nach pathologischen Lymphknoten.
- **Lateral** wird die Schilddrüse durch die A. carotis communis sowie V. jugularis interna begrenzt. Zwischen diesen beiden Gefäßen kann regelhaft der N. vagus identifiziert werden. Identifizierbar ist die Vena jugularis auch daran, dass sie sich im Unterschied zur A. carotis durch leichten Druck mit dem Schallkopf komprimieren lässt und bei einem Valsalva-Mannöver deutlich an Umfang zunimmt. Weiter lateral finden sich die Mm. scaleni (anterior, medius und posterior) sowie der Plexus brachialis.

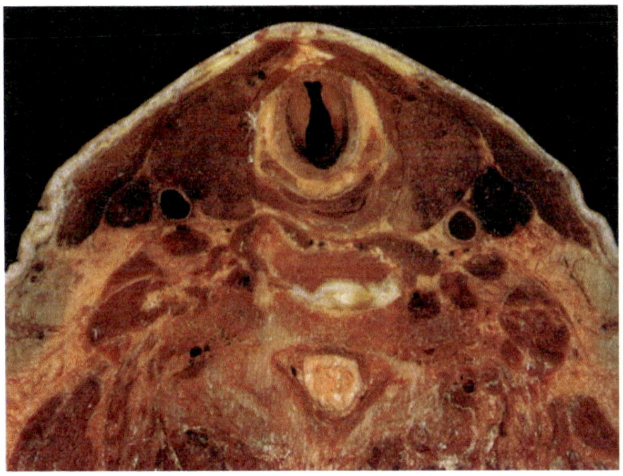

Abb. 1.2 Topografische Anatomie der Schilddrüse im Querschnitt. [E1060]

1.1.2 Gefäßversorgung

Die arterielle **Gefäßversorgung** der Schilddrüse erfolgt durch die A. thyreoidea superior (als Ast der A. carotis externa) und durch die A. thyreoidea inferior (aus dem Truncus thyrocervicalis), die meist dorsal der A. carotis, gelegentlich jedoch auch ventral davon kreuzt.

- Im Längsschnitt ist die Identifizierung der Kreuzungsstelle der A. carotis und der A. thyreoidea inf. hilfreich zur Orientierung, da medial hiervon die kaudalen Schilddrüsenanteile liegen.
- Im Querschnitt ist die Identifizierung der Kreuzungsstelle A. thyreoidea inf. hilfreich, da sie von hier einfach nach latero-kaudal bis zu ihrem Ursprung aus dem Truncus thyrocervicalis verfolgt und damit ein wichtiges Lymphknotenkompartiment identifiziert werden kann.

1.1.3 Echogenität und Echomuster der Schilddrüse

Mithilfe der Sonografie ist es möglich, charakteristische Strukturveränderungen der Schilddrüse zu erkennen und sie bestimmten Krankheiten zuzuordnen. So ist z. B. bei Autoimmunprozessen (chronische Autoimmunthyreoiditis und auch Morbus Basedow) die Echogenität der Schilddrüse typischerweise vermindert (schwächer echogenes Binnenreflexmuster). Zur Beschreibung des Parenchyms und ggf. der Läsionen unterscheidet man zwischen gleichmäßiger und ungleichmäßiger Echostruktur sowie für die Echogenität zwischen den Begriffen **stärker echogen, echogleich, schwächer echogen, stark schwächer echogen** und **echokomplex.**

Die Referenz zur Beurteilung der Echogenität und Echostruktur der Schilddrüse ist das echonormale Schallmuster der umgebenden Halsmuskulatur.

!

Eine gesunde Schilddrüse ist stärker echogen als das umliegende Muskelgewebe (➤ Abb. 1.5). In der Nomenklatur der Echogenität

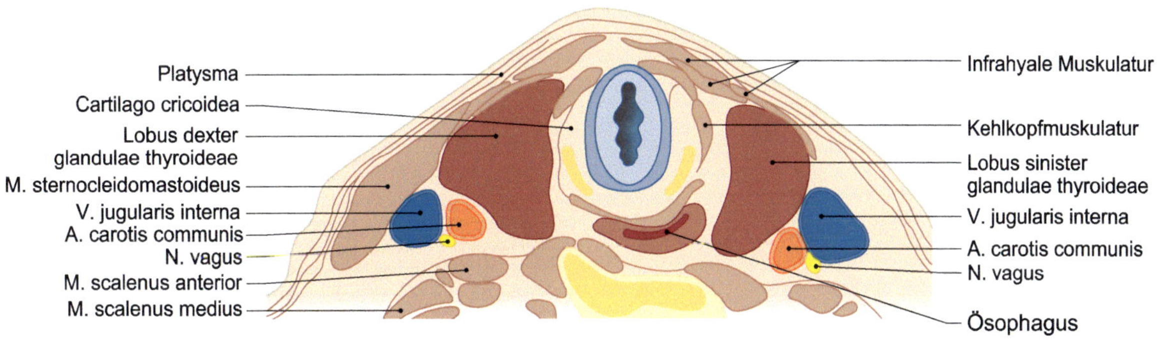

Abb. 1.3 Topografische Anatomie der Schilddrüse im Querschnitt. [L141]

wird ganz allgemein gesundes Schilddrüsenparenchym als Referenz benutzt. Entsprechend erscheinen die Strukturen
- echogleich, d. h. mit der Echogenität gesunden Parenchyms,
- stärker echogen,
- schwächer echogen.

Die **Echogenität** bezeichnet das Ausmaß der Reflexion der ausgesandten Ultraschallwellen. Diese werden visuell durch unterschiedliche Weiß-Grau-Schwarz-Töne auf dem Monitor dargestellt. Im Ultraschallbild stellen sich
- Strukturen mit geringer oder **fehlender Echogenität** durch schwarze Bildpunkte,
- Strukturen **hoher Echogenität** durch weiße Bildpunkte dar.

Es werden also relative Echogenitäten von Strukturen unterschiedlicher Dichte zueinander dargestellt. Dem sollte auch die Nomenklatur Rechnung tragen, indem Echogenitäten als gleich, stärker oder schwächer zu einer Bezugsstruktur definiert werden. Bei fehlender Echogenität wird eine Struktur als echofrei bezeichnet [1]. Die Begriffe „echoreich" („hyperechogen") bzw. „echoarm" („hypoechogen") sind insofern u. a. unscharf, als eine „echoreiche" Struktur durch Verringerung der Bildverstärkung (gain) „echoarm" wird und eine „echoarme" Struktur durch Erhöhung der Bildverstärkung „echoreich" wird.

Die **Echogenität** der **Schilddrüse** wird definitionsgemäß im Verhältnis zur quergestreiften Halsmuskulatur, i. d. R. dem M. sternocleidomastoideus, angegeben. Die normale Schilddrüse ist dabei gleichmäßig stärker echogen als der Muskel.

Die **Echogenität** von **Schilddrüsenknoten** oder fokalen Läsionen wird definitionsgemäß im Verhältnis zur normalen Schilddrüse als echogleich, stärker oder schwächer echogen angegeben. Ist ein Knoten oder fokale Läsion schwächer echogen als die quergestreifte Halsmuskulatur (M. sternocleidomastoideus) wird dies als stark schwächer echogen bezeichnet. Dieses Kriterium ist bei der Malignitätseinschätzung von besonderer Bedeutung. Eine Übersicht über diese Definitionen und Synonyme gibt ➤ Tab. 1.1.

Tab. 1.1 Definition Echogenitäten von Schilddrüsenknoten

Beschreibung	DEGUM-Nomenklatur	Synonyme
Knoten ist stärker echogen als gesundes Schilddrüsengewebe	Stärker echogen	Echoreich, hyperechogen
Knoten ist gleich echogen wie gesundes Schilddrüsengeweben	Echogleich, isoechogen	Echonormal
Knoten ist schwächer echogen als gesundes Schilddrüsengewebe	Schwächer echogen	Echoarm, hypoechogen
Knoten ist schwächer echogen als Halsmuskulatur (infrahyal, M. sternocleidomastoideus)	Stark schwächer echogen	Stark echoarm, stark hypoechogen
Knoten zeigt keine Echogenität	Echofrei	–

1.1.4 Vaskularisation

Die Vaskularisation bezeichnet die Gefäß- und Durchblutungsdarstellung in der Duplexsonografie. Die Vaskularisation des normalen Schilddrüsenparenchyms ist in der Duplexsonografie gleichmäßig mit einzelnen spots. Beim Morbus Basedow ist die Vaskularisation diffus deutlich gesteigert, bei der Thyreoiditis de Quervain in den entzündlichen Läsionen vermindert. Im Vergleich zu früher hat die Beurteilung der Vaskularisation von Knoten zur Dignitätsbeurteilung heute keinen relevanten Stellenwert mehr. Die Vaskularisation von Knoten kann jedoch eingesetzt werden, um deren Abgrenzbarkeit zu verbessern. Eine Bedeutung hat die Vaskularisation allerdings bei der Charakterisierung von Lymphknoten sowie der Identifizierung von Nebenschilddrüsenadenomen.

Gut darstellbar sind die die A. thyreoidea inf. und v. a. die A. thyreoidea superior (siehe unten). Im pulsed-waved (pw)-Doppler kann die maximale Blutflussgeschwindigkeit (peak systolic velocity, PSV) der A. thyreoidea sup. und inf. valide gemessen werden. Angewendet werden kann die PSV z. B. zur Differenzierung unterschiedlicher Hyperthyreoseformen, v. a. der Differenzierung von Morbus Basedow und Zerfallsthyreoiditis. Der Cut-Off wird, je nach Studie mit 30–40 cm/s angegeben [2]. Eine umfassende Konsensusdarstellung der Bedeutung der Vaskularisation bei der Schilddrüsensonografie wurde publiziert [3].

1.1.5 Perfusion

Der Begriff Perfusion stammt aus der Kontrastmittelsonografie (KM; contrast enhanced ultrasound CEUS) und bezeichnet das An- und Abflutverhalten von Kontrastmittel in der CEUS. CEUS ist bei der Sonografie der Schilddrüse ein weniger gebräuchliches Verfahren. Eingesetzt wird es v. a. zur Differenzierung von **benignen** von **malignen Schilddrüsenknoten** (➤ Kap. 4).
- Benigne Knoten zeigen häufiger eine homogene, intensive, teils auch ringförmige KM-Anreicherung (ring enhancement) und ein „fast-in-and-slow-out"-Kontrastmittelverhalten.
- Bei malignen Knoten besteht häufiger eine verminderte, heterogene und irreguläre KM-Anreicherung und ein langsames „wash-in-and-wash-out" Kontrastmittelverhalten. [4, 5]

1.2 Sonografischer Normalbefund

Die Sonografie ist die Untersuchung der Wahl und der Goldstandard zur Bestimmung der Größe und Morphologie der Schilddrüse. Sie ist allen anderen Verfahren inklusive der MRT hierin überlegen. Der Tastbefund der Schilddrüse zur Größenbestimmung hat nur noch orientierenden Charakter.

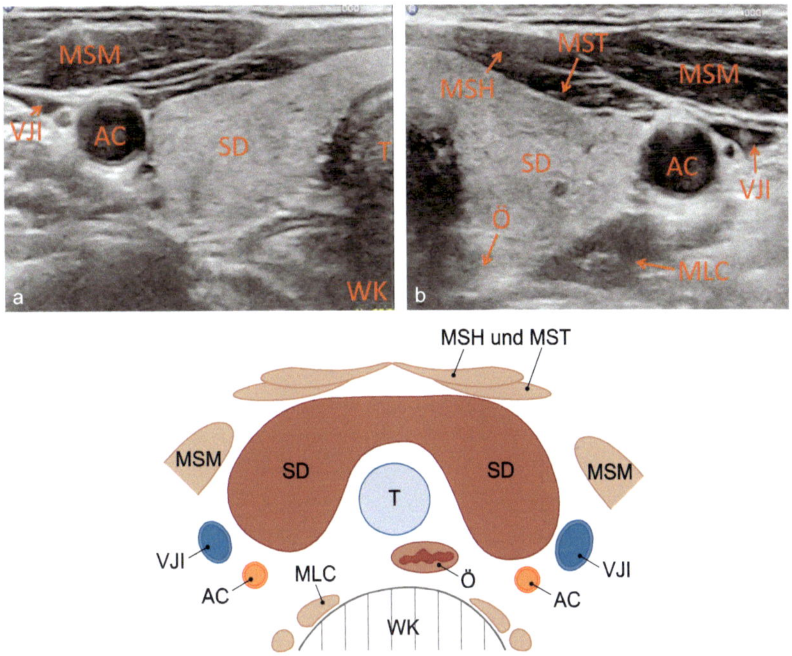

Abb. 1.4 Schilddrüse im Querschnitt (a) sowie schematisch vereinfachte Darstellung der Ultraschallanatomie (b).
Schilddrüse (SD), Trachea (T), Ösophagus (Ö), Vena jugularis interna (VC), A. carotis (AC), M. sternocleidomastoideus (MSM), M. sternohyoideus (MSH), M. sternothyroideus (MST), M. longus colli (MLC), Wirbelkörper (WK). [Zeichnung: L141]

Häufig stellt sich der rechte Schilddrüsenlappen etwas größer dar als der linke, was am ehesten auf den etwas weiter links verlaufenden Ösophagus zurückzuführen ist. Das Echomuster der Schilddrüse ist stärker echogen als die umgebende Muskulatur und sollte gleichmäßig zur Darstellung kommen (➤ Abb. 1.4).

Über die Funktion der Schilddrüse kann allein aufgrund des sonografischen Befundes keine Aussage getroffen werden, insbesondere lässt sich eine funktionelle Autonomie nicht sonografisch erfassen.

1.2.1 Quer- und Längsschnitt

Im Querschnitt (➤ Abb. 1.5) zeigt sich die Schilddrüse schmetterlingsförmig mit zwei Seitenlappen, welche durch den Isthmus verbunden sind. Nicht vergrößerte Epithelkörperchen/Nebenschilddrüsen lassen sich sonografisch nicht immer und wenn, dann meist nur mit sog. High-End-Geräten, nachweisen. Sie können in ihrer Lokalisation sehr variabel sein, liegen meist jedoch dorsal der Schilddrüse der Capsula fibrosa aufgelagert (Nebenschilddrüsen ➤ Kap. 12).

Im Längsschnitt (➤ Abb. 1.6) zeigt sich die kaudale Schilddrüse oft spitzwinklig, der kraniale Anteil oft dreieckförmig. Im kranialen Teil lässt sich die A. thyreoidea sup. mit ihren Ästen gut identifizieren (➤ Abb. 1.7), kaudal sieht man häufig kräftige Vv. thyreoideae inferiores.

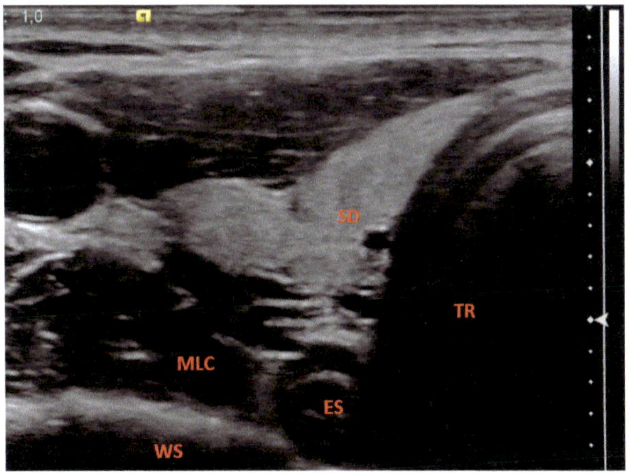

Abb. 1.5 Schilddrüse (SD) rechts im Querschnitt. Ventral M. sternohyoideus und sternothyroideus (MST), medial Trachea (TR), dorsal Ösophagus (ES) mit typischer Schichtung sowie M. longus colli (MLC) sowie Wirbelsäule (WS). Lateral A. carotis communis.

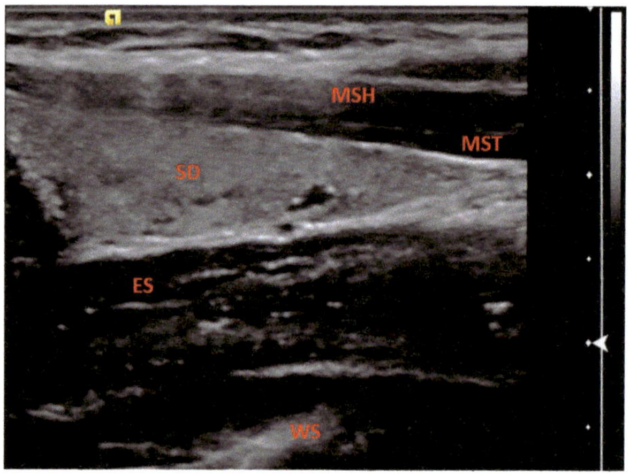

Abb. 1.6 Schilddrüse (SD) links im Längsschnitt. Ventral der M. sternohyoideus (MSH) und M. sternothyroideus (MST), dorsal Ösophagus (ES) mit typischer Schichtung, dorsal davon Wirbelsäule (WS).

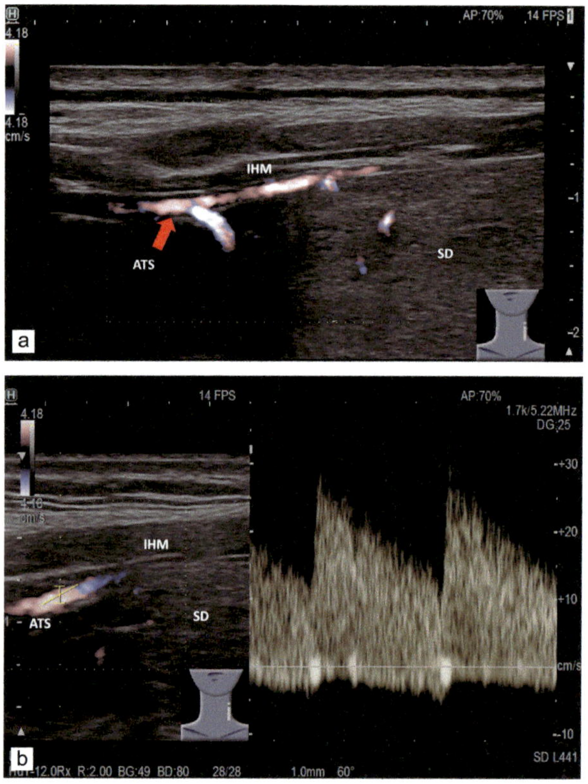

Abb. 1.7 a) Darstellung der A. thyreoidea superior (ATS) am Oberpol des linken Schilddrüsenlappens. b) Im pw-Doppler typische Blutflussgeschwindigkeit < 30 (40) cm/s.
A. thyreoidea sup (ATS), infrahyale Muskulatur (IHM), Schilddrüsenoberpol (SD).

1.2.2 Gefäße

Bei der Darstellung der Gefäße hat die A. thyreoidea inferior nicht nur Bedeutung zur topografischen Orientierung bei der Darstellung der Schilddrüse, sondern auch der Lymphabflussstationen. Im Querschnitt (➤ Abb. 1.8) unterkreuzt die A. thyreoidea inferior (roter Pfeil) bei den meisten Menschen die A. carotis communis (ACC).

Abkürzungen: M. sternohyoideus (MSH) und sternothyroideus (MST), M. sternocleidomastoideus (MSC), Trachea (TR), Ösophagus (ES), M. longus colli (MLC), Vena jugularis interna (VJI) sowie Wirbelsäule (WS).

Auch die A. thyreoidea inf. lässt sich in der Farbduplexsonografie sowie im sog. Power-Doppler, mit dem die Vaskularisation des Parenchyms abgebildet wird, gut darstellen. ➤ Abb. 1.9 zeigt die A. thyreoidea inf. im B-Bild, im richtungskodierten Power-Doppler sowie die Darstellung der A. thyreoidea inf. im Power-Doppler.

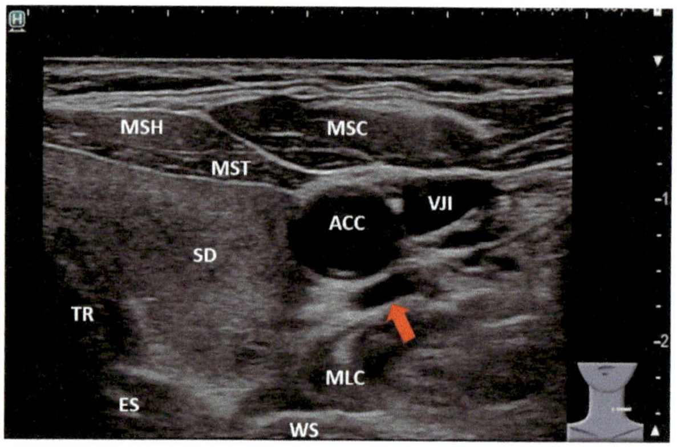

Abb. 1.8 Linker Schilddrüsenlappen im Querschnitt, dorsal die A. thyreoidea inferior (Pfeil) im weiteren Verlauf nach medial, die meist dorsal der A. carotis communis (ACC) kreuzt.

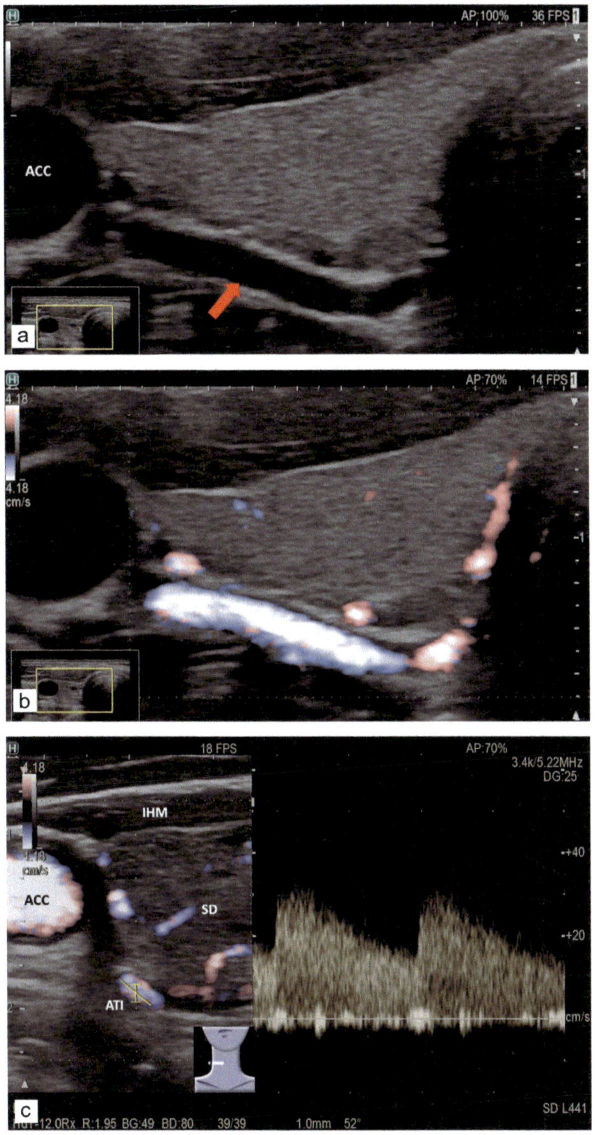

Abb. 1.9 A. thyreoidea. a) A. thyreoidea inf. rechts (ATI roter Pfeil) dorsal des Schilddrüsenlappens im B-Bild; b) Darstellung der ATI im richtungskodierten Power-Doppler nach Unterkreuzung der A. carotis communis (ACC) nach medial; (c) Darstellung der A. thyreoidea inf. im pw-Doppler. Schilddrüse (SD), infrahyale Muskulatur (IHM).

1.2.3 Lobus pyramidalis

Gelegentlich sieht man einen Lobus pyramidalis, dessen Darstellung genaue anatomische Kenntnisse voraussetzt. Der Lobus pyramidalis ist ein embryonales Relikt des Ductus thyreoglossus und kann – vom Isthmus der Schilddrüse ausgehend – nach kranial bis zum Foramen caecum der Zunge reichen (➤ Abb. 1.10). Die folgenden Ultraschallbilder zeigen den Querschnitt auf Ebene 1 sowie Ebene 2 (➤ Abb. 1.11, ➤ Abb. 1.12).

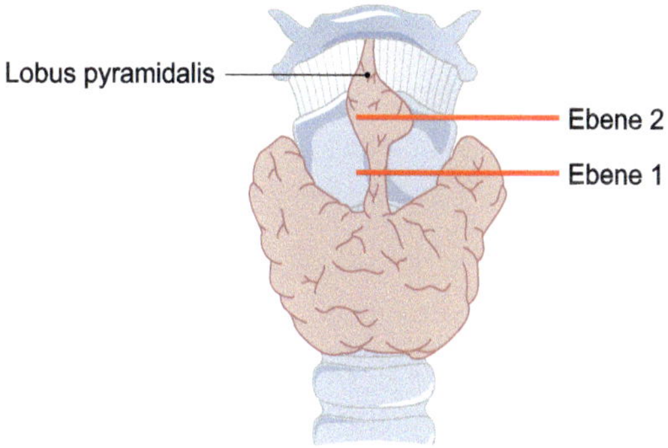

Abb. 1.10 Schematische Darstellung der Schilddrüse mit einem nach kranial ziehenden Lobus pyramidalis. [S700/L141]

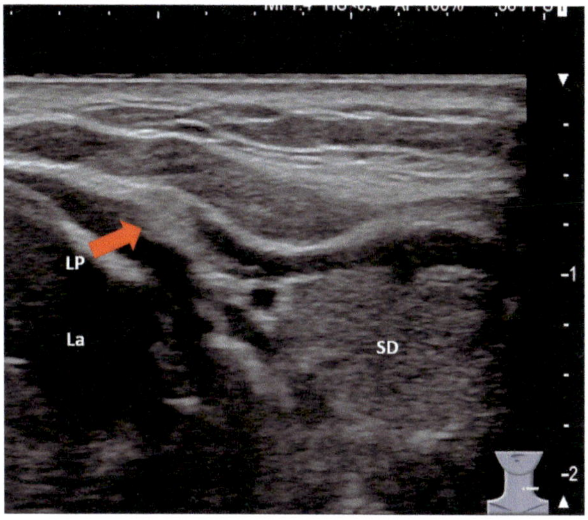

Abb. 1.11 Lobus pyramidalis (LP) Schnittebene 1, vom Isthmus links nach kranial ziehend. Lateral der linke Schilddrüsenlappen (SD), medial der Larynx (La).

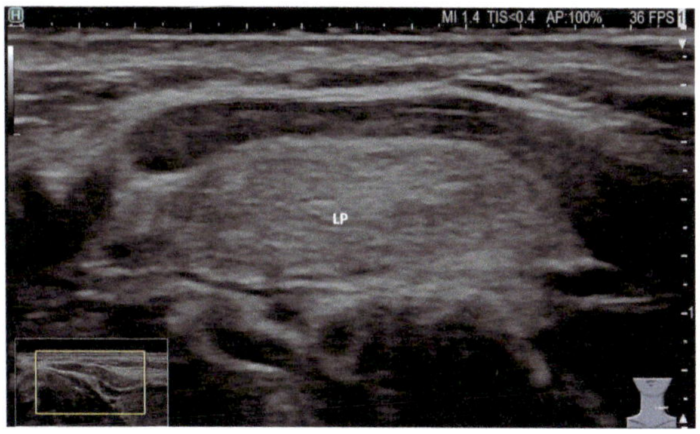

Abb. 1.12 Lobus pyramidalis (LP) Schnittebene 2; weiter kranial nimmt der Lobus nochmals deutlich an Volumen zu (kleiner Bildausschnitt: Befund weiter kaudal).

1.3 Volumenbestimmung Schilddrüse

Die Volumenbestimmung der Schilddrüse erfolgt durch Ausmessung in zwei Ebenen. Es muss darauf geachtet werden, dass beide Lappen gemessen werden. Dabei wird im Längsschnitt die größte kranio-kaudale Ausbreitung gemessen, die sich aufgrund der Anatomie von medio-kaudal nach latero-kranial ergibt. Das Volumen des Isthmus muss nicht mitberechnet werden.

1.3.1 Formel und mögliche Messfehler

Die Formel zur Volumenberechnung beruht auf der Annahme einer Rotationsfigur [$L \times H \times B\,cm \times 0{,}5 = V$ (ml)]. Hier gibt es allerdings einen relevanten Messfehler. Diesem sollte dadurch Rechnung getragen werden, dass bei Milliliterangaben keine Nachkommastellen aufgeführt werden. Auch eine Messung mit Setzen der Messpunkte außerhalb des sonografischen Bildes i. S. eine Extrapolierung sollte nicht erfolgen, sondern die Messpunkte sollten nur innerhalb des sonografischen Bildes festgelegt werden (➤ Abb. 1.13). Ist die Schilddrüse größer als sonografisch abbildbar, ist eine Angabe in Volumen > als das messbare sinnvoll.

Insbesondere stark schmetterlingsförmige Schilddrüsen werden daher im Querschnitt oft zu groß ausgemessen, wenn man die größte laterale Ausdehnung erfasst. ➤ Abb. 1.14 veranschaulicht den potenziellen Messfehler der Volumetrie in Abhängigkeit der Messpunkte. In Zukunft könnte die Verwendung der dreidimensionalen (3D)-Sonografie die Genauigkeit der Volumenbestimmung verbessern.

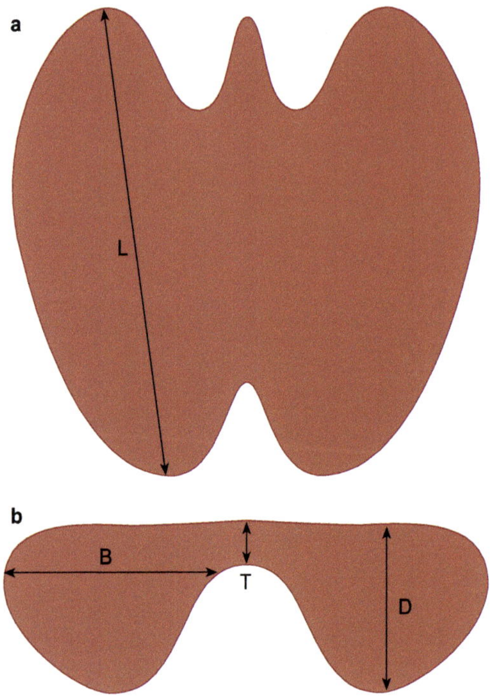

Abb. 1.13 Schematische Abbildung der Volumetrie der Schilddrüse. [L141]
Größter Längsdurchmesser (L), transversaler (B) und anteroposteriorer Durchmesser (D). Isthmusdurchmesser (I).

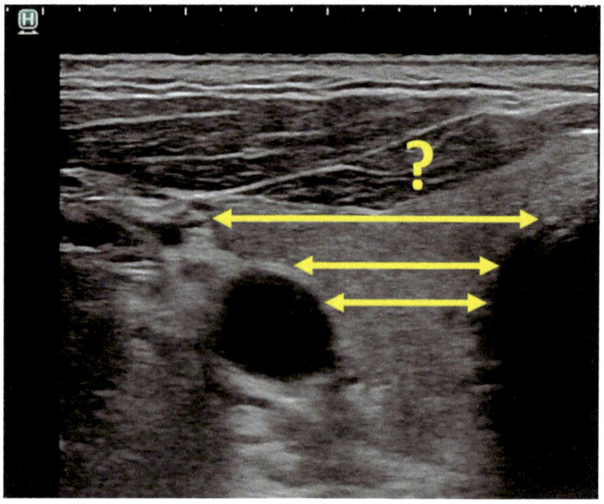

Abb. 1.14 Potenzieller Messfehler der Volumetrie in Abhängigkeit der Messpunkte im Querschnitt. Bei Verwendung des größten Querdurchmessers wird das Volumen über-, bei Verwendung des kleinsten unterschätzt.

1.3.2 Sonografische Charakteristika

Sonografische Charakteristika der Schilddrüse sind in ➤ Tab. 1.2 zusammengefasst.

Tab. 1.2 Sonografische Charakteristika (nach [6]).

Volumen	M: 8–25 ml F: 6–18 ml	11–14j.: 8 ml 6–10j.: 4 ml 1–4j.: 3 ml Neugeboren: 0,8–1,5 ml
Parenchym	Gleichmäßig Deutlich stärker echogen als der M. sternocleidomastoideus	
Vaskularisierung	Gleichmäßig, teils einzelne Gefäßspots, A. tyreoidea sup. und inf. gut darstellbar	

1.4 Untersuchungsmodus und -gang

Die Schilddrüse sowie die Halsweichteile werden aufgrund der oberflächlichen Lage mit einem **Linearschallkopf** mit einer Nennfrequenz von mindestens 7,5 MHz, besser 9 MHz untersucht. Bei sehr hohen Frequenzen, z. B. bei 18 MHz, ist die Eindringtiefe des Ultraschalls meist nicht ausreichend, um die Halsweichteile vollständig beurteilen zu können. Für besondere Situationen, z. B. für die Lymphknotensonografie, können sie jedoch gelegentlich eingesetzt werden. Zur Volumetrie können moderne Linearschallköpfe das Schallfeld elektronisch trapezoidförmig aufspreitzen und damit vergrößern. Hierdurch verschlechtert sich die Ortsauflösung mit zunehmendem Abstand vom Schallkopf. **Konvexschallköpfe,** wie sie für die Abdomensonografie verwendet werden, können gelegentlich zu Volumetrie bei sehr großen Schilddrüsen zum Einsatz kommen. Für die Gewebebeurteilung sind sie nicht geeignet. Meist werden heute zudem elektronische Bildbearbeitungstechniken und -modi wie das sog. Harmonic imaging und andere Techniken zur Verbesserung des Weichteilkontrastes eingesetzt. Die Untersuchung wird beim liegenden Patienten mit gerade nach hinten rekliniertem Kopf vorgenommen. Die Darstellung der Schilddrüse, Schilddrüsenpathologien sowie aller anderen Halsstrukturen erfolgt immer im Quer- und Längsschnitt unter kontinuierlicher Bildoptimierung.

Als **Leitstruktur** für das Aufsuchen der Schilddrüse dient die Trachea. Es bietet sich daher an, die Schilddrüse zunächst im Querschnitt aufzusuchen. Wichtig ist, dass die zu untersuchende Struktur zu jeder Zeit mit einem optimalen Bildausschnitt dargestellt wird. Dies ist nur möglich, wenn kontinuierlich der Bildausschnitt und ggf. der Fokus angepasst werden.

1.4.1 Darstellung im Querschnitt

Bei der Darstellung der Schilddrüse im Querschnitt sollte der Bildausschnitt daher medial von der Trachea, dorsal von M. longus colli, ventraler Wirbelsäulenkante und Ösophagus, lateral von den großen Halsgefäßen und ventral von der infrahyalen Halsmuskulatur begrenzt sein. Die Schilddrüse wird in ihrer **gesamten** kranio-kaudalen **Ausdehnung** dargestellt unter **kontinuierlicher Bildoptimierung** und **ständiger Identifizierung** aller genannten Strukturen (➤ Abb. 1.15, ➤ Abb. 1.16, ➤ Abb. 1.17).

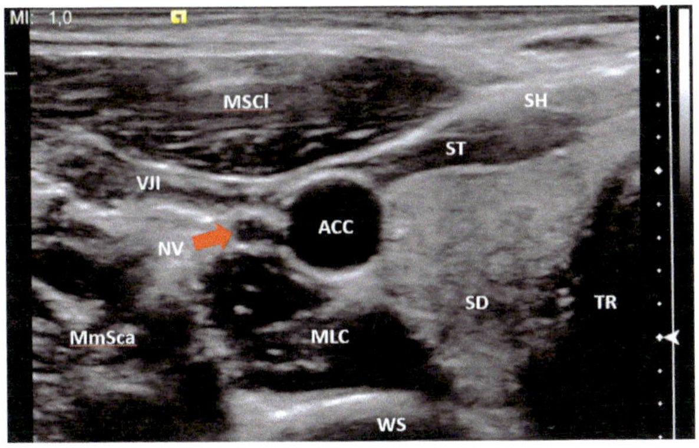

Abb. 1.15 Rechter Schilddrüsenlappen (SD) im Querschnitt. Trachea (TR), M. sternohyoideus (SH), M. sternothyroideus (St), M. sternocleidomastoideus (MSCl), Vena jugularis interna ([VJI] komprimiert), A. carotis interna (ACC), Nervus vagus (NV), Scalenusmuskulatur (MmSca), M. longus colli (MLC), Wirbelsäule (WS).

Zum Abschluss der Untersuchung im Querschnitt wird der **Schilddrüsenisthmus** (➤ Abb. 1.18) dargestellt. Sein Volumen wird bei der Volumetrie der Schilddrüse nicht berücksichtigt, jedoch können sich insbesondere hier Knoten finden, die von allen Lokalisationen in der Schilddrüse das höchste Malignitätsrisiko aufweisen.

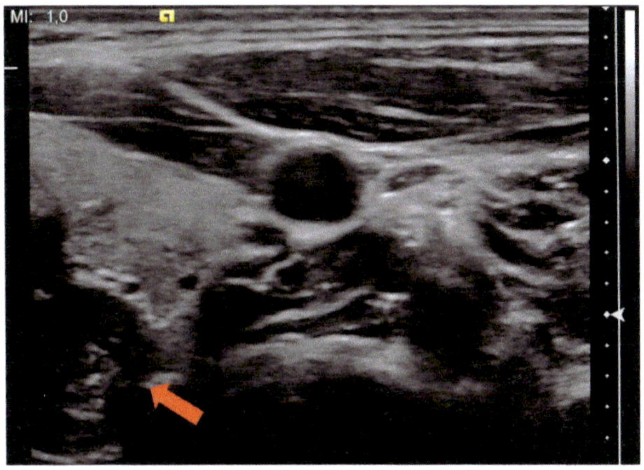

Abb. 1.16 Linker Schilddrüsenlappen im Querschnitt, bei den meisten Menschen findet sich dorsal der Ösophagus (Pfeil).

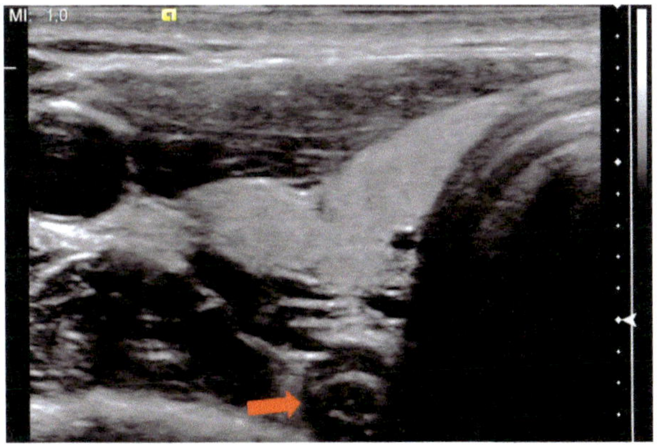

Abb. 1.17 Rechter Schilddrüsenlappen im Querschnitt, hier mit der Lagevariante des Ösophagus rechts dorsal (Pfeil).

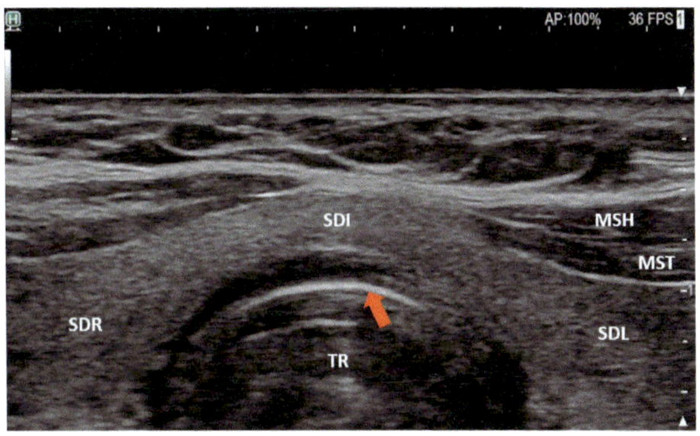

Abb. 1.18 Darstellung des Schilddrüsenisthmus (SDI) unmittelbar ventral der Trachea (TR; roter Pfeil: Grenzflächenecho durch Luft, dorsal davon Reverberationsartefakte). Der Isthmus verbindet den rechten (SDR) und linken Schilddrüsenlappen (SDL). Ventral: M. sternohyoideus (MSH) und M. sternothyroideus (MST).

1.4.2 Darstellung im Längsschnitt

Bei der Darstellung der Schilddrüse im Längsschnitt wird zunächst von lateral die **A. carotis communis** längs dargestellt, so dass diese vollständig parallel zum Schallkopf verläuft; kaudal sieht man regelhaft die quer kreuzende **A. thyreoidea** inferior (➤ Abb. 1.19, ➤ Abb. 1.20, ➤ Abb. 1.21).

Gelegentlich wird die A. thyreoidea inferior an der Unterkreuzung der A. carotis auch tangential getroffen (➤ Abb. 1.22).

Nun wird der Schallkopf in unveränderter Position nach medial verschoben bis zur vollständigen Darstellung des Schilddrüsenlappens (➤ Abb. 1.23). Bei weiterem Verschieben nach medial stellen sich Isthmus und Trachea dar (➤ Abb. 1.24). Der Schallkopf wird also während des gesamten Untersuchungsganges sowohl bei der Längs- als auch bei der Querdarstellung parallel **verschoben, nicht gekippt und nicht gedreht.**

Im Anschluss erfolgt die Sonografie der **perithyreoidalen Strukturen** (➤ Abb. 1.25) in analoger Weise inkl. aller rele-

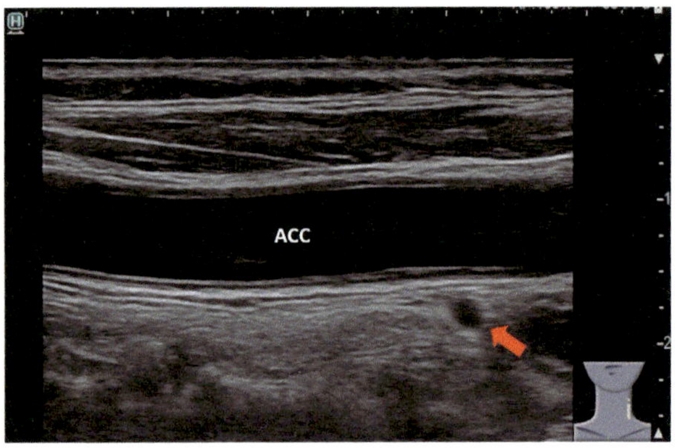

Abb. 1.19 Beginn der Untersuchung der (linken) Schilddrüse im Längsschnitt mit Darstellung der A. carotis communis (ACC) mit dem Unterkreuzung der A. thyreoidea inferior (Pfeil) aus der Truncus thyrocervicalis, hier in typischer Weise quer getroffen.

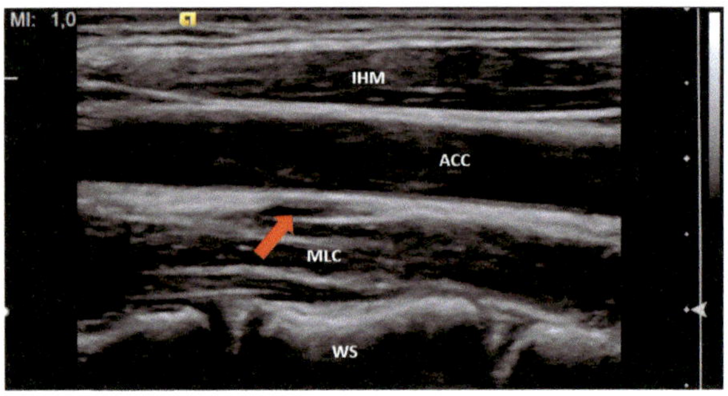

Abb. 1.20 Beginn der Untersuchung der (linken) Schilddrüse im Längsschnitt mit Darstellung der A. carotis communis (ACC) mit dem Unterkreuzung der A. thyreoidea inferior (Pfeil) aus der Truncus thyrocervicalis, hier tangential getroffen. Bei Parallelverschiebung des Schallkopfes nach medial gelangt man von der A. thyreoidea inferior regelhaft zum unteren Schilddrüsenpol (➤ Abb. 1.22).
Infrahyale Muskulatur (IHM), M. longus colli (MLC), Wirbelsäule (WS).

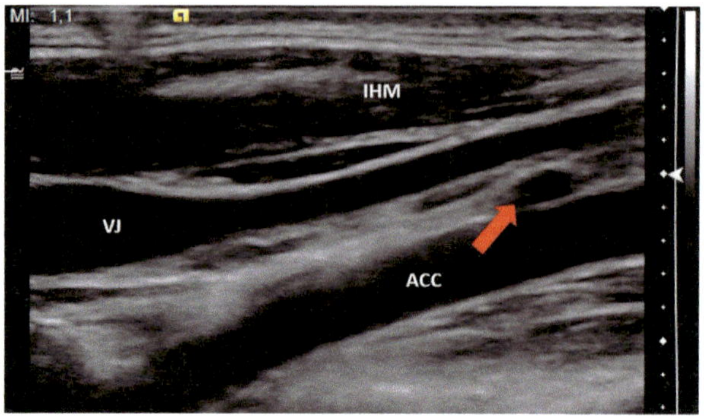

Abb. 1.21 Anatomische Variante mit Kreuzung der A. thyreoidea inferior (Pfeil) ventral der A. carotis communis (ACC). Vena jugularis interna (VJI), infrahyale Muskulatur [IHM].

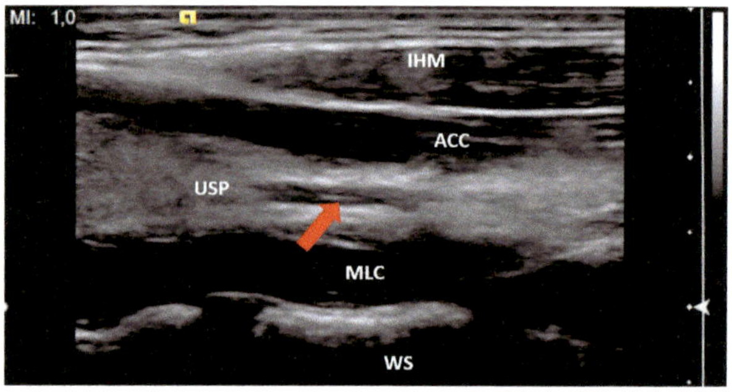

Abb. 1.22 Weiterführung der Untersuchung der (linken) Schilddrüse im Längsschnitt mit inkompletter Darstellung der A. carotis communis (ACC) und Weiterverfolgung der A. thyreoidea inferior (Pfeil) mit Erscheinen des unteren Schilddrüsenpols (USP). Bei weiterer Parallelverschiebung des Schallkopfes nach medial und kranial stellen sich dann die ganze Schilddrüse im Längsschnitt sowie ggf. der Ösophagus dar (➤ Abb. 1.23).
Infrahyale Muskulatur [IHM], M. longus colli (MLC), Wirbelsäule (WS).

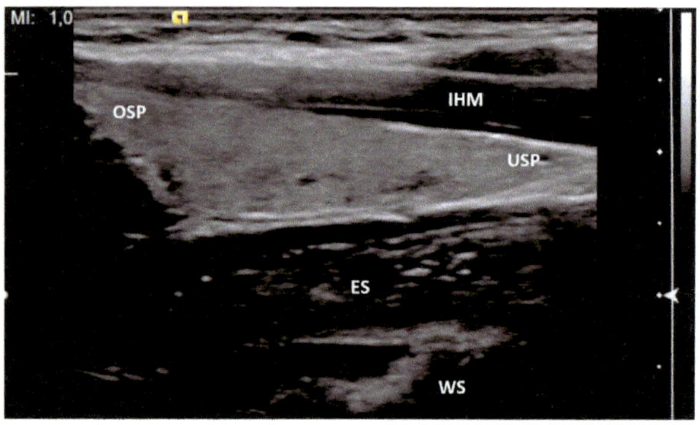

Abb. 1.23 Vollständige Darstellung der (linken) Schilddrüse im Längsschnitt mit oberem (OSP) und unterem Schilddrüsenpol (USP) und nun auch Darstellung des Ösophagus (ES) dorsal der Schilddrüse. Bei weiterer Parallelverschiebung des Schallkopfes nach medial gelangt man zum Isthmus mit Darstellung der Trachealspangen sowie dem Grenzflächenecho der intratrachealen Luft.
Infrahyale Muskulatur (IHM), Wirbelsäule (WS).

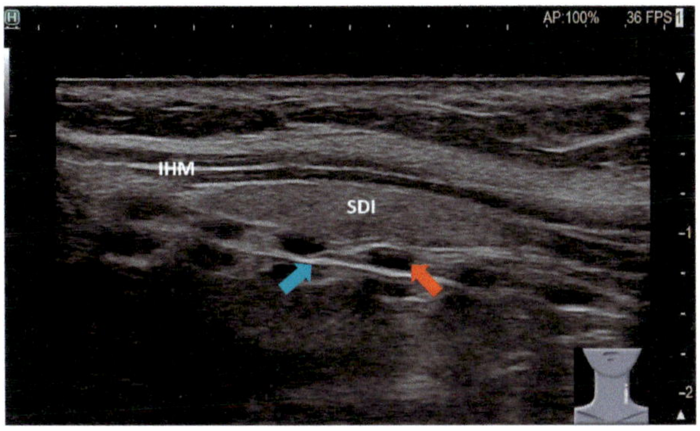

Abb. 1.24 Darstellung des Schilddrüsenisthmus (SDI) direkt ventral der Trachea. Roter Pfeil: Trachealspangen. Blauer Pfeil: stärker echogenes Band durch Luft in der Trachea. Infrahyale Muskulatur (IHM) ventral des Isthmus.

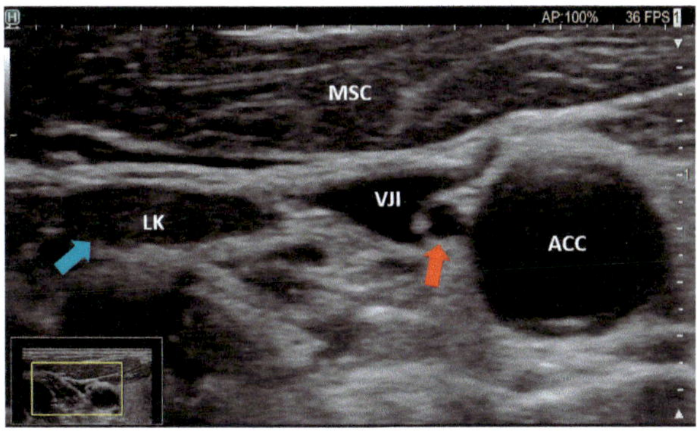

Abb. 1.25 Darstellung des perithyreoidalen Raums rechts mit A. carotis communis (ACC), Vena jugularis interna (VJI), dazwischenliegend der N. vagus (roter Pfeil). Typischer ovalärer Lymphknoten (LK, blauer Pfeil) in unmittelbarer Nachbarschaft. M. sternocleidomastoideus (MSC).

vanten Lymphknotenstationen. Der Umfang dieser Untersuchung wird je nach Befund der Schilddrüse angepasst. Dabei ist v. a. die Darstellung der Halsgefäße sowie der umgebenden Strukturen in optimaler Geräteeinstellung wichtig.

1.4.3 Häufige Fehler

!

Ein häufiger Fehler bei der Sonografie der Schilddrüse ist die inkomplette, technisch nicht adäquate Untersuchung des Organs und – noch häufiger – eine unvollständige Untersuchung des perithyreoidalen Raums.

Eine vollständige sonografische Untersuchung der Schilddrüse und der perithyreoidalen Halsregion sollte nicht in einer unveränderten Gerätegrundeinstellung erfolgen. Hierdurch gehen wichtige Bildinformationen verloren und eine qualitativ hochwertige Beurteilung ist nicht möglich. Dass die Grundeinstellung nicht verändert wurde, lässt sich oft daran erkennen, dass große Teile des Bildes keine relevanten Bildinformationen enthalten: So lässt sich z. B. eine bilddominante vollständige Abbildung der Trachealknorpel mit dorsaler Schallauslöschung im Querschnitt erkennen, obwohl nur ein Schilddrüsenlappen dargestellt werden sollte. Oder große Teil des Bildes sind schwarz (z. B. Abbildung eines Bildausschnittes mit Darstellung der ventralen Wirbelsäulenkante bereits in der oberen, schallkopfnahen Hälfte des Bildes). Diese Fehler lassen sich durch eine kontinuierliche Bildoptimierung vermeiden (s. u.).

1.4.4 Farbduplexsonografie (FKDS)

Die Farbduplexsonografie kann zusätzlich angewendet werden. Sie kann wichtige Erkenntnisse zur Beantwortung verschiedener klinischer Fragestellungen liefern:

- Vaskuläre oder avaskuläre Struktur
- Zystische oder solide Struktur
- Vaskularisationsgrad einer pathologischen Veränderung
- Tumorinfiltration oder thrombotischer Verschluss von Halsgefäßen
- Differenzierung von Schilddrüsenfunktionsstörungen

1.5 Bildoptimierung

Kein anderes Verfahren bietet eine vergleichbar hohe Ortsauflösung wie die Sonografie der Schilddrüse. Sie ist daher der **Goldstandard** für den Nachweis und die Charakterisierung morphologischer Veränderungen. Die Untersuchung in Echtzeit ermöglicht zudem, zu untersuchende Strukturen jederzeit mit der optimalen Bildqualität, Bildausschnitt und Auflösung darzustellen.

Hierin liegt jedoch auch eine relevante **Limitierung** der Sonografie: Werden optimale Bilder und Bildausschnitte nicht während des Untersuchungsganges generiert, ist eine spätere Auswertung aufgrund fehlender oder nicht optimierter Bilder nicht mehr möglich.

!

Die kontinuierliche Bildoptimierung ist sowohl die Stärke als auch die Herausforderung der Sonografie der Schilddrüse.

Eine **Bildoptimierung** ist daher nur dann möglich,

- wenn der Untersucher in der einen Hand den Schallkopf führt,
- während mit der anderen Hand kontinuierlich Bildausschnitt, Fokus und ggf. auch andere Geräteeinstellungen (z. B. Schallkopffrequenz, Harmonic imaging) optimiert werden.

➢ Abb. 1.26 zeigt den Einfluss von Schallkopffrequenz, Harmonic imaging sowie Fokus auf die Bildqualität.

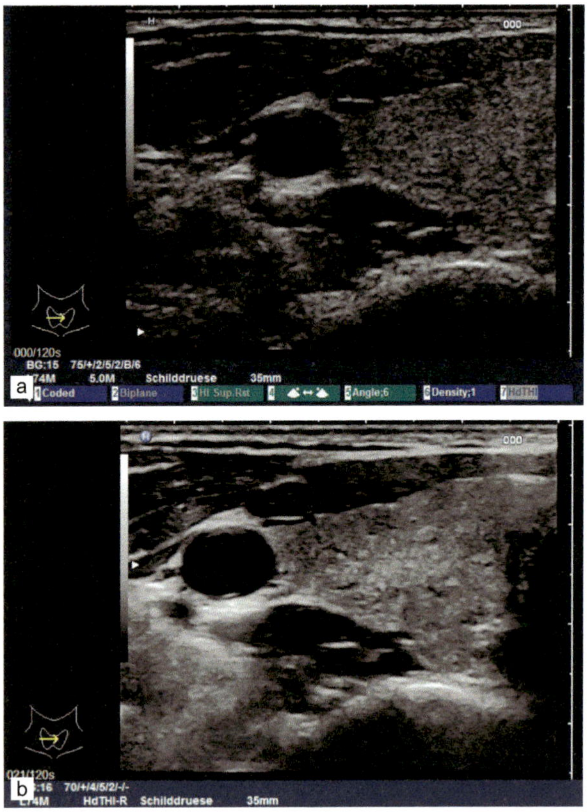

Abb. 1.26 Schilddrüse rechts im Querschnitt vor (a) sowie nach (b) der Bildoptimierung. Optimiert wurden lediglich Schallkopffrequenz, harmonic imaging sowie Fokus.

KAPITEL

2 Vergrößerte, verkleinerte Schilddrüse, posttherapeutische Veränderungen

2.1 Struma diffusa

Bei der Struma diffusa handelt es sich um eine nichtentzündliche diffuse Vergrößerung der Schilddrüse mit normaler Funktion. Häufigste Ursache ist ein alimentärer Jodmangel. Auch andere Ursachen wie z. B. eine Lithiumtherapie sind möglich (➤ Abb. 2.1). Initial lässt sich sonografisch das Organ vergrößert mit **gleichmäßigem Echomuster** darstellen. Hierbei ist die Geräteeinstellung sowie die Gerätegeneration von besonderer Bedeutung: Der Untersucher muss mit dem Gerät und dem Seheindruck des Normalbefundes vertraut sein. Insbesondere neueste sog. High-End-Geräte liefern eine deutliche höhere Detailauflösung des Parenchyms.

Bezüglich der Referenzbereiche der Schilddrüsengröße müssen Alter und Geschlecht berücksichtigt werden (➤ 1.2).

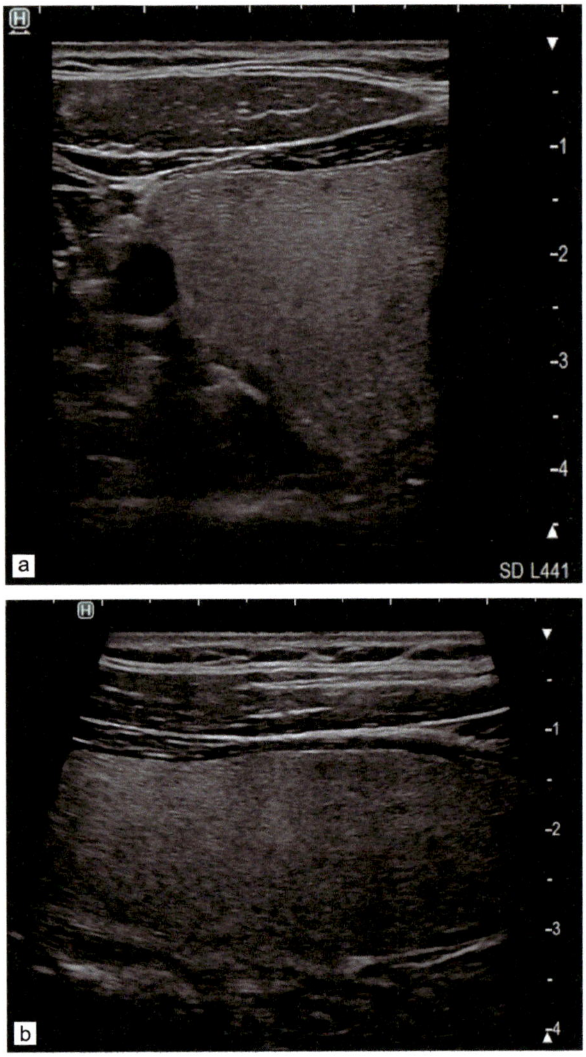

Abb. 2.1 Struma diffusa im Querschnitt (a) und Längsschnitt (b). Ursache ist eine Lithiumtherapie.

In die Größenbestimmung einbezogen werden rechter und linker Seitenlappen, das Volumen des Isthmus muss nicht zwingend miterfasst werden (im Gegensatz zur Knotendetektion).

2.2 Verkleinerte Schilddrüse

Von einer verkleinerten Schilddrüse wird gesprochen, wenn das Schilddrüsenvolumen unterhalb des alters- und geschlechtsspezifischen Referenzwertes liegt (➤ 1.2). Eine verkleinerte Schilddrüse bedeutet nicht automatisch, dass eine Hypothyreose vorliegt. Insbesondere bei älteren Menschen finden sich Schilddrüsen mit < 6 ml Volumen und adäquater Funktion.

Eine verkleinerte Schilddrüse ist meist bedingt durch eine chronische Thyreoiditis, durch Radiojodtherapie oder durch operative Interventionen (➤ Tab. 2.1).

Tab. 2.1 Differenzialdiagnose verkleinerte Schilddrüse [6].
Atrophische Hashimoto-Thyreoiditis
Z. n. Strumaresektion
Z. n. ^{131}Jod-Therapie
Z. n. (perkutaner) Strahlentherapie
Dystope Schilddrüsenanteile
Angeborene Hypoplasie

2.3 Atrophe Schilddrüse

Unter einer atrophen Schilddrüse versteht man ein Volumen unterhalb des spezifischen unteren Referenzwertes.

Meist liegt der atrophen Schilddrüse eine chronische lymphozytäre Autoimmunthyreoiditis mit positiven Autoantikörpern zugrunde. Gelegentlich sieht man jedoch auch eine atrophe Schilddrüse mit unauffälliger Echogenität und negativen Autoantikörpern (➤ Abb. 2.2). Ein unmittelbarer Rückschluss auf die Schilddrüsenfunktion ist nicht ohne weiteres möglich, wobei sehr kleine Schilddrüsen (z. B. < 2 ml) i. d. R. mit einer Hypothyreose einhergehen.

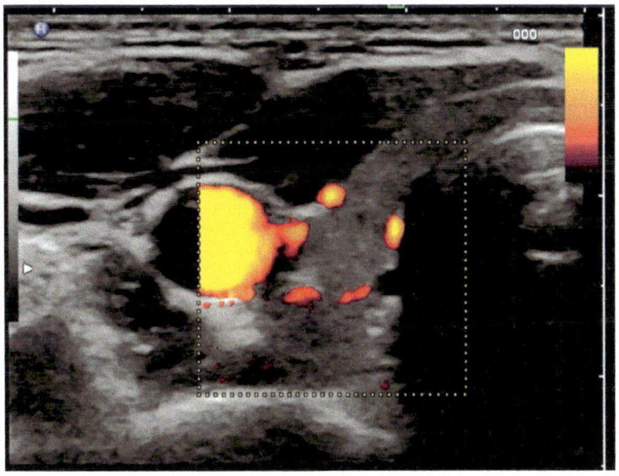

Abb. 2.2 Atrophe Schilddrüse mit unauffälliger Echogenität und negativen Autoantikörpern, laborchemisch substitutionsbedürftige Hypothyreose.

2.4 Totale Thyreoidektomie

Bei Z. n. totaler Thyreoidektomie (➤ Abb. 2.3) sollte kein Schilddrüsenrestgewebe mehr nachweisbar sein. Die sonografische Orientierung richtet sich daher nach den perithyreoidalen Strukturen des Schilddrüsenbetts.

- Ventral liegen M. sternohyoideus und sternothyroideus,
- medial liegt die Trachea,
- dorsal liegt der M. longus colli und
- lateral liegt die A. carotis.

Die häufigste klinische Fragestellung nach Thyreoidektomie ist die nach dem Vorhandensein von Restgewebe. Häufig sieht man im ehemaligen Schilddrüsenbett Nahtmaterial oder auch Clips als stärker echogene Punkte.

2.5 Ablative Radiojodtherapie

Ziel einer ablativen Radiojodtherapie ist die vollständige Zerstörung funktionellen Schilddrüsengewebes. Sonografisch ist jedoch häufig noch Restparenchym nachweisbar (➤ Abb. 2.4). Ob dieses funktionell aktiv ist, kann nur durch eine Szintigrafie nachgewiesen werden.

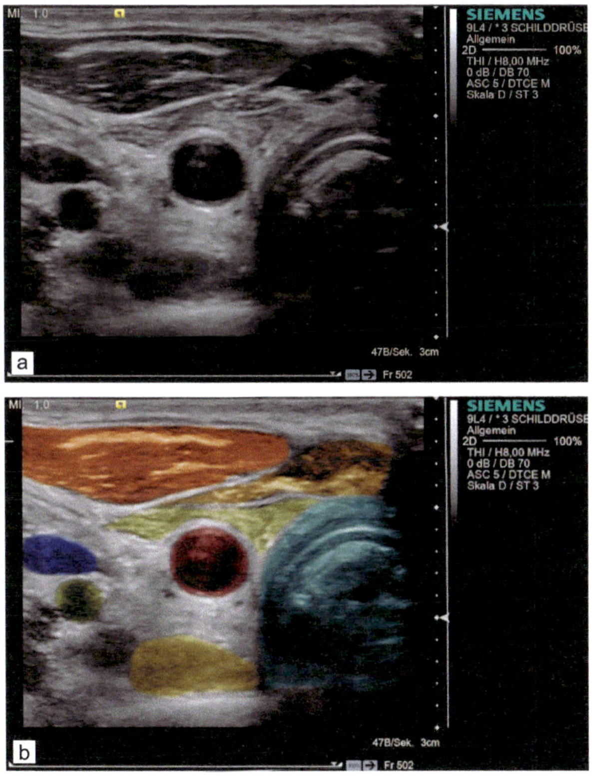

Abb. 2.3 Z. n. totaler Thyreoidektomie. a) B-Bild bei Z. n. totaler Thyreoidektomie, kein Restgewebe nachweisbar. b) Farbliche Markierung der perithyreoidalen Strukturen. Orange: M. sternocleidomastoideus. Gelb: von ventral M. sternohyoideus, M. sternothyroideus sowie M. longus colli (direkt ventral der Wirbelsäule). Grün: Trachea. Rot: A. carotis communis. Blau: V. jugularis. Gelb direkt dorsal der Vene: Anschnitt des Plexus brachialis.

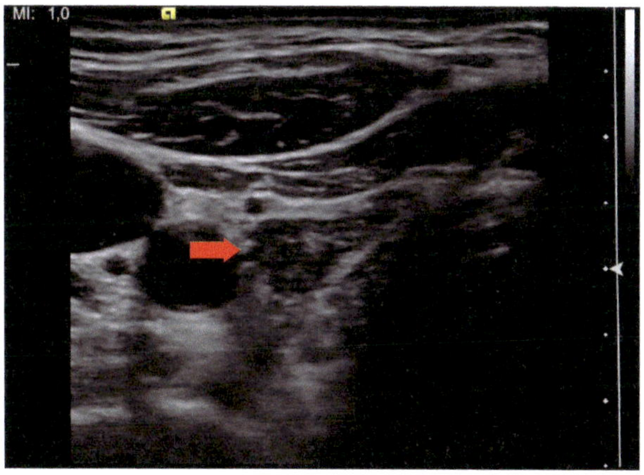

Abb. 2.4 Z. n. ablativer Radiojodtherapie, szintigrafisch ist kein Restgewebe nachweisbar. Sonografisch sieht man im Schilddrüsenbett noch geringe Mengen an Restgewebe (roter Pfeil).

KAPITEL

3 Thyreoiditiden

3.1 Lymphozytäre Thyreoiditis

Die relativ häufige lymphozytäre Thyreoiditis kommt in zwei Formen vor, als seltenere hypertrophe (eigentliche Hashimoto-Thyreoiditis) und häufigere chronisch-atrophe Form (gelegentlich auch als Ord-Thyreoiditis bezeichnet), die mutmaßlich Ausdruck eines unterschiedlichen Krankheitsstadiums sind. Beide Entitäten – hypertroph und atroph – werden im klinischen Alltag häufig unter dem Begriff „Hashimoto-Thyreoiditis" subsumiert.

Die lymphozytäre Thyreoiditis ist eine Autoimmunerkrankung, die zu einer chronischen Entzündung der Schilddrüse führt. Dabei wird Schilddrüsengewebe infolge eines fehlgeleiteten Immunprozesses durch T-Lymphozyten zerstört. Darüber hinaus ist eine Antikörperbildung gegen schilddrüsenspezifische Antigene nachweisbar.

Bei der lymphozytären Thyreoiditis können sich folgende sonografischen Befunde zeigen (➤ Tab. 3.1).

Auffällig ist bei beiden Verlaufsformen der lymphozytären Thyreoiditis das im Vergleich zur normalen Schilddrüse **gleichmäßig schwächer echogene Echomuster,** teils mit **fingerförmigen Ausläufern** der unregelmäßig begrenzten Schilddrüse, das sich regelhaft (> 90 %) in späteren Krankheitsstadien nachweisen lässt und bestehen bleibt (➤ Abb. 3.1, ➤ Abb. 3.2).

Typischerweise findet sich bei der
- chronischen lymphozytären Thyreoiditis eine verminderte, bei der
- akuten Form der Hashimoto-Thyreoiditis häufiger auch eine vermehrte **Parenchymvaskularisation.**

Häufig wirkt die schwächer echogene Schilddrüse auch wie **wabig umgebaut** (➤ Abb. 3.3). Gelegentlich besteht auch eine polyzystische Parenchymstruktur mit multiplen stärker echogenen spots mit Reverberationsechos, die Kolloidkristallen entsprechen (➤ Abb. 3.4).

Umschrieben schwächer echogene Areale können auf eine **verstärkte lymphomatöse Infiltration** hinweisen (➤ Abb. 3.5, ➤ Abb. 3.6) und die Abgrenzung von suspekten unscharf begrenzten Knoten erschweren (➤ Abb. 3.7a).

Tab. 3.1 Sonografische Charakteristika der lymphozytären Thyreoiditis.

Sonografische Charakteristika	
Volumen	• Akut (Hashimoto): vergrößert • Chronisch: verkleinert bis atrophisch
Parenchym	Schwächer echogen, häufiger inhomogen und wabenartig
Vaskularisierung	Evtl. reduziert
Weitere Diagnostik	Klinik, TSH, TPO/TG-Antikörper

In unklaren Fällen kann hier gelegentlich eine Aspirationszytologie hilfreich sein, die einen typischen Befund mit dichter lymphozytärer Infiltration zeigt (➤ Abb. 3.7b).

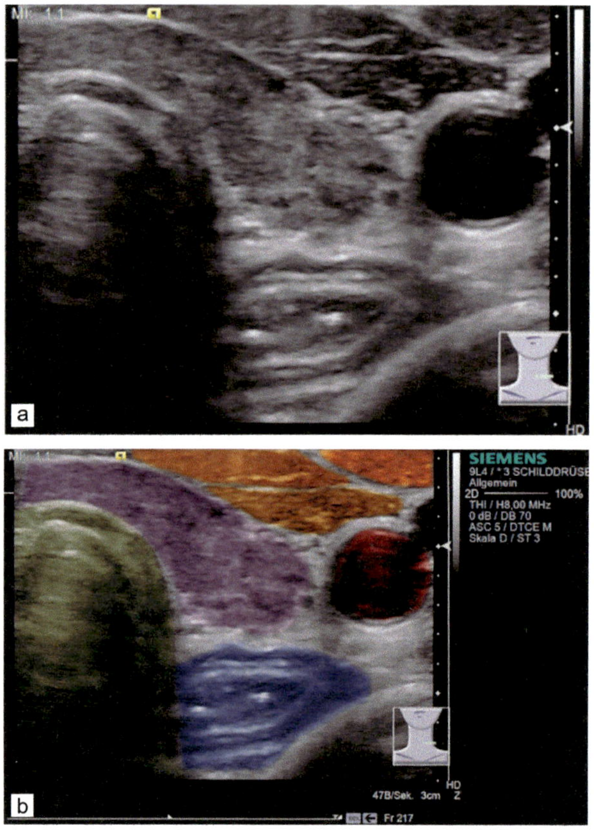

Abb. 3.1 Chronische Autoimmunthyreoiditis mit schwächer echogenem Parenchym bei atrophierter Schilddrüse, B-Bild (a), Farbmarkierung – blau: Ösophagus, lila: Schilddrüse, gelb: Trachea, rot: A. carotis communis, braun-orange: M. sternohyoideus und M. sternothyroideus, orange: M. sternocleidomastoideus (b).

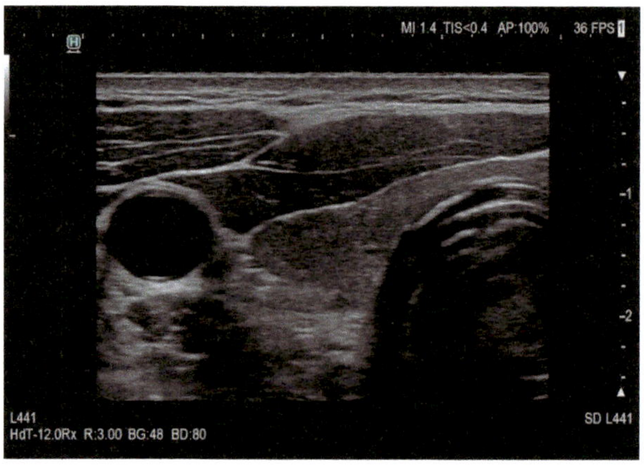

Abb. 3.2 Chronische Autoimmunthyreoiditis mit schwächer echogenem Parenchym bei atrophierter Schilddrüse.

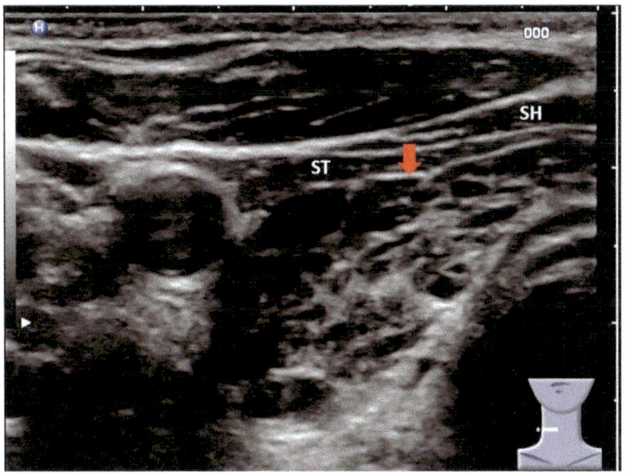

Abb. 3.3 Chronische Autoimmunthyreoiditis mit wabenartiger Parenchymstruktur, Pfeil: vordere Schilddrüsenkapsel.

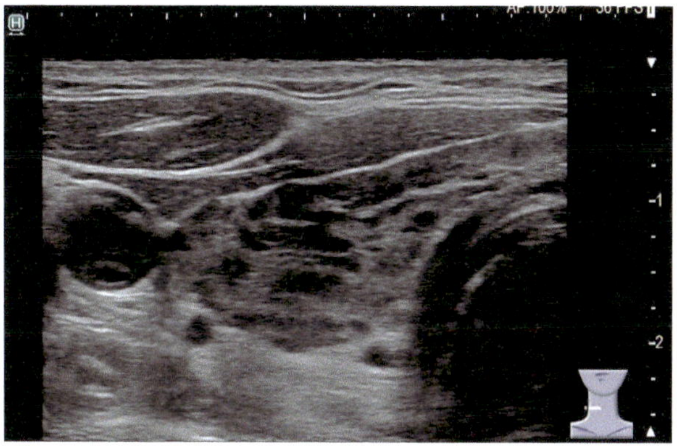

Abb. 3.5 Chronische Autoimmunthyreoiditis mit ungleichmäßiger Struktur, entsprechend einer inkompletten Parenchymbeteiligung.

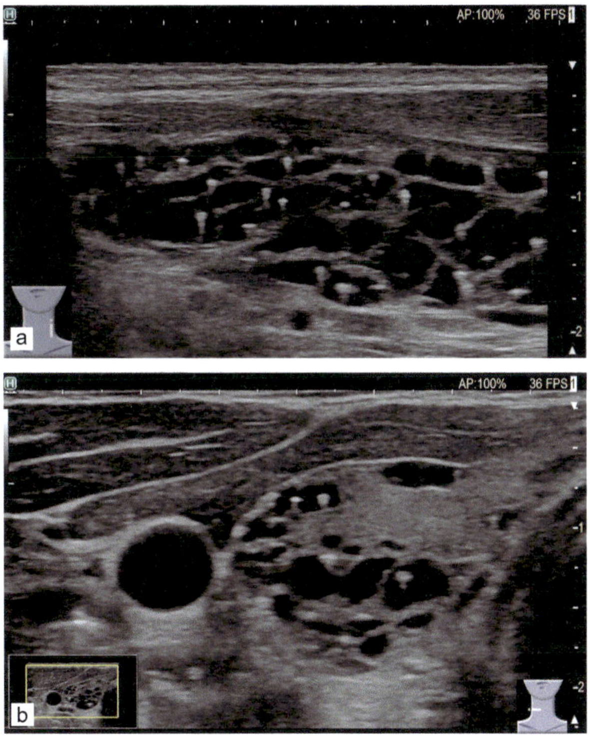

Abb. 3.4 Chronische Autoimmunthyreoiditis mit polyzystischer Parenchymstruktur und multiple stärker echogenen spots mit Reverberationsartefakt. Typischer Befund einer chronischen Autoimmunthyreoiditis. a) Längsschnitt, b) Querschnitt.

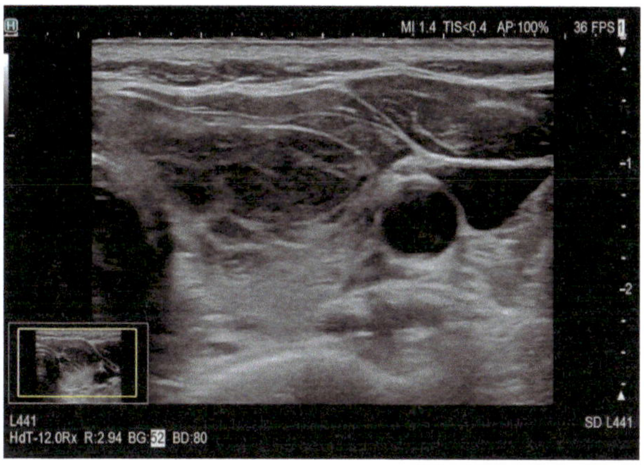

Abb. 3.6 Chronische Autoimmunthyreoiditis mit fokal ungleichmäßiger lymphozytärer Infiltration, charakteristischer Nachweis bindegewebiger Septen innerhalb der Läsion.

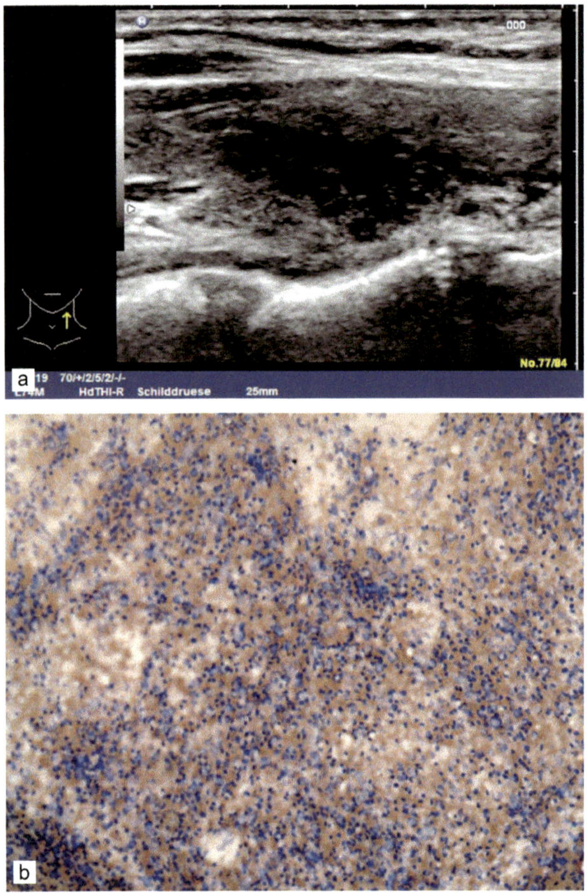

Abb. 3.7 Chronische Autoimmunthyreoiditis. a) Chronische Autoimmunthyreoiditis mit fokal ungleichmäßiger lymphozytärer Infiltration.
b) Zytologischer Befund mit Nachweis einer lymphozytären Infiltration in der FNAC. [P1072] Charakteristisch ist der sonografische Nachweis von bindegewebigen Septen innerhalb der Läsion, die diese von einer malignen Läsion unterscheidet. [T1228]

3.2 Morbus Basedow

Der Morbus Basedow ist eine sog. Autoimmunthyreopathie. Bei dieser Autoimmunerkrankung bildet der Körper Antikörper – meist stimulierende – gegen TSH-Rezeptoren, abgekürzt als TRAK.

Beim Morbus Basedow ist die Schilddrüse in der Regel vergrößert (Struma diffusa parenchymatosa ➢ Abb. 3.8). Es können sich folgende sonografischen Befunde zeigen (➢ Tab. 3.2):

Durch die Wachstumstendenz verändert sich insbesondere der Tiefendurchmesser, sodass eine verplumpte Schilddrüsenform imponieren kann. Charakteristisch für die Basedow-Struma ist die Veränderlichkeit der Schilddrüsengröße und des Echomusters im Krankheitsverlauf: Typisch ist die unter Therapie auftretende reversible **Ungleichmäßigkeit** des **Echomusters** mit kleinen und kleinsten Arealen **schwächerer Echogenität** (➢ Abb. 3.8, ➢ Abb. 3.9a, ➢ Abb. 3.10).

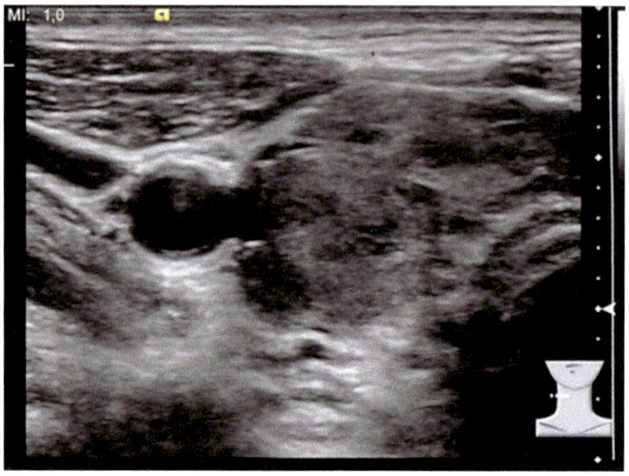

Abb. 3.8 Florider Morbus Basedow, schwächer echogenes, etwas inhomogenes Parenchym, Volumen mäßig vergrößert.

Tab. 3.2 Sonografische Charakteristika des Morbus Basedow.

Sonografische Charakteristika	
Volumen	Vergrößert
Parenchym	Diffus schwächer echogen
Vaskularisierung	Erheblich gesteigert („vaskuläres Inferno")
Weitere Diagnostik	Klinik!, TRAK

Zur Differenzialdiagnose der Hashimoto-Thyreoiditis und des Morbus Basedow kann die Farbduplexsonografie (FKDS) hilfreich sein. Bei adäquater Geräteeinstellung findet sich beim Morbus Basedow häufig eine sehr ausgeprägte **Hypervaskularisation** („vaskuläres Inferno") (➢ Abb. 3.9b, ➢ Abb. 3.11), die bei der Hashimoto-Autoimmunthyreopathie in der Regel fehlt. Bei Verwendung der maximalen Blutflussgeschwindigkeit in der A. thyreoidea sup. (peak systolic velocity) findet man beim Morbus Basedow typischerweise eine Geschwindigkeit > 40 cm/s. Zahlreiche Studien haben dieses Kriterium PSV zur Differenzierung z. B. eines Morbus Basedow mit einer Hormonüberproduktion von einer Zerfallshyperthyreose im Rahmen einer Thyreoiditis untersucht [7, 2], wobei in den Studien teils deutlich unterschiedliche Cut-Offs für die PSV verwandt wurden (teils 30 cm/s, teils 60 cm/s oder höher) [8].

Unter einer thyreostatischen Therapie kommt es typischerweise zu einer Volumenabnahme der Schilddrüse. Die Parenchymvaskularisation bleibt häufig länger vermehrt und eignet sich weniger zur Prädiktion des Therapieansprechens sowie der Remissionswahrscheinlichkeit (➢ Abb. 3.12, ➢ Abb. 3.13). Die Messung der maximalen Blutflussgeschwindigkeit in der A. thyreoidea sup. oder inf. (peak systolic velocity) wurde in mehreren Studien als möglicher Prädiktor des Verlaufs [3] sowie des Therapieansprechens auf eine Radiojodtherapie beschrieben [9]. Die Erfahrung des Autors kann dies insbesondere zur Prädiktion einer Remission nicht uneingeschränkt bestätigen, da es starke Überschneidungen der Werte zwischen den Gruppen gibt. Möglicherweise hat der individuelle Verlauf der PSV beim einzelnen Patienten eine größere Aussagekraft.

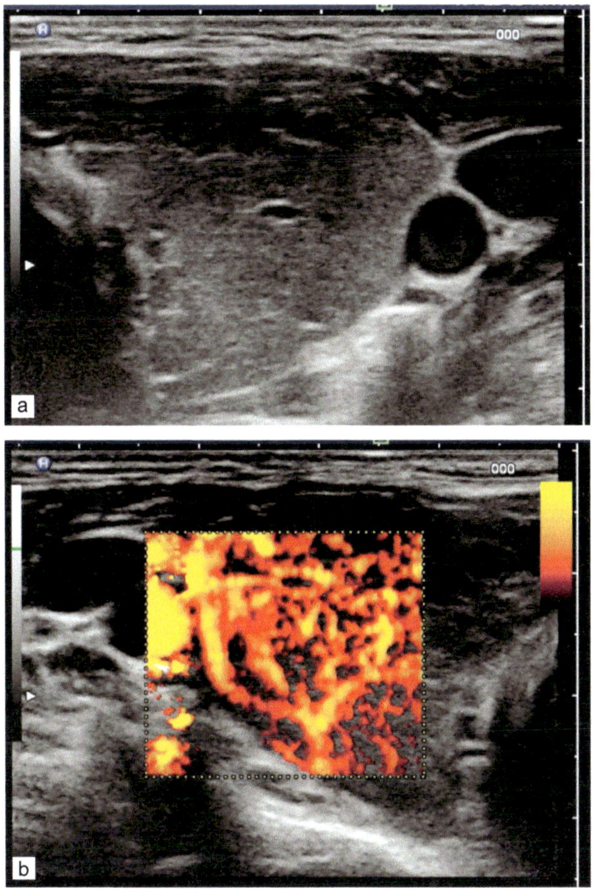

Abb. 3.9 B-Bild-sonografische (a) und Power-Doppler-Darstellung (b) bei floridem Morbus Basedow mit typischem, schwächer echogenem Parenchym und diffus erheblich gesteigerter Vaskularisation (sog. vaskuläres Inferno).

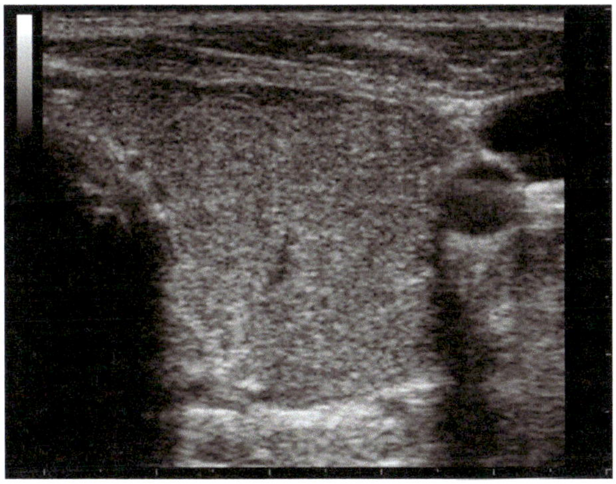

Abb. 3.10 Florider Morbus Basedow, schwächer echogenes, etwas inhomogenes Parenchym, Volumen mäßig vergrößert, v. a. im ap-Durchmesser. Aufnahme ohne moderne Bildbearbeitung wie Harmonic imaging.

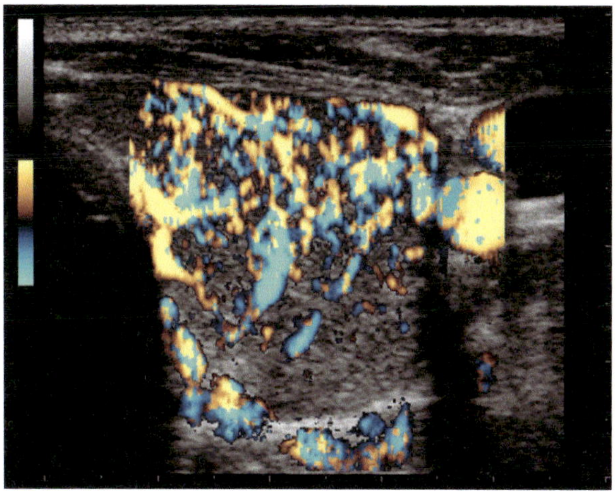

Abb. 3.11 Gleicher Patient wie in ➤ Abb. 3.10, Darstellung der gesteigerten Vaskularisation.

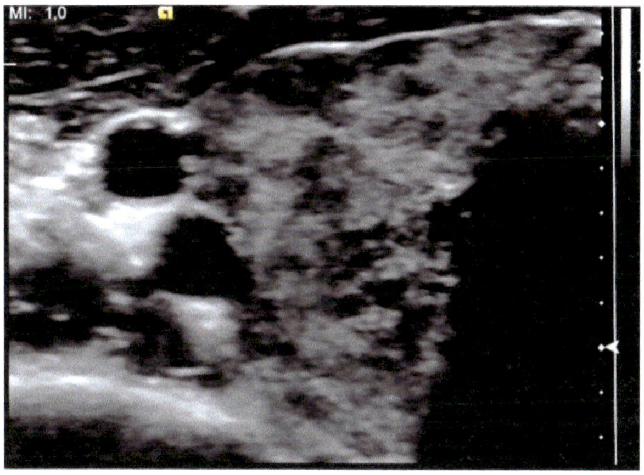

Abb. 3.12 Morbus Basedow in Remission. Deutlich inhomogene Schilddrüse mit betontem ap-Durchmesser.

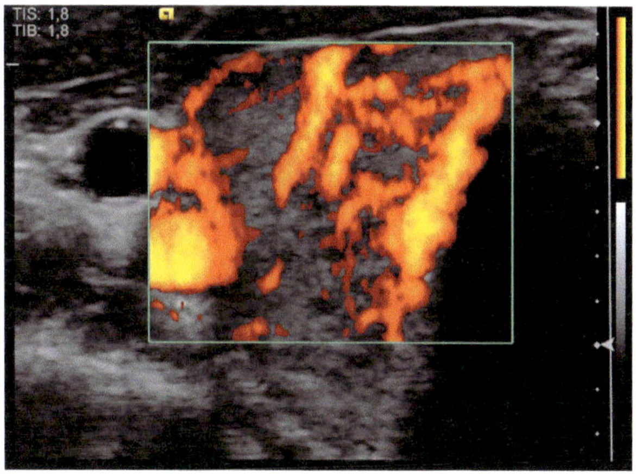

Abb. 3.13 Morbus Basedow in Remission. Deutlich inhomogene Schilddrüse mit betontem ap-Durchmesser, auch in Remission bei negativem TRAK Nachweis einer deutlich gesteigerten Vaskularisation.

Sichere sonografische Zeichen einer Remission gibt es allerdings nicht, häufiger findet man auch in Remission eine gesteigerte Vaskularisation (➤ Abb. 3.12, ➤ Abb. 3.13).

3.3 Marine-Lenhart-Syndrom

Das Auftreten eines Morbus Basedow in einer Schilddrüse mit autonomen Adenomen wird als Marine-Lenhart-Syndrom bezeichnet. Schätzungen zufolge tritt dieses bei 0,8–2,7 % der Patienten mit Morbus Basedow auf [10]. Diese – etwas unscharfe – Bezeichnung wird in Anerkennung der Arbeiten der Chirurgen David Marine und Carl H. Lenhart verwendet, die 1911 eine Studie mit dem Titel *Die pathologische Anatomie des exophthalmischen Kropfs* veröffentlicht hatten. Darin hatten sie ihre Beobachtungen zur Histopathologie und zum Jodgehalt von nodösen Strumen bei gleichzeitigem Exophthalmus dargestellt. Es bleibt jedoch unklar, ob bei diesen Patienten tatsächlich eine Kombination aus Morbus Basedow und autonomen Adenomen vorlag: Denn Sonografie, Labor und TRAK-Messung sowie Szintigrafie standen seinerzeit noch nicht zur Verfügung. Klinisch entwickelt sich beim Marine-Lenhart-Syndrom ein Morbus Basedow in einer Schilddrüse mit bestehenden autonomen Adenomen.

Sonografisch sieht man beim Marine-Lenhart-Syndrom typischerweise eine bevorzugt multinodöse Struma, laborchemisch besteht eine TRAK-positive Hyperthyreose (➤ Abb. 3.14). Die autonomen Adenome können in ihrer Funktionalität **sonografisch nicht charakterisiert** werden. Szintigrafisch ergibt sich gelegentlich das Problem, dass sich autonome Knoten aufgrund der Immunthyreopathie indifferent oder hypofunktionell darstellen können.

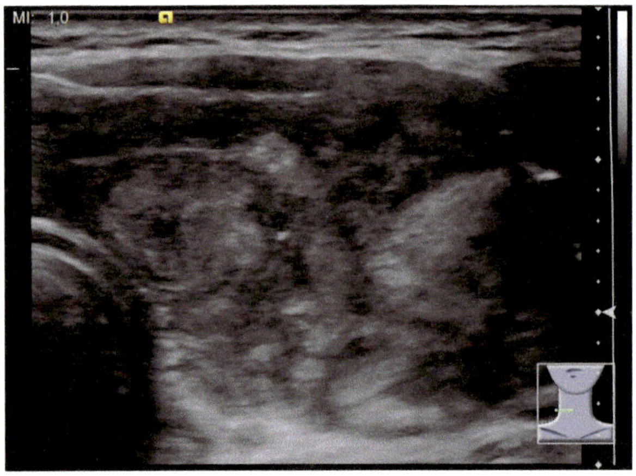

Abb. 3.14 Marine-Lenhart-Syndrom: manifeste TRAK positiv, Hyperthyreose, sonografisch Struma multinodosa mit insgesamt schwächer echogenem Parenchym.

3.4 (Subakute) granulomatöse Thyreoiditis de Quervain

Die Thyreoiditis de Quervain ist als subakute Thyreoiditis die häufigste Form einer schmerzhaften Schilddrüse. Das histologische Bild der subakuten Thyreoiditis ist durch eine granulomatöse Entzündung und das Vorliegen von Riesenzellen geprägt. Die Häufigkeit der Erkrankung liegt bei 5 Fällen pro 100.000 Einwohnern. Sie tritt meist im mittleren Lebensalter zwischen 30–50 Jahren auf. Frauen sind etwa fünfmal häufiger betroffen als Männer. Die Ätiologie der Thyreoiditis de Quervain ist unklar. Zu beobachten ist ein gehäuftes Auftreten nach Virusinfekten sowie das Vorhandensein eines Genotyps HLA-Bw35.

Die Thyreoiditis de Quervain kann sowohl die ganze Schilddrüse als auch – häufiger – nur Teile davon betreffen. Es können sich folgende sonografischen Befunde (➤ Tab. 3.3) zeigen.

Je nach Ausprägung der Entzündung ist sonografisch eine **Vergrößerung** des **Organs** (insbesondere des Tiefendurchmessers) nachweisbar mit ausgeprägt **ungleichmäßigem Echomuster** und Arealen normaler und schwächerer Echogenität („fleckförmig, landkartenartig" ➤ Abb. 3.15). Nicht selten ist nur ein Schilddrüsenlappen betroffen (➤ Abb. 3.17) oder auch nur Teile des Lappen: Dann lassen sich die meist schwächer echogenen, unscharf begrenzten Areale gut abgrenzen (➤ Abb. 3.16, ➤ Abb. 3.18) Die entzündlichen Läsionen können jedoch auch knotig und unscharf begrenzt imponieren (➤ Abb. 3.19, ➤ Abb. 3.20) und Zeichen vergleichbar maligner Knoten aufweisen.

Tab. 3.3 Sonografische Charakteristika der Thyreoiditis de Quervain.

Sonografische Charakteristika	
Volumen	Vergrößert, häufig partiell
Parenchym	Teils landkartenartig schwächer echogen, unscharf begrenzt
Vaskularisierung	In den Läsionen: reduziert
Weitere Diagnostik	Klinik sehr typisch (Schmerzen, Fieber!), CRP hoch ohne Leukozytose, typische FNAC, praktisch immer LK auffällig, promptes(!) Ansprechen auf Steroide

! Hier ist die Abgrenzung zu malignen Knoten wichtig, nicht selten wurde dem Patienten gegenüber bereits ein Karzinomverdacht geäußert und eine operative Therapie angedacht.

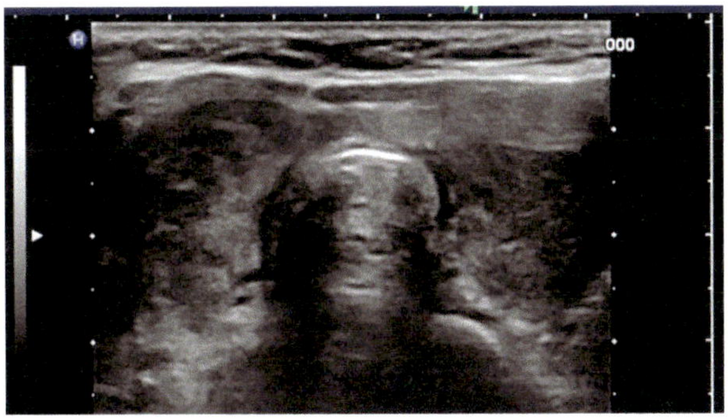

Abb. 3.15 Thyreoiditis de Quervain, bds., zytologisch gesichert.

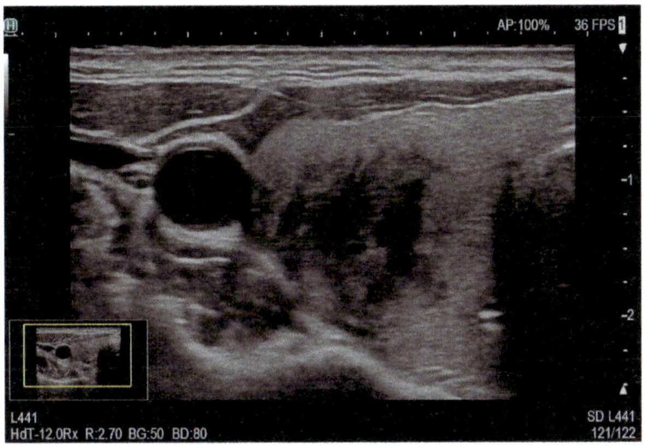

Abb. 3.16 Thyreoiditis de Quervain rechts, zytologisch gesichert. Schwächer echogenes, unscharf begrenztes Areal.

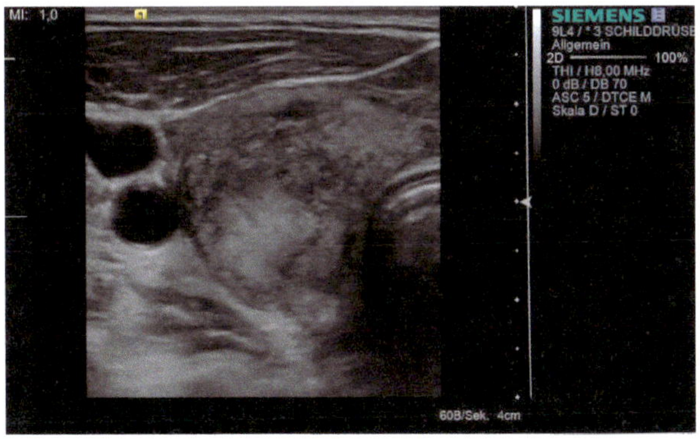

Abb. 3.17 Thyreoiditis de Quervain, rechter Schilddrüsenlappen, zytologisch gesichert.

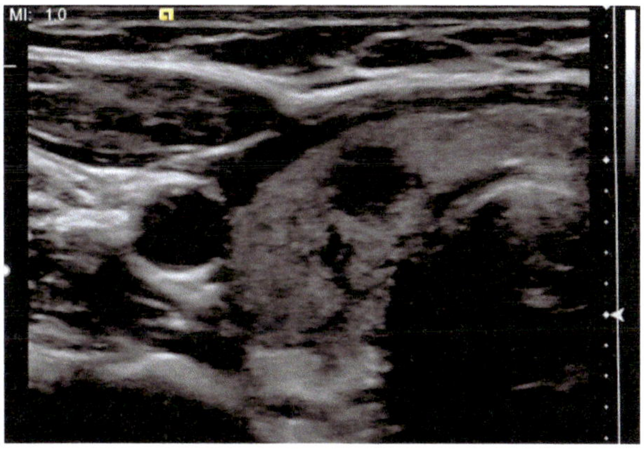

Abb. 3.18 Thyreoiditis de Quervain rechts, typischer klinischer Befund mit promptem Ansprechen auf Steroidtherapie. Kleines, schwächer echogenes, noduläres, ventral unscharf begrenztes Areal. Auch dorsal im rechten Lappen streifenförmig schwächer echogene Areale.

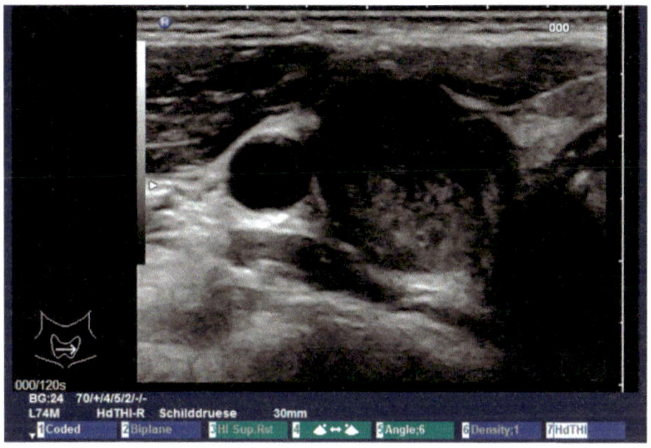

Abb. 3.19 Thyreoiditis de Quervain rechts, zytologisch gesichert. Schwächer echogenes, noduläres, ventral unscharf begrenztes Areal.

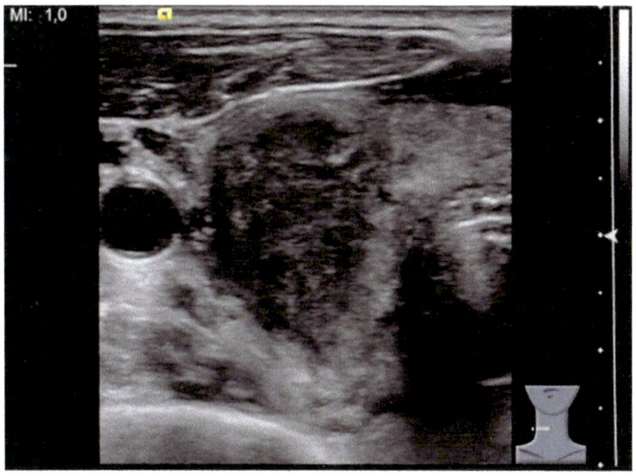

Abb. 3.20 Großer Taller-than-wide-Knoten rechts, schwächer echogen, kein Halo, unregelmäßig, teils unscharf und spikulär begrenzt. Klinisch Fieber und Schmerzen, FNAC Nachweis mehrkerniger Riesenzellen. Diagnose: Thyreoiditis de Quervain.

Typisch ist die **Berührungsempfindlichkeit** und die Schmerzangabe durch die Transducerapplikation während der Sonografie, die der Patient oft genau lokalisieren kann. Die palpatorisch harten Areale kann man auch in der Elastografie gut darstellen (➤ Abb. 3.21, Abb. 3.25). Es kommen selten (< 5 %) jedoch auch Verläufe ohne typische Schmerzsymptomatik vor. Zweidrittel der Patienten berichten über Fieber oder erhöhte Temperatur. Duplexsonografisch sieht man in den entzündlich veränderten Arealen meist eine **verminderte Vaskularisierung** (➤ Abb. 3.22, ➤ Abb. 3.23, ➤ Abb. 3.24). Fast regelhaft finden sich sonografisch nachweisbare vergrößerte und aktivierte (Verlust des stärker echogenen Hilus sowie der ovalären Form) zervikale Lymphknoten. Laborchemisch sieht man erhöhte CRP-Werte ohne Leukozytose; in bis zu ⅓ der Fälle können TPO/TG-Antikörper nachweisbar sein, in bis zu 6 % kann der TRAK positiv sein [11].

Bestehen Zweifel an der Diagnose in Abgrenzung zum Schilddrüsenmalignom, ist zur Diagnosesicherung eine **Feinnadelzytologie** erforderlich. Der Nachweis mehrkerniger Riesenzellen bestätigt die Diagnose Thyreoiditis (➤ Abb. 3.26b).

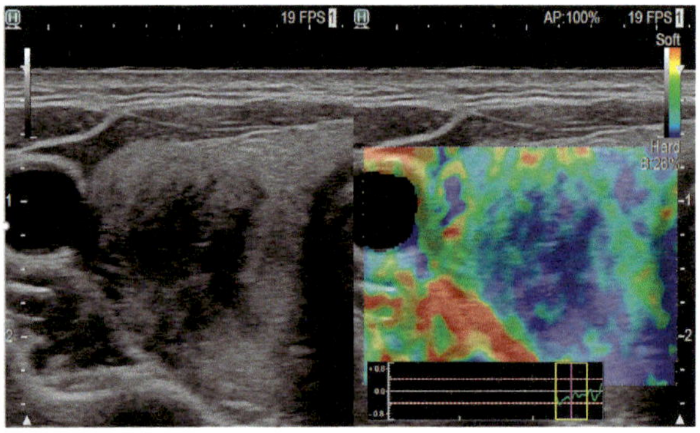

Abb. 3.21 Thyreoiditis de Quervain rechts, zytologisch gesichert. Schwächer echogenes, unscharf begrenztes Areal. Elastografisch hart.

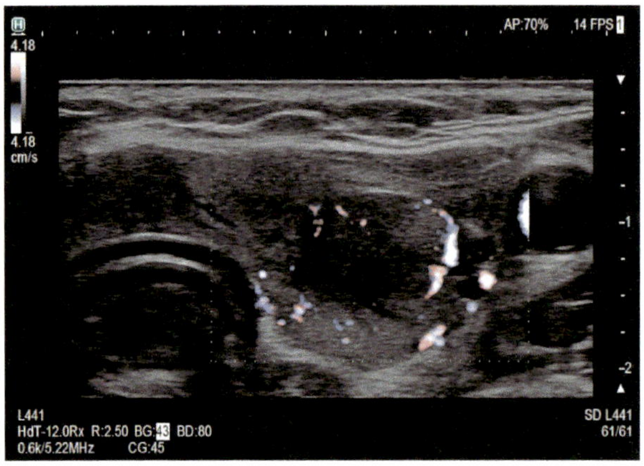

Abb. 3.22 Thyreoiditis de Quervain links, zytologisch gesichert. Schwächer echogenes, unscharf begrenztes Areal mit verminderter Vaskularisation.

Im Krankheitsverlauf ändert sich das sonografische Bild mit unterschiedlicher Ausprägung der schwächer echogenen Bereiche in einem oder beiden Schilddrüsenlappen. Unter durchgeführter Therapie sind die Rückbildung dieser Veränderungen ebenso wie das klinische Ansprechen von diagnostischer Bedeutung (➤ Abb. 3.25, ➤ Abb. 3.26).

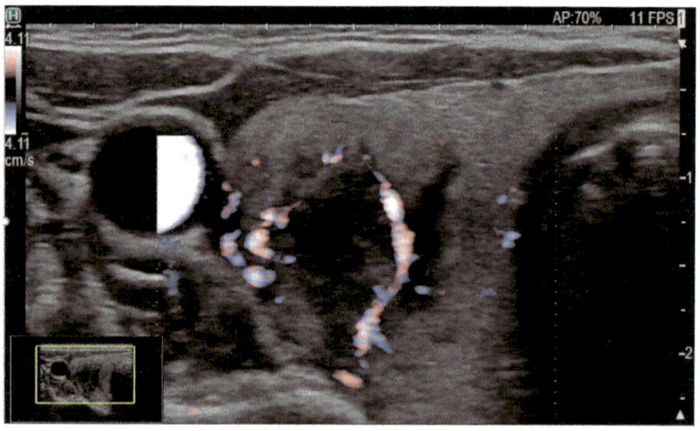

Abb. 3.23 Thyreoiditis de Quervain rechts, zytologisch gesichert. Schwächer echogenes, unscharf begrenztes Areal „Taller than wide" mit verminderter Vaskularisation.

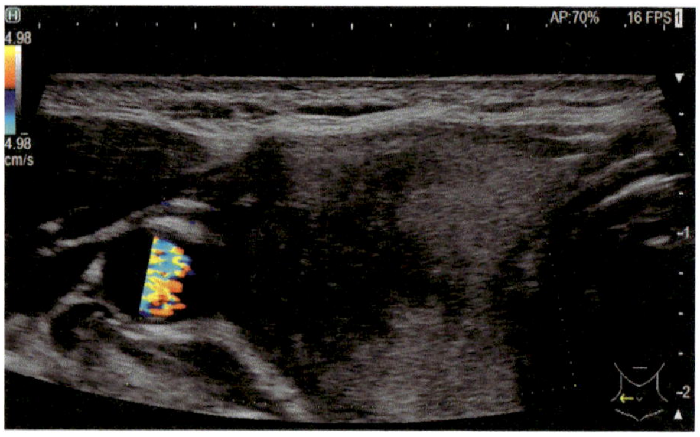

Abb. 3.24 Thyreoiditis de Quervain rechts, zytologisch gesichert. Schwächer echogenes, unscharf und unregelmäßig begrenztes Areal mit verminderter Vaskularisation.

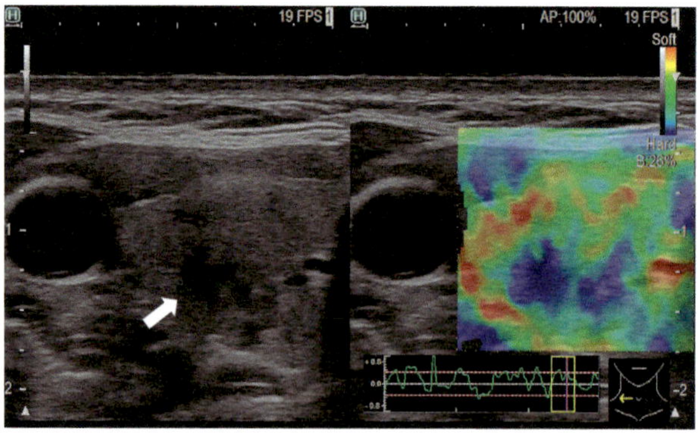

Abb. 3.25 Thyreoiditis de Quervain rechts, gleiche Patientin wie ➤ Abb. 3.24 nach zwei Wochen Steroidtherapie. Entzündliches schwächer echogenes, unscharf begrenztes Areal (Pfeil) deutlich kleiner, Beschwerdefreiheit. Areal elastografisch hart.

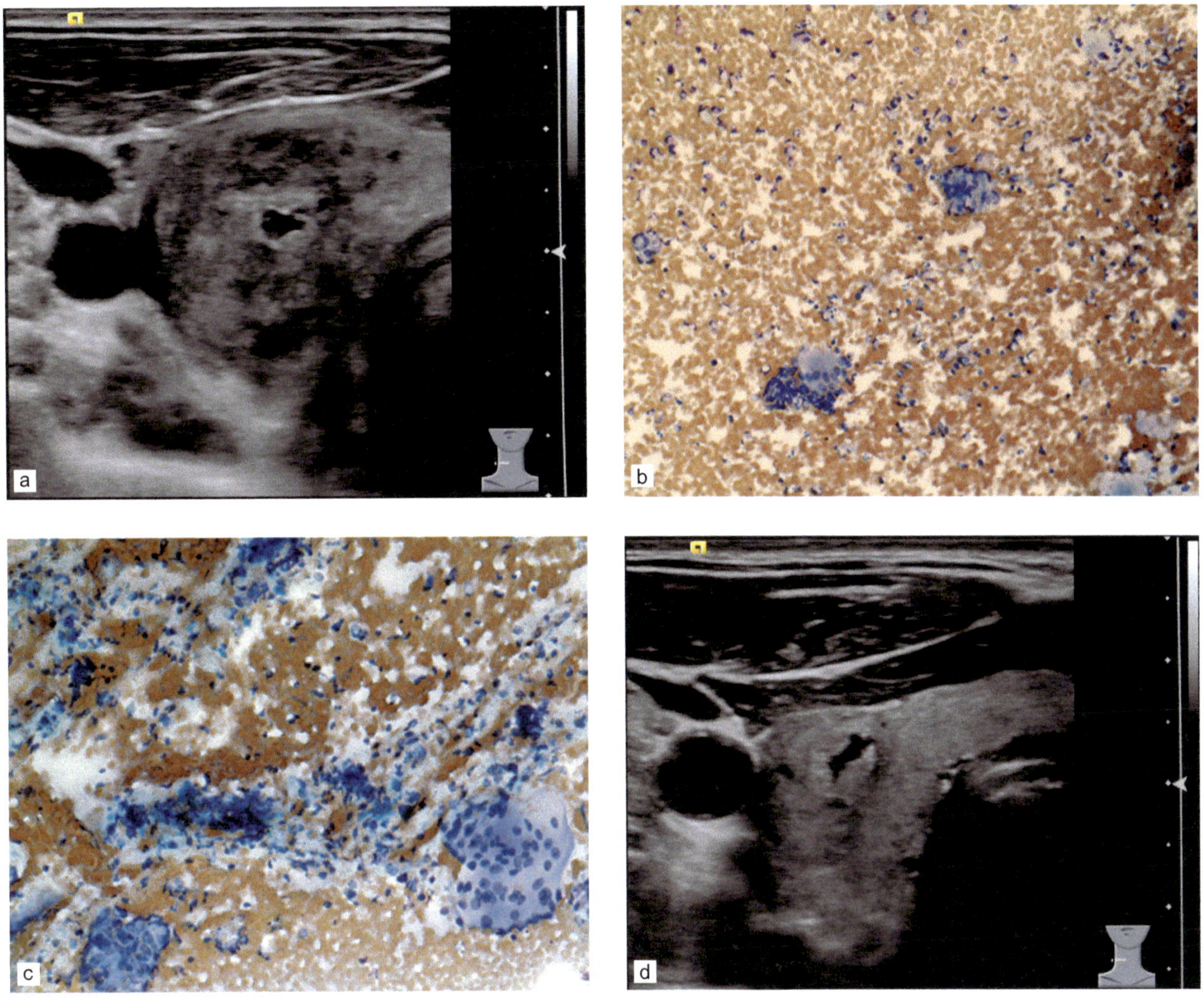

Abb. 3.26 a) Inhomogene, unscharf begrenzte schwächer echogene Läsion rechts mit zentral zystischem Anteil. Klinisch Schmerzen und laborchemisch deutlich erhöhtes CRP ohne Leukozytose. b und c) FNAC mit Nachweis mehrkerniger Riesenzellen. [T1228]. d) Gleiches Areal nach dreimonatiger Steroidtherapie, nur die zystische Läsion ist noch aus dem Vorbefund erkennbar. Klinisch bildmorphologische Remission.

3.5 Post-partum- und Silent-Thyreoiditis

Die **Post-partum-Thyreoiditis** (➤ Abb. 3.27, ➤ Abb. 3.28, ➤ Abb. 3.29) im engeren Sinne ist als erstmaliges Auftreten einer Autoimmunthyreoiditis innerhalb von 12 Monaten nach einer Entbindung definiert. Sie zeigt sich bei 10 % der Frauen 6–12 Monate nach Entbindung. Viele Patientinnen weisen allerdings schon vor oder zu Beginn der Schwangerschaft erhöhte Anti-TPO-Titer im Serum auf. Die Post-partum-Thyreoiditis zeigt häufiger einen triphasischen Verlauf mit einer initialen Hyperthyreose, gefolgt ggf. von einer Hypothyreose mit meist nachfolgender Restitution einer Euthyreose. Das klinische als auch sonografische Bild ist ähnlich der Silent-Thyreoiditis [12].

Die **Silent-Tyreoiditis** (➤ Abb. 3.30, ➤ Abb. 3.31) oder auch stumme (schmerzlose) Thyreoiditis ist eine subakute Schilddrüsenentzündung (Thyreoiditis). Sie wird aufgrund des histologischen Bilds auch den subakuten lymphozytären Thyreoiditiden und aufgrund des Nachweises von TPO-Antikörpern bei etwa 50 % der Betroffenen auch den Autoimmunthyreoiditiden zugeordnet. Sie ist ebenfalls gekennzeichnet durch eine mögliche, vorübergehende Hyperthyreose, gelegentlich gefolgt von einer Hypothyreose und in der Regel anschließender Genesung. Sie macht etwa 0,5–5 % der Fälle von Hyperthyreosen aus.

Beide Formen der Thyreoiditis werden als eine Variante der **chronischen Autoimmunthyreoiditis** (Hashimoto-Thyreoiditis) angesehen, was darauf hindeutet, dass sie Teil des Spektrums der Schilddrüsenautoimmunkrankheit sind. Die Erkrankungen zeigen einige pathologische Ähnlichkeiten. Dabei weisen viele Patienten mit Postpartum- bzw. Silent-Thyreoiditis hohe Serumkonzentrationen von Anti-TPO bzw. Anti-Tg-Antikörpern auf, gelegentlich besteht eine familiäre Vorgeschichte von Schilddrüsenautoimmunerkrankungen

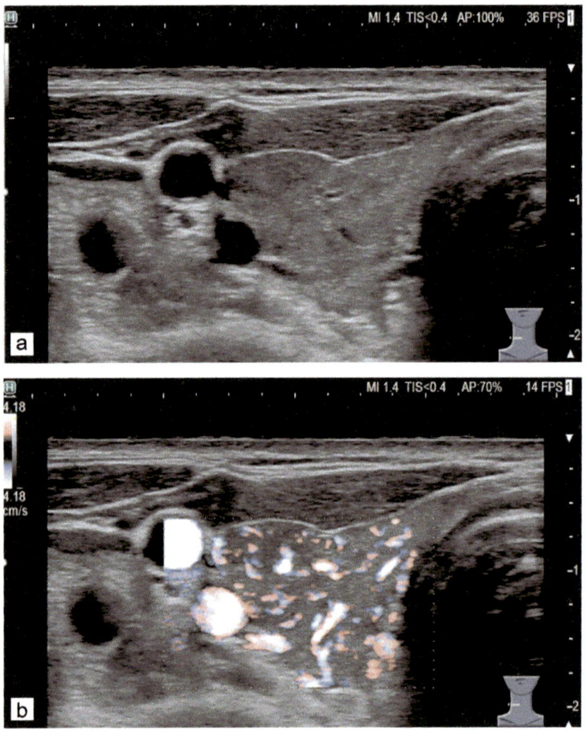

Abb. 3.27 a) Post-partum-Thyreoiditis bei einer Patientin 8 Monate nach Entbindung mit TRAK-negativer Hyperthyreose. Diffus gering schwächer echogenes Parenchym bei normal großer Schilddrüse, b) im FKDS Hypervaskularisation, spontane Remission nach 6 Wochen.

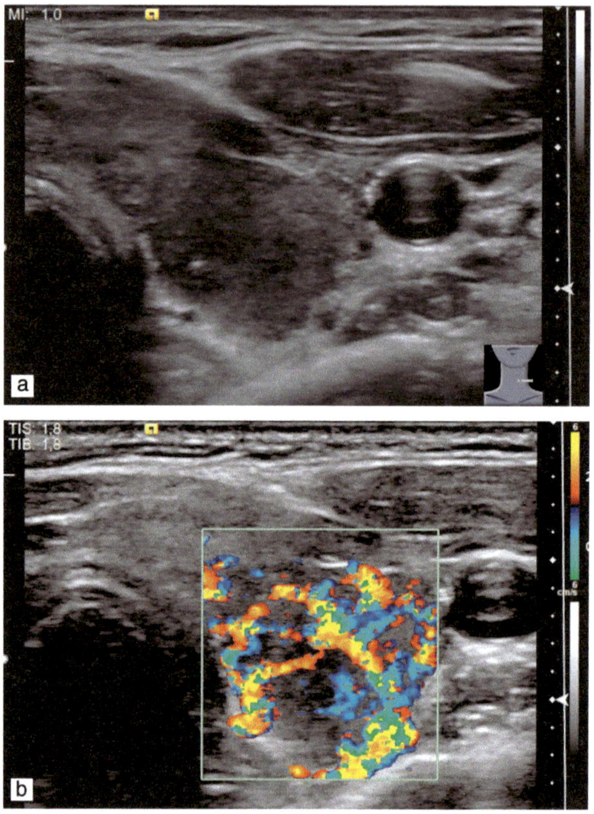

Abb. 3.28 a) Post-Partum Thyreoiditis, Manifestation 5 Monate nach Entbindung. Diffus schwächer echogenes Parenchym bei atropher Schilddrüse, b) im FKDS Hypervaskularisation, spontane Remission.

Tab. 3.4 Sonografische Charakteristika der Post-partum- und Silent-Thyreoiditis.

Sonografische Charakteristika	
Volumen	Meist normal, gelegentlich vergrößert/verkleinert
Parenchym	Schwächer echogen
Vaskularisierung	Meist normal oder gesteigert
Weitere Diagnostik	Klinik!, Autoantikörper: TRAK negativ, TPO-AK häufig positiv

und einige entwickeln eine manifeste chronische Erkrankung Autoimmunthyreoiditis einige Jahre später. Die Silent-Thyreoiditis (➤ Abb. 3.30) betrifft Frauen häufiger als Männer [13].

Sonografisch sieht man meist eine normal große bis gering vergrößerte, in der Regel gering bis deutlich schwächer echogene Schilddrüse (➤ Abb. 3.27). Auch atrophe Schilddrüsen finden sich sonografisch, die im Rahmen einer chronischen Autoimmunthyreoiditis als vorbestehend anzusehen sind – auch wenn dies häufiger nicht bekannt ist (➤ Abb. 3.28). Bei einer Postpatum- und Silent-Thyreoiditis können sich die in ➤ Tab. 3.4 dargestellten sonografischen Befunde zeigen.

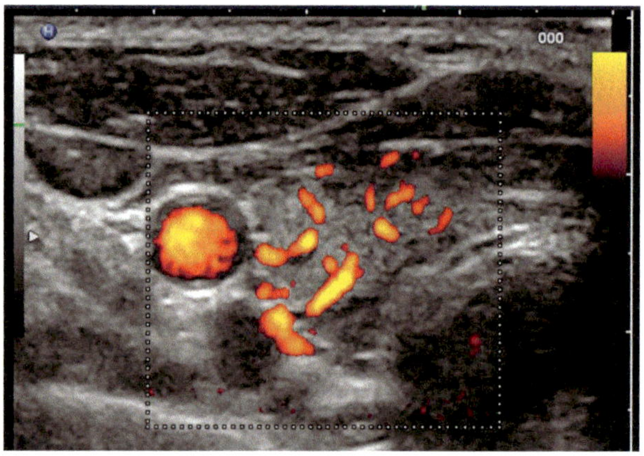

Abb. 3.29 Post-Partum Thyreoiditis, Manifestation 7 Monate nach Entbindung. Diffus schwächer echogenes atrophes Parenchym, Hypervaskularisation, spontane Remission.

Die **Vaskularisation** kann sowohl bei der postpartalen als auch der Silent-Thyreoiditis normal, häufig auch deutlich gesteigert sein (➤ Abb. 3.27, ➤ Abb. 3.28, ➤ Abb. 3.29, ➤ Abb. 3.31); die in der Literatur häufiger gelegentlich berichtete verringerte Vaskularisation kann aus eigener Erfahrung nicht bestätigt werden. Die Abgrenzung zur disseminierten

Autonomie oder zum TRAK-negativen Morbus Basedow kann gelegentlich schwierig sein. Beides ist jedoch in der Postpartalzeit selten, wenn es nicht schon präkonzeptionell bekannt war. Zudem sind Autonomien bei jungen Menschen selten. Die Messung der der maximalen Blutflussgeschwindigkeit (peak systolic velocity PSV) in der A. thyreoidea sup. kann Hinweise auf die Genese der Hyperthyreose geben, wobei man beim Morbus Basedow meist Geschwindigkeiten > 40 cm/s, bei den Zerfallshyperthyreosen meist darunter misst [14]. Nicht alle Studien konnten diesen Zusammenhang auch bei der postpartalen Hyperthyreose sicher nachweisen [15] und sie entsprechen auch nicht ausnahmslos der Erfahrung des Autors. Ist eine Differenzierung der Hyperthyreose trotz Klinik, Labor uns Sonografie inkl. PSV im pw-Doppler nicht möglich, was insbesondere bei der Silent-Thyreoiditis vorkommt, kann eine Szintigrafie hilfreich sein, die einen fehlenden Uptake in der Schilddrüse (➤ Abb. 3.32) als Zeichen einer sog. Freisetzungshyperthyreose nachweist. In der Postpartalphase verzichten wir hierauf, auch wenn unter Einhaltung der entsprechenden Zeitfenster mit Verwerfen der Muttermilch auch während der Stillzeit eine Tc-Szintigrafie grundsätzlich möglich ist.

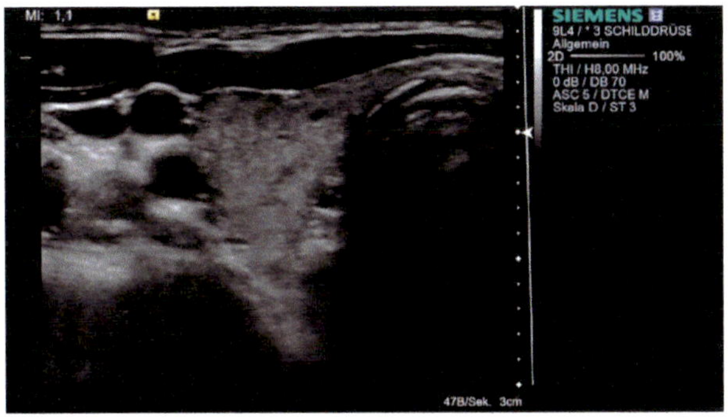

Abb. 3.30 B-Bild einer Silent-Thyreoiditis mit ausgeprägter laborchemischer Hyperthyreose bei einem jungen Mann, laborchemischer Zufallsbefund, TRAK negativ.

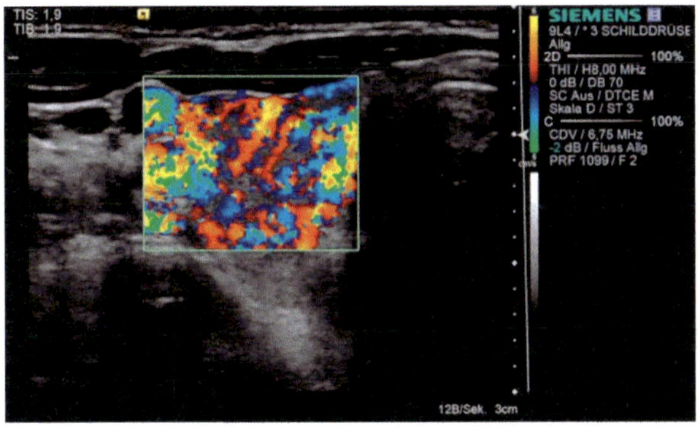

Abb. 3.31 Duplexsonografischer Befund der Silent-Thyreoiditis.

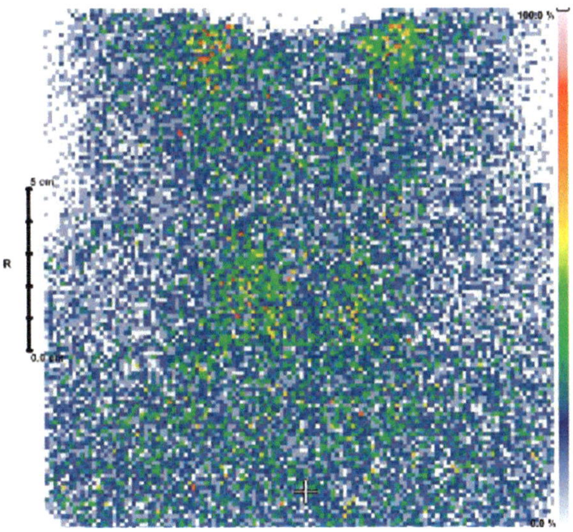

Abb. 3.32 Szintigrafie der Silent-Thyreoiditis. [P1072]

3.6 Riedel-Thyreoiditis

Die Riedel-Thyreoiditis (➤ Abb. 3.33a) ist eine seltene Form einer Thyreoiditis, die aus einem fibrotischen Prozess der Schilddrüse besteht, der eine Zerstörung der Schilddrüse, eine Infiltration der Halsstrukturen und gelegentlich eine Obstruktion der Atemwege hervorrufen kann, auch Rekurrensparesen kommen vor [16]. Sie wird pathogenetisch mit systemischen fibrotischen Störungen und Autoimmunerkrankungen im Sinne Immunglobulin G Typ 4 (IgG4)-vermittelter Erkrankung in Zusammenhang gebracht [17]. Im Serum muss IgG4 jedoch nicht erhöht sein, die Diagnose lässt sich histologisch, am besten durch eine Stanzbiopsie, sichern.

Klinisch besteht häufig eine lokal schmerzhafte, größenprogrediente Läsion, gelegentlich eine Obstruktion der Atemwege oder eine Rekurrensparese. Laborchemisch sieht man häufiger eine Hypothyreose – im Gegensatz zur Thyreoiditis de Quervain, bei der eher eine Hyperthyreose vorliegt.

Bildgebend wird kein einheitliches Erscheinungsbild beschrieben [18]. Meistens und auch aus eigener Erfahrung sind die Läsionen **schwächer echogen,** teils sehr unscharf begrenzt bis infiltrierend in die Umgebung, die Vaskularisation ist eher vermindert, elastografisch ist die Läsion sehr hart. Unter Steroidtherapie sind die Veränderungen innerhalb kurzer Zeit rückläufig (➤ Abb. 3.33b).

!

Eine Unterscheidung von der Thyreoiditis de Quervain oder einem Schilddrüsenkarzinom ist sonografisch nicht sicher möglich, wir empfehlen bei entsprechendem klinischen Verdacht eine Stanzbiopsie (CNB), da auch die chirurgische Therapie einer Riedel-Thyreoiditis meist nicht zielführend ist.

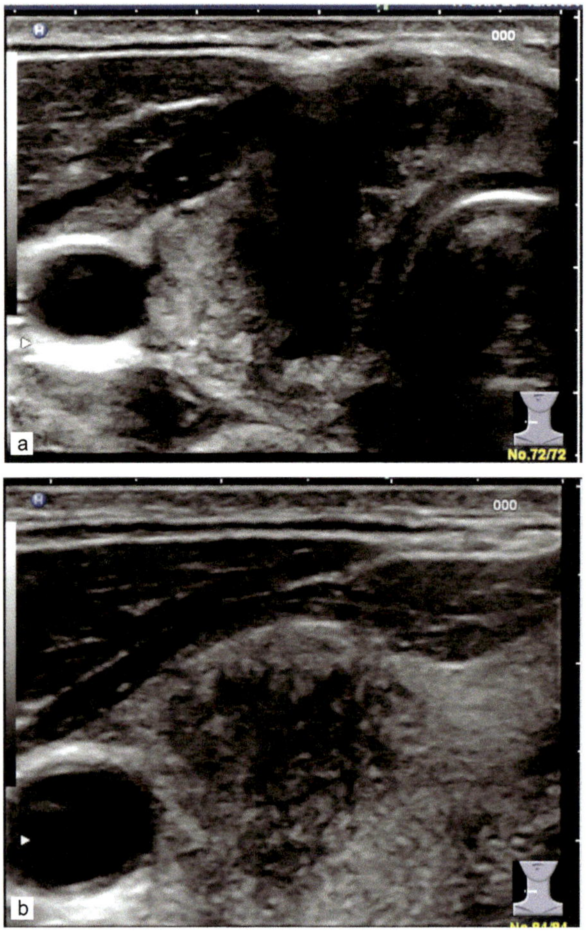

Abb. 3.33 Riedel-Thyreoiditis, histologisch gesichert mit Nachweis von IgG4. a) Im rechten Seitenlappen, große, schwächer echogene und inhomogene Läsion, ventral nicht von der geraden Halsmuskulatur abgrenzbar. b) Gleicher Patient nach 3 Monaten Steroidtherapie.

3.7 Amiodaron und Interferon-induzierte Schilddrüsenveränderungen

Sowohl das Antiarrhythmikum **Amiodaron** als auch eine Medikation mit **Interferon** können zu Veränderungen der Schilddrüsenfunktion mit typischen sonografischen Befunden führen.

3.7.1 Amiodaron-induzierte Hyperthyreose (AIH)

- Die **Amiodaron-induzierte Hyperthyreose** (**AIH**) **Typ 1** entsteht auf dem Boden einer Knotenstruma oder – seltener – einer diffusen Struma. Sonografisch sieht man entsprechend den Befund einer Struma multinodosa oder diffusa, die Vaskularisierung ist typischerweise gesteigert.
- Die AIH Typ 2 ist eine destruierende Thyreoiditis meist ohne vorbestehende Schilddrüsenerkrankung. Sonografisch sieht man eine in Teilen oder auch Gänze schwächer echogene, eher kleine Schilddrüse, die Vaskularisierung ist typischerweise vermindert. Der sonografische Befund kann jedoch auch normal sein.

Häufig kommen in der Praxis jedoch **Mischformen von AIH Typ 1 und 2** vor, die auch sonografisch nicht sicher differenziert werden können. Auch ist die Vaskularisierung aus eigener Erfahrung häufig nicht valide einsetzbar, um die unterschiedlichen Formen voneinander unterscheiden zu können.

Die teilweise empfohlene Szintigrafie zur Differenzialdiagnose autonome Hormonproduktion vs. Freisetzungshyperthyreose ist aufgrund der durch Amiodaron verursachten erheblichen Jodkontamination in der Regel nicht aussagekräftig. ➤ Tab. 3.5 gibt einen schematischen Überblick über AIH Typ 1 und Typ 2.

Tab. 3.5 Klinische und pathogenetische Charakteristika der AIH Typ 1 und 2 (nach [19]).

Charakteristika	AIH Typ 1	AIH Typ 2
Vorbestehende Schilddrüsenerkrankung	Ja	Nein
Ultraschall der Schilddrüse	Diffus vergrößert oder knotig umgebaut	Normal groß bis verkleinert, schwächer echogen oder normale Echogenität
FKDS	Verstärkte Vaskularisation	Normale Vaskularisation
Joduptake der Schilddrüse in der Szintigrafie	Erniedrigt/normal/erhöht	Erniedrigt/Fehlend
MIBI-Szintigrafie	Uptake in der Schilddrüse	Fehlender Uptake
Schilddrüsenantikörper	Gelegentlich	Meist keine
Pathogenese	Jod-induzierte Hyperthyreose	Destruktive Thyreoiditis
Spontanremission	Nein	Möglich
Medikamentöse Therapie	Thionamide (+ KClO4)	Glukokortikoide
Nachfolgende Hypothyreose	Unwahrscheinlich	Möglich
Nachfolgende Therapie für bestehende Schilddrüsenerkrankung	Wahrscheinlich	Nein

3.7.2 Schilddrüsenveränderungen durch Interferontherapie

Die häufigste Manifestation einer Schilddrüsenstörung unter Interferontherapie ist die Entwicklung von **Autoantikörpern,** die in zirka 20 % der Fälle auftritt. Präexistente oder während einer Therapie auftretende Anti-TPO oder TG-Antikörper haben einen hohen prädiktiven Wert für die Entwicklung einer Schilddrüsenfunktionsstörung, meist einer **Hypothyreose.**

!

Der sonografische Befund einer IFN-induzierten Schilddrüsenstörung entspricht meist dem einer lymphozytären Thyreoiditis.

Mit 1,3 % seltener, aber klinisch relevant ist das Auftreten eines Morbus Basedow. Hier ist die sonografische Diagnostik mit typischem Befund von besonderer Bedeutung, insbesondere die sonografisch meist mögliche Abgrenzung zu destruktiven Formen der Thyreoiditis ist wichtig (➤ Abb. 3.34).

3.8 Checkpoint-Inhibitor induzierte Thyreoiditis

Checkpoint-Inhibitoren sind Arzneistoffe, die Immun-Checkpoints, die wichtigen Kontrollpunkte des Immunsystems, hemmen und damit eine Abwehrreaktion des Immunsystems auf das Tumorgewebe triggern. Checkpoint-Inhibitoren haben die Therapie maligner Erkrankungen revolutioniert. Ihre Verwendung steigt daher stetig an. Endokrine Nebenwirkungen, v. a. eine Thyreoiditis, kommen unter dieser Therapie gehäuft vor. Die Inzidenz für Hyperthyreosen liegt dabei zwischen 3 % für die Monotherapie mit einem PD1/PDL1-Inhibitor und 8 % für eine Kombinationstherapie mit einem CTLA4-Inhibitor. Die Inzidenz für Hypothyreosen wird mit 4 % für Monotherapien bis 13 % für Kombinationstherapien angegeben [21].

Größere prospektive, systematische Untersuchungen zu sonografischen Schilddrüsenveränderungen unter Checkpoint-Inhibitoren liegen bisher kaum vor. Bei der Hyperthyreose handelt es sich jedoch ganz überwiegend um

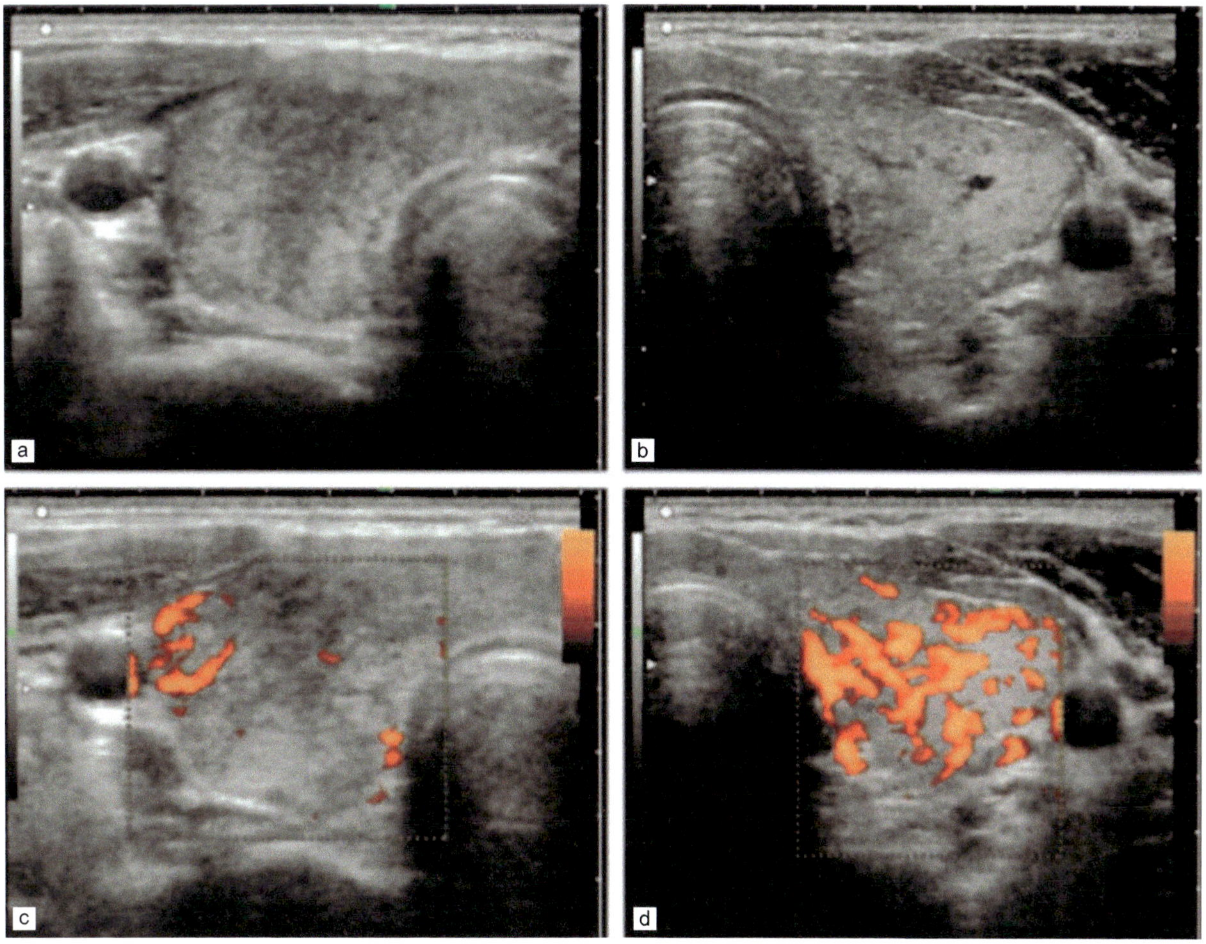

Abb. 3.34 B-Mode-Ultraschall (a) und Power-Doppler-Ultraschall (b) eines Patienten mit destruktiver Thyreoiditis (links) und Morbus Basedow (rechts) (nach [20]). [F602-002]

eine Freisetzungshyperthyreose, die selbstlimitierend verläuft und nur symptomatisch behandelt wird. Eine Besonderheit ist der gelegentlich ungewöhnlich rasche Übergang in eine Hypothyreose.

Aus eigenen Erfahrungen können folgende sonografischen Befunde bei der Checkpoint-Inhibitor induzierten Thyreoiditis (➤ Abb. 3.35, ➤ Abb. 3.36, ➤ Abb. 3.37, ➤ Abb. 3.38, ➤ Abb. 3.39) vorliegen: ein weitgehender **Normalbefund,** der typische Befund einer subakuten Thyreoiditis bis hin zu Veränderungen wie bei chronischer **Autoimmunthyreoiditis.** Im Falle einer fokalen subakuten Thyreoiditis sind die sonografischen Veränderungen im Verlauf häufig vollständig reversibel. Gelegentlich können Schwierigkeiten bei einer nodös umgebauten Schilddrüse bestehen, wenn ein – möglicherweise nicht vorbekanntes – autonomes Adenom zur Dekompensation führt und die Szintigrafie aufgrund einer Jodkontamination nicht eingesetzt werden kann. Es kann auch in einigen Fällen die Schilddrüse vergrößert, schwächer echogen und der TRAK positiv sein, obwohl kein Morbus Basedow vorliegt (➤ Abb. 3.40ab). Eine Szintigrafie zur Differenzierung ist wegen KM-Kontamination häufig nicht möglich, die Duplexsonografie der Schilddrüse zeigt jedoch das typische Muster einer geringen Vaskularisation (➤ Abb. 3.40b) im Gegensatz zur deutlich gesteigerten Vaskularisation beim Morbus Basedow.

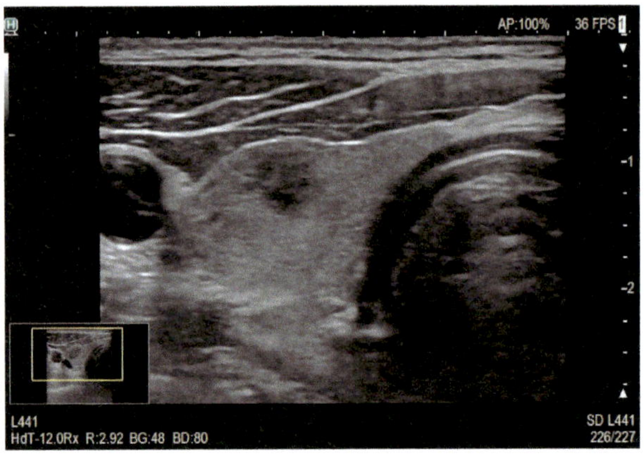

Abb. 3.35 Checkpoint-Inhibitor induzierte Thyreoiditis mit manifester Hyperthyreose. Sonografisch kleines, schwächer echogenes unscharf begrenztes Areal im rechten Seitenlappen.

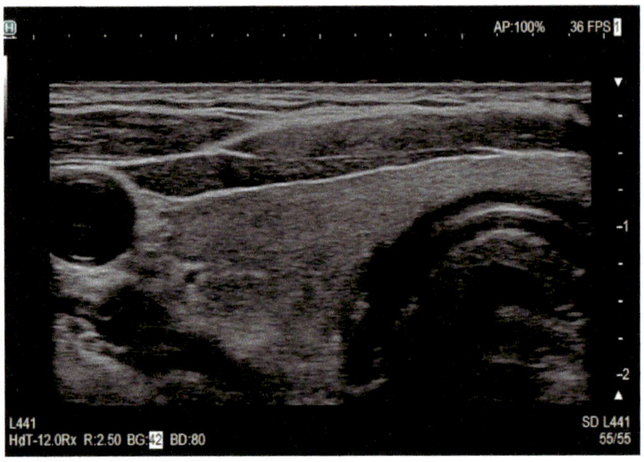

Abb. 3.36 Gleicher Patient wie in ➤ Abb. 3.35 nach 4 Wochen ohne schilddrüsenspezifische Medikation. Die vorbeschriebene Läsion ist nicht mehr nachweisbar.

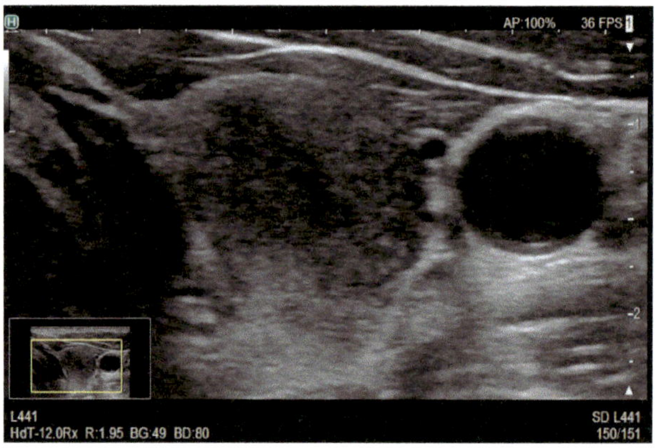

Abb. 3.37 Checkpoint-Inhibitor induzierte Thyreoiditis mit manifester Hyperthyreose. Sonografisch kleines, schwächer echogenes unscharf begrenztes Areal im linken Seitenlappen.

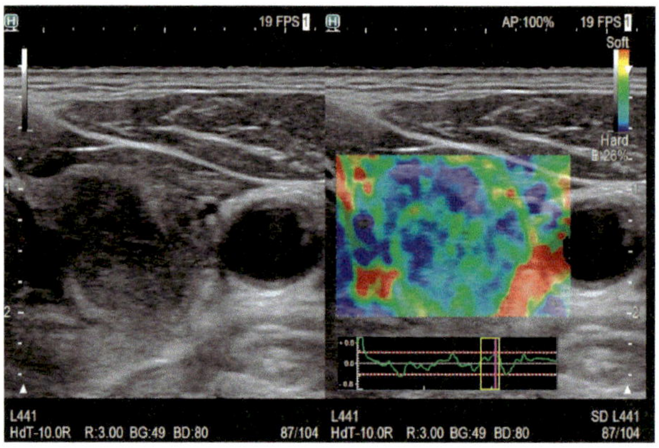

Abb. 3.38 Elastografie der Läsion, gleicher Patient wie unter ➤ Abb. 3.37. Das Areal stellt sich hart dar.

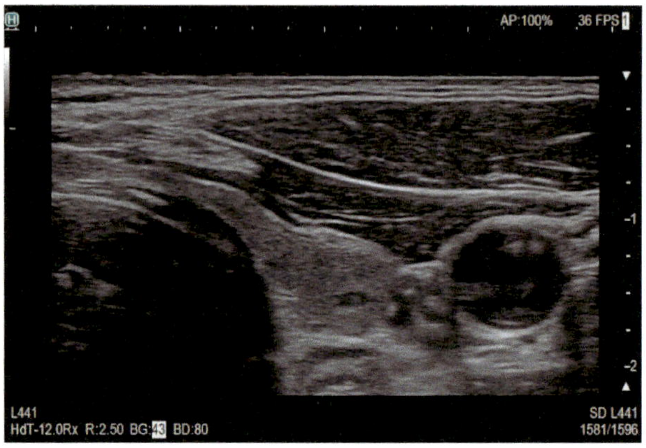

Abb. 3.39 Gleicher Patient wie in ➤ Abb. 3.37 nach 4 Wochen ohne schilddrüsenspezifische Medikation. Die vorbeschriebene Läsion zeigt nur noch ein minimales Residuum.

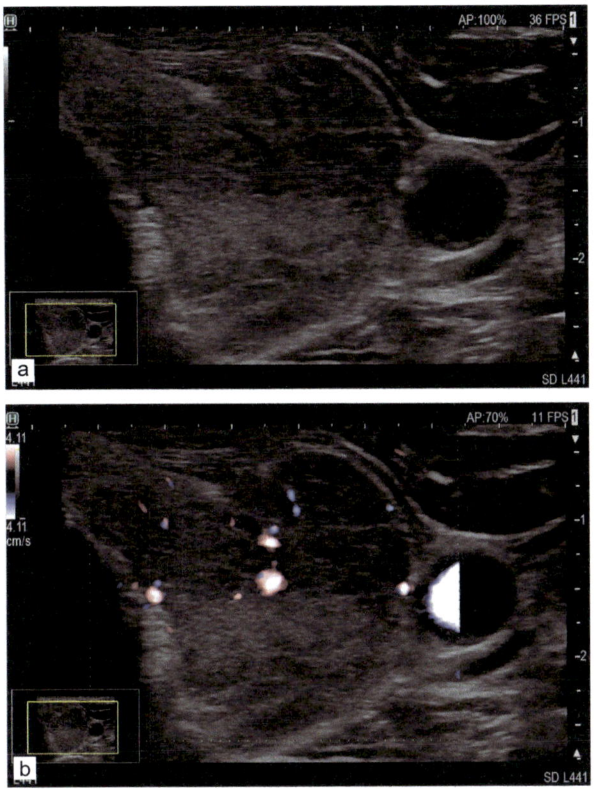

Abb. 3.40 a) Checkpoint-Inhibitor induzierte Thyreoiditis mit manifester Hyperthyreose, TRAK leicht positiv. b) Sonografisch vergrößerte, schwächer echogene, inhomogene Schilddrüse mit nur geringer Vaskularisation.

3.9 Akute infektiöse Thyreoiditis und Schilddrüsenabszess

Die akute infektiöse Thyreoiditis sowie der Schilddrüsenabszess sind seltene Entitäten. Dies ist darauf zurückzuführen, dass aufgrund ihrer Kapsel, der sehr ausgeprägten Durchblutung und lymphatischen Drainage sowie des hohen Jodgehaltes die Schilddrüse einen natürlichen Schutz gegenüber Infektionen aufweist [22]. Nur 0,7–1 % aller Schilddrüsenerkrankungen sind auf infektiöse Thyreoiditiden und Schilddrüsenabszesse zurückzuführen. Eine vorbestehende Schilddrüsenerkrankung, das Fortbestehen von Resten des Ductus thyreoglossus, ein Trauma oder eine Fistel des Sinus piriformis prädisponieren auch immunkompetente Patienten für diese Erkrankung. Infektiöse Thyreoiditiden und Abszesse treten häufiger im linken Seitenlappen auf.

Am häufigsten werden **infektiöse Thyreoiditiden** durch *Staphylococcus aureus* ausgelöst, man findet jedoch sowohl andere Gram-positive oder Gram-negative Erreger als auch Pilze. Klinisch stehen neben dem meist schweren Krankheitsgefühl mit starken lokalen Schmerzen, die oft auch ausstrahlen und sich als Hals- oder Ohrenschmerzen zeigen, sowie Heiserkeit im Vordergrund. Lokale Rötung sowie Fieber können auftreten. Im Gegensatz zur subakuten Thyreoiditis ist nicht nur das CRP erhöht, sondern es besteht auch eine deutliche Leukozytose. Laborchemisch sind sowohl Schilddrüsenhormone als auch Antikörper meist regelrecht, können jedoch auch erhöht sein – sie tragen jedoch nicht zur Diagnose bei. Eine Erregergewinnung durch eine Punktion mit Sekretgewinnung sollte immer angestrebt werden. Die Behandlung muss individuell angepasst werden und besteht aus einer unmittelbar eingeleiteten Resistogramm-gerechten, gut gewebegängigen antiinfektiven Therapie, initial v. a. gut staphylokokkenwirksam wie Amoxicillin, Cefazolin, Vancomycin (i. v.) oder Linezolid, lokale drainierenden Maßnahmen sowie ggf. einer chirurgischen Therapie [23]. Eine Gefahr besteht v. a. in der lokalen Ausbreitung bis hin zur Mediastinitis.

> **!** Sonografisch zeigen infektiöse Thyreoiditiden und Abszesse v. a. auch in Abhängigkeit des Krankheitsstadiums kein einheitliches Bild und werden daher auch als **„Chamäleon"** in der Diagnostik bezeichnet.

In **Anfangsstadien** zeigen sich meist inhomogene, oft unscharf begrenzte, teils schwächer echogene Areale als Zeichen beginnender Abszedierung (➤ Abb. 3.41). Auch solide und isoechogene Areale können vorkommen. Typisch ist der lokale Druckschmerz während der Untersuchung. Regelhaft werden in den Abflussgebieten aktivierte Lymphknoten gefunden.

Bei **Fortschreiten** der Entzündung und Abszedierung finden sich zunehmend schwächer echogene Areale als

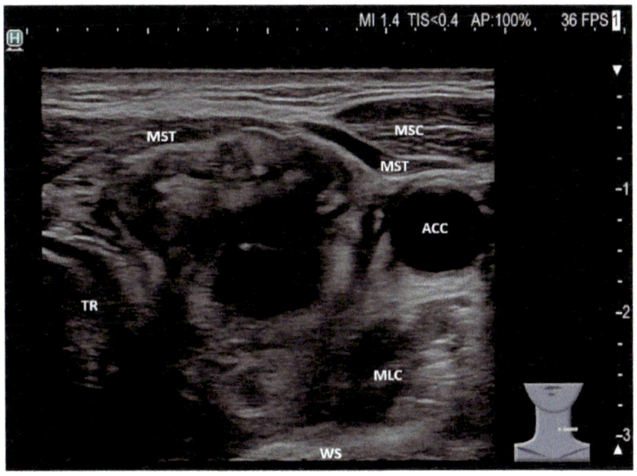

Abb. 3.41 Akute infektiöse Thyreoiditis mit beginnender Abszedierung links. Schilddrüsenlappen inhomogen, teils unscharf begrenzt mit teils isoechogenen, zentral teils schwächer echogenen Arealen als Zeichen der Einschmelzung. Schweres Krankheitsgefühl mit lokal ausgeprägten Schmerzen, in der Punktion Evakuierung von reichlich pus, Erreger *Staph. aureus.*
M. sternothyroideus (MST), sternocleidomastoideus (MSC), A. carotis communis (ACC), M. longus colli (MLC), Wirbelsäule (WS), Trachea (TR).

Zeichen der Einschmelzung, ggf. mit einer kapselartigen Abgrenzung (➤ Abb. 3.42a). Die Vaskularisation in den betroffenen Arealen ist vermindert und kann als inflammatorische Umgebungsreaktion in den Randgebieten erhöht sein (➤ Abb. 3.42b). Auch Lufteinschlüsse als Zeichen anaerober gasbildender Bakterien können nachweisbar sein (➤ Abb. 3.43).

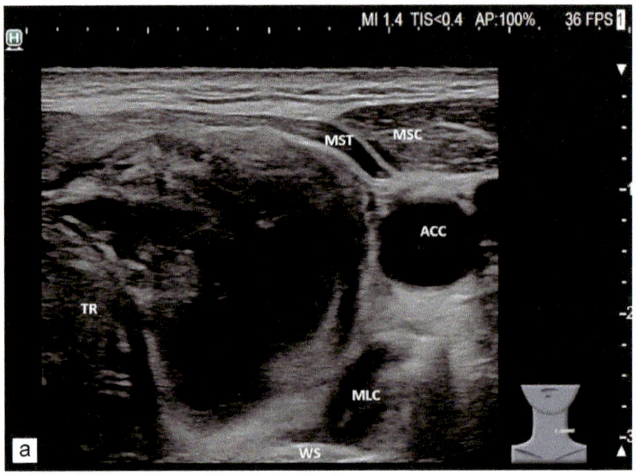

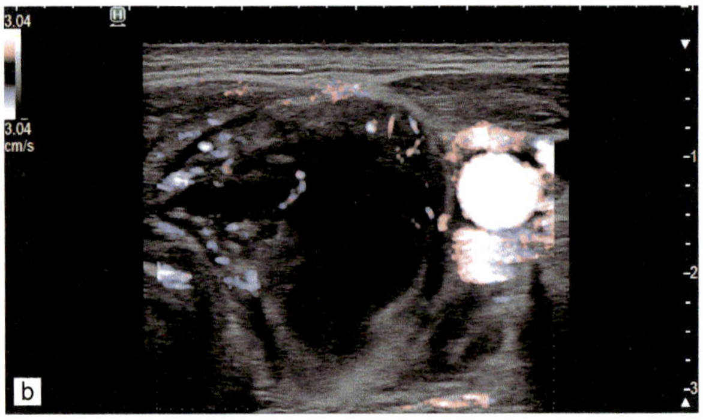

Abb. 3.42 Akute infektiöse Thyreoiditis mit fortgeschrittener Abszedierung links. a) Schilddrüsenlappen inhomogen, teils unscharf begrenzt mit teils isoechogenen, zentral großflächig schwächer echogenen Arealen als Zeichen der Einschmelzung. Schweres Krankheitsgefühl mit lokal ausgeprägten Schmerzen, in der Punktion Evakuierung von reichlich pus, Erreger *Staph. aureus.* In der FKDS (b) sieht man eine fehlende Vaskularisation innerhalb der Läsion mit deutliche nachweisbarer Vaskularisation um den Abszess herum.
M. sternothyroideus (MST), M. sternocleidomastoideus (MSC), A. carotis communis [ACC], M. longus colli (MLC), Wirbelsäule (WS), Trachea (TR).

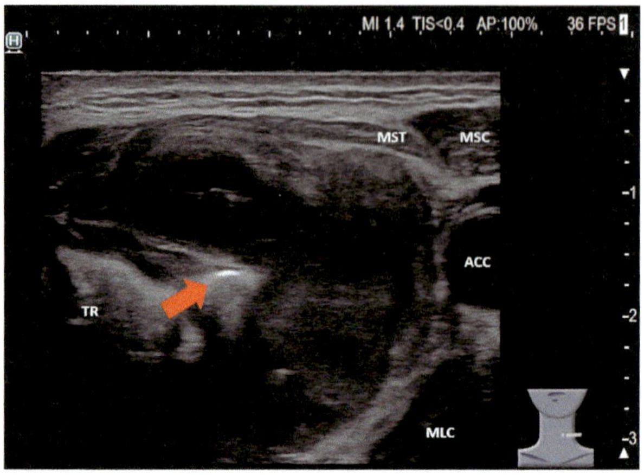

Abb. 3.43 Abszessbildung mit Gasbildung (Pfeil) bei akuter infektiöser Thyreoiditis Im linken Schilddrüsenlappen sieht man eine überwiegend schwächer echogen, teils unscharf begrenzte Läsion als Zeichen der Einschmelzung; dorsal in der Abszedierung etwas stärker echogenes Sekret. M. sternothyroideus (MST), M. sternocleidomastoideus (MSC), A. carotis communis (ACC), M. longus colli (MLC), Trachea (TR).

KAPITEL

4 Knoten der Schilddrüse

4.1 Epidemiologie und Stellenwert

Knoten der Schilddrüse sind ein **häufiger Befund** in der Allgemeinbevölkerung [24–26]. Durch eine körperliche Untersuchung mit Palpation der Schilddrüse sind sie bei 7–20 % der Menschen nachweisbar [27, 28]. Durch die zunehmende Verbreitung von bildgebenden Verfahren hat auch die Prävalenz von Schilddrüsenknoten deutlich zugenommen: Sie beträgt etwa 50–70 % für den Ultraschall [24]. Das Malignitätsrisiko für inzidentell diagnostizierten Schilddrüsenknoten beträgt hingegen nur 0,3–20 % [29, 30] – stark abhängig von Risikofaktoren und Präselektionsparametern. Eine große retrospektive Studie hat ein Malignitätsrisiko von 3,9 % berichtet [31], eine andere Studie lediglich ein Risiko von 0,7 % [32]. Zudem ist das Risiko in Deutschland, in den nächsten 10 Jahren an Schilddrüsenkrebs zu sterben, mit < 0,1 % sehr niedrig [34].

Der **Zunahme** der Anzahl von **Schilddrüsensonografien** hat zweifellos auch zu einer Zunahme der Diagnose von sog. Low-Risk-Schilddrüsenkarzinomen geführt [35], was die Notwendigkeit unterstreicht, Schäden durch unangemessenen Ultraschallgebrauch zu minimieren bzw. durch Einführung von Instrumenten zur Risikostratifizierung die Charakterisierung von Knoten zu verbessern. Im klinischen Alltag ist man daher konfrontiert mit dem Problem der hohen Anzahl von Schilddrüsenknoten, die durch Untersuchungen detektiert wurden und zugleich ein sehr niedriges Malignitätsrisiko aufweisen. Dieser Zusammenhang ist v. a. für Screeningprogramme relevant: Ein Screening auf Schilddrüsenkrebs hat zu einer ca. 15-fachen Zunahme von Schilddrüsenmalignomen, meist papillären Mikrokarzinomen, geführt [36–38]. Durch die ansteigende Zahl von Schilddrüsenoperationen stieg entsprechend die Anzahl von operativen Komplikationen: 11 % hatten einen postoperativen Hypoparathyreoidimus, 2 % Rekurrensparesen [36]. Die Mortalität an Schilddrüsenmalignomen hingegen blieb unverändert – eine typische Konstellation für eine Überdiagnostik [39, 40].

!

Der zunehmende Einsatz der Sonografie hat auch zu einer Zunahme der Diagnose von Schilddrüsenknoten und -karzinomen geführt. Notwendig ist es daher, die Charakterisierung der Knoten, die Auswahl der Patienten für weitere Diagnostik wie der Feinnadelpunktion (FNP), die Abschätzung der Prognose im klinischen Gesamtkontext des Patienten bzw. der Patientin sowie die Verlaufsuntersuchung zu verbessern.

4.2 Differenzialdiagnose

Eine Übersicht über die Differenzialdiagnose von Schilddrüsenknoten gibt ➤ Tab. 4.1 (nach [41]).

Tab. 4.1 Differenzialdiagnose von Schilddrüsenknoten.

Ursachen für Schilddrüsenknoten
• Benigne Struma nodosa • Chronisch lymphozytäre Thyreoiditis • Einfache oder hämorrhagische Zyste • Follikuläres Adenom • Subakute Thyreoiditis • Papilläres Karzinom (PTC) • Follikuläres Karzinom (FTC) • Hürthle-Zell-Karzinom • Schlecht differenziertes Karzinom • Medulläres Karzinom (MTC) • Anaplastisches Karzinom • Primäres Lymphom der Schilddrüse • Sarkom, Teratom, andere Tumoren • Metastasen (v. a. Nierenzellkarzinom)

4.3 Einzelne Ultraschallkriterien für Malignität

In den letzten Jahrzehnten sind zahlreiche einzelne sonografische Kriterien für die Malignität mit unterschiedlicher Sensitivität und Spezifität herausgearbeitet worden. Zu diesen Kriterien zählen:

- Echogenität
- Schwächer echogener B-Bildsaum (Halo)
- Form
- Begrenzung
- Kalzifizierungen
- Vaskularisierung
- Größe
- Anzahl
- Zusammensetzung sowie Härte

Diese Kriterien werden zunächst im Detail einzeln, im Anschluss im Rahmen von Risikostratifizierungen, dargestellt. Die Wertigkeit der Kriterien zur Malignitätsprädiktion ist in folgender Tabelle (➤ Tab. 4.2) zusammengefasst.

4.3.1 Echogenität

Die Echogenität (➤ 1.1.3) von Schilddrüsenknoten wird unterteilt in stärker echogen, isoechogen, schwächer, jeweils bezogen auf gesundes Schilddrüsengewebe. Zudem gibt es das Kriterium stark schwächer echogen, das sich auf die Echogenität im Vergleich zur quergestreiften Halsmuskulatur bezieht.

Obwohl die meisten Studien nur das Kriterium „schwächer echogen" (➤ Abb. 4.1, ➤ Abb. 4.2, ➤ Abb. 4.3, ➤ Abb. 4.4, ➤ Abb. 4.5) verwenden, hat sich gezeigt, dass die Hinzunahme des Kriteriums „stark schwächer echogen" (➤ Abb. 4.6, ➤ Abb. 4.7) möglicherweise die Charakterisierung von Schilddrüsenknoten verbessern kann [43]. Definiert ist das Kriterium „stark schwächer echogen" als eine Läsion, die schwächer echogen als der M. sternocleidomastoideus ist.

Tab. 4.2 Ultraschallkriterien für die Malignitätsbeurteilung von Schilddrüsenknoten adaptiert nach Remonti et al [42]. Weitere Erläuterungen im Text.

US-Kriterium	Sensitivität (%)	Spezifität (%)	Positiver prädiktiver Wert (%)	Post-Test Wahrscheinlichkeit[a] (%)
„Taller than wide" [b]	26,7	96,6	47,0	7,6
Fehlender Halo	56,4	72,0	18,1	6,2
Fehlende Elastizität	87,9	86,2	41,3	1,4
Heterogenität	47,5	70,0	14,8	7,5
Schwächer echogen	62,7	62,3	15,7	6,3
Solider Knoten	72,7	53,2	14,6	5,3
Mikrokalzifizierungen	39,5	87,8	26,4	7,0
Solitärer Knoten	53,0	60,2	12,8	7,8
Zentrale Vaskularisation	45,9	78,0	18,7	7,1
Irreguläre Begrenzung	50,5	83,1	24,7	6,1

a) Wahrscheinlichkeit für Malignität im Falle eines negativen Testresultats
b) Taller than wide: größer in der anteroposterioren Dimension als in der Querabmessung

Im Gegensatz dazu war das Kriterium „stärker echogen" in den meisten Studien 100 % spezifisch für Benignität [44, 45]. Man findet diese Knoten häufiger in i. R. einer chronischen Autoimmunthyreoiditis schwächer echogenen Schilddrüse, dort werden sie aufgrund ihres gutartigen Charakters als „white knights" bezeichnet (➤ Abb. 4.8, ➤ Abb. 4.9, ➤ Abb. 4.10, ➤ Abb. 4.11, ➤ Abb. 4.12).

Isoechogene Knoten weisen eine Echogenität vergleichbar des gesunden Schilddrüsengewebes auf (➤ Abb. 4.14, ➤ Abb. 4.15, Abb. 4.16).

Gelegentlich finden sich solide Knoten, die sowohl stärker, iso- und schwächer echogene Anteile und damit unterschiedliche Echogenitäten („echokomplex") aufweisen (➤ Abb. 4.13). Im Hinblick auf ihr Malignitätsrisiko werden sie als schwächer echogen zusammen mit ggf. weiteren Ultraschallmerkmalen bewertet.

Studien

In Metaanalysen weist das Kriterium „schwächer echogen" eine Sensitivität und Spezifität für Malignität von 62–73 % bzw. 56–62 % auf [30, 42]. Im Gegensatz dazu zeigt das Kriterium „isoechogen" eine Sensitivität und Spezifität für Malignität von 47 % bzw. 84 %.

Schwächer echogene Knoten

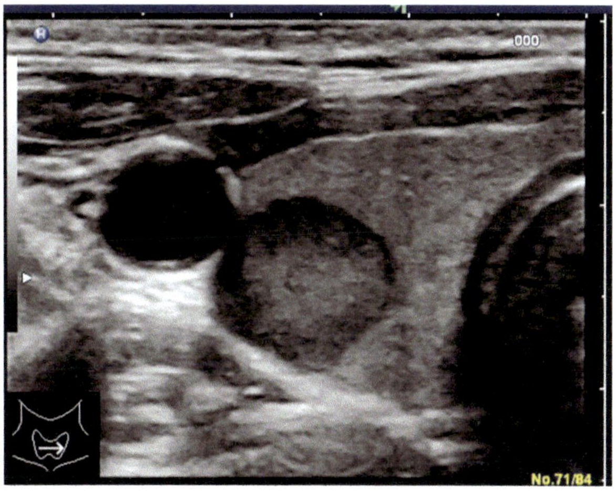

Abb. 4.1 Schwächer echogener, scharf begrenzter, runder Knoten im rechten Schilddrüsenlappen. Histologie: follikuläres Adenom.

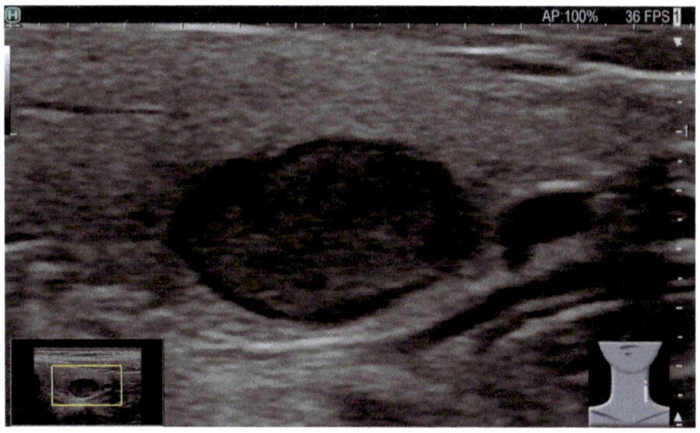

Abb. 4.2 Schwächer echogener, scharf begrenzter, ovalärer Knoten im linken Schilddrüsenlappen. Zytologie: kein Anhalt für Malignität

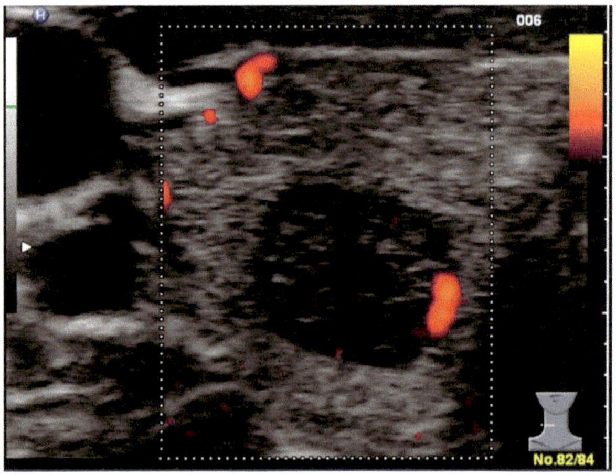

Abb. 4.3 Schwächer echogener, scharf begrenzter, runder Knoten im rechten Schilddrüsenlappen. Zytologie und Verlauf: benigner Knoten.

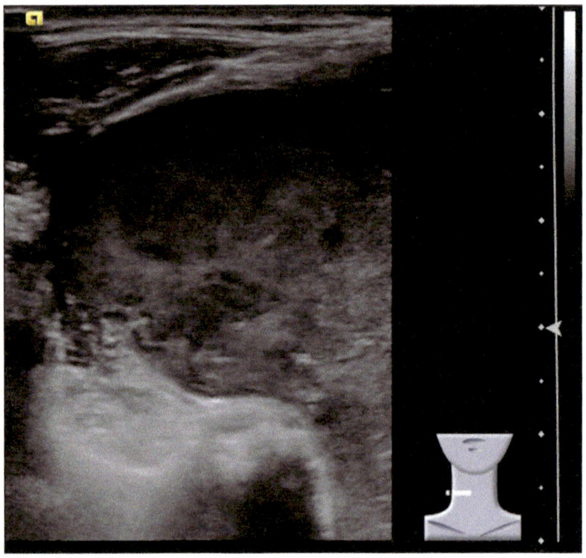

Abb. 4.4 Schwächer echogener, etwas inhomogener, den ganzen rechten Schilddrüsenlappen einnehmender Knoten. Histologie: follikuläres Karzinom.

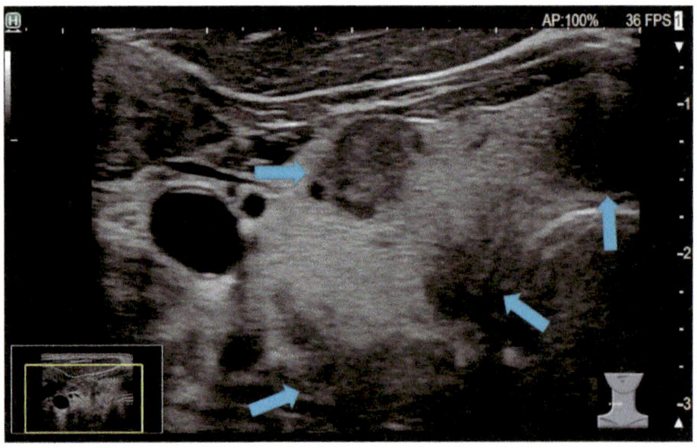

Abb. 4.5 Multiple, schwächer echogene unscharf begrenzte Läsionen in rechten Seitenlappen (blaue Pfeile). Dorsal sowie zur Trachea hin keine Abgrenzung zur Umgebungsstruktur darstellbar. Kalzitonin 24.000 pg/l. Histologisch multifokales medulläres Schilddrüsenkarzinom, kapselüberschreitend, Trachealinfiltration.

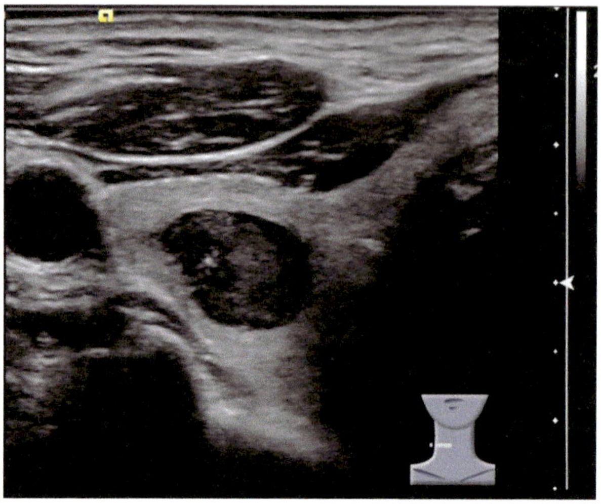

Abb. 4.6 Stark schwächer echogener, scharf begrenzter, runder Knoten mit Mikrokalzifizierung im rechten Schilddrüsenlappen (ATA 5). Laterale Begrenzung irregulär (spikulär) Histologie: papilläres Schilddrüsenkarzinom.

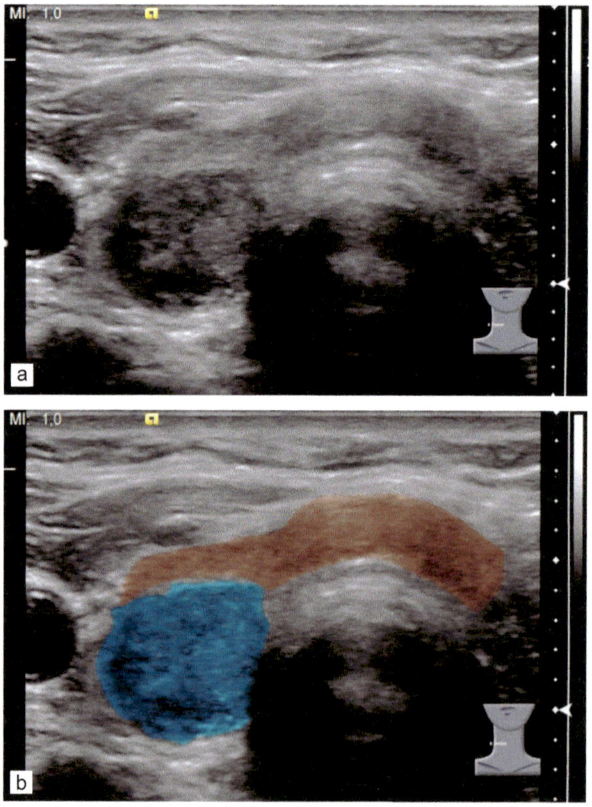

Abb. 4.7 Stark schwächer echogener Knoten (blau) in einer schwächer echogenen, atrophen Schilddrüse (AIT, rot), Histologie: papilläres Karzinom.

Stärker echogene Knoten

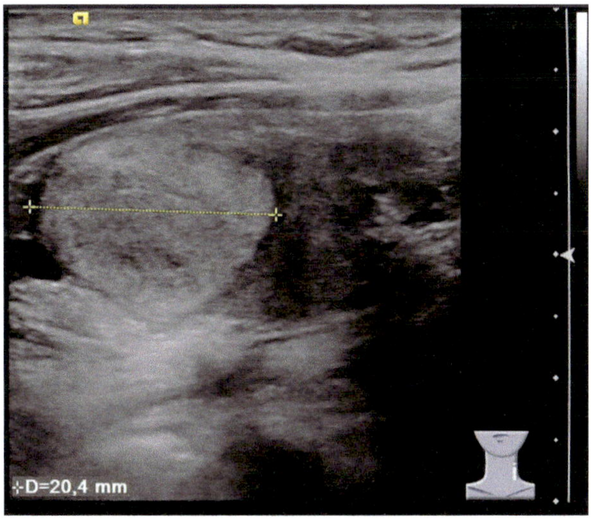

Abb. 4.8 Stärker echogener Knoten in einer schwächer echogenen chronischen Autoimmunthyreoiditis, sog. „white knight".

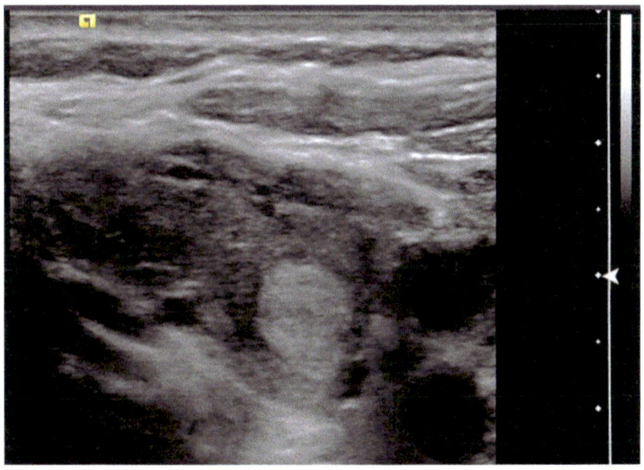

Abb. 4.9 Stärker echogener Knoten in einer schwächer echogenen chronischen Autoimmunthyreoiditis, sog. „white knight".

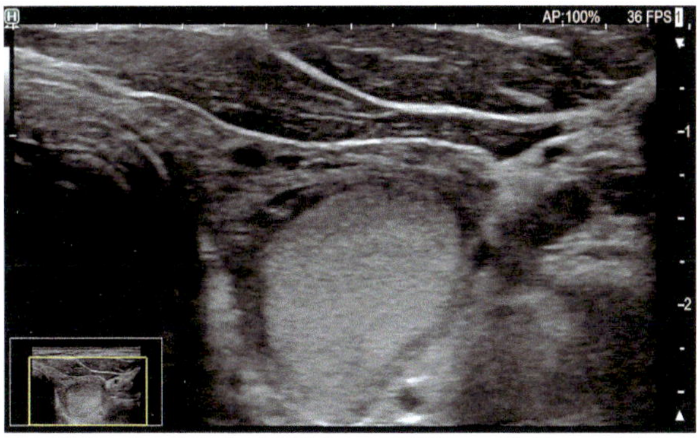

Abb. 4.10 Querschnitt des linken Seitenlappens der Schilddrüse mit stärker echogenem Knoten bei einer schwächer echogenen chronischen Autoimmunthyreoiditis.

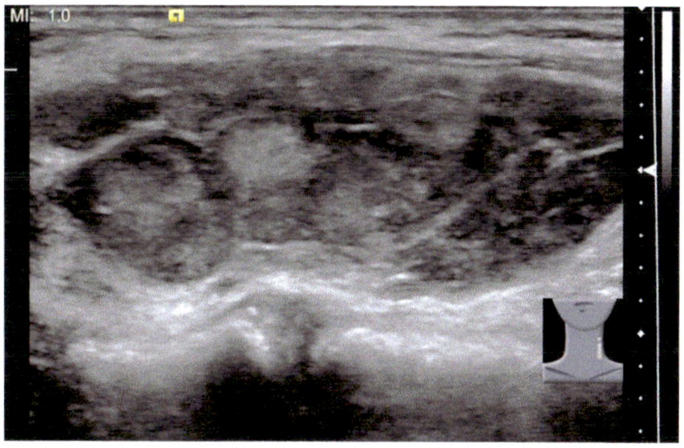

Abb. 4.11 Stärker echogener Knoten in einer schwächer echogenen chronischen Autoimmunthyreoiditis, sog. „white knights". Längsschnitt linker Seitenlappen.

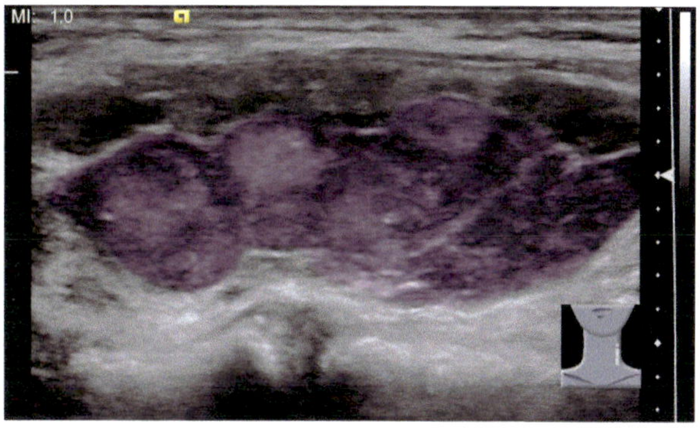

Abb. 4.12 Die erschwert abgrenzbare, schwächer echogene Schilddrüse der ➢ Abb. 4.11 ist farblich markiert.

Knoten mit gemischter Echogenität

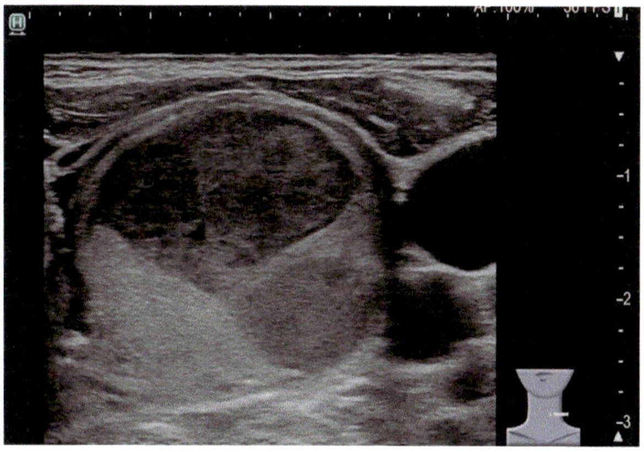

Abb. 4.13 Großer, teils iso, teils schwächer echogener Knoten, scharf begrenzt, auch intranoduläre Anteile. FNAC ohne Anhalt für Malignität, stabil im Verlauf.

4.3.2 Schwächer echogener B-Bildsaum: Halo

Ein schwächer echogener ringförmiger B-Bildsaum, auch als Halo bezeichnet, entsteht durch eine Pseudokapsel von Bindegewebe, komprimiertes Schilddrüsengewebe sowie chronische Entzündungsinfiltrate [46] (➤ Abb. 4.14, ➤ Abb. 4.15, ➤ Abb. 4.16, ➤ Abb. 4.17).

Ein vollständig von einem Halo umgebener Schilddrüsenknoten ist mit hoher Wahrscheinlichkeit gutartig mit einem negativ prädiktiven Wert (NPV) zwischen 85–94 % [47, 48]. Allerdings fehlt ein Halo bei mehr als der Hälfte der benignen Knoten und bis zu 25 % der PTCs haben einen vollständigen oder inkompletten Halo [49].

Studien

In Metaanalysen weist das Kriterium „fehlender Halo" eine Sensitivität und Spezifität für Malignität von 26–56 % bzw. 69–72 % auf [30, 42].

Isoechogener Knoten mit schwächer echogenem B-Bildsaum

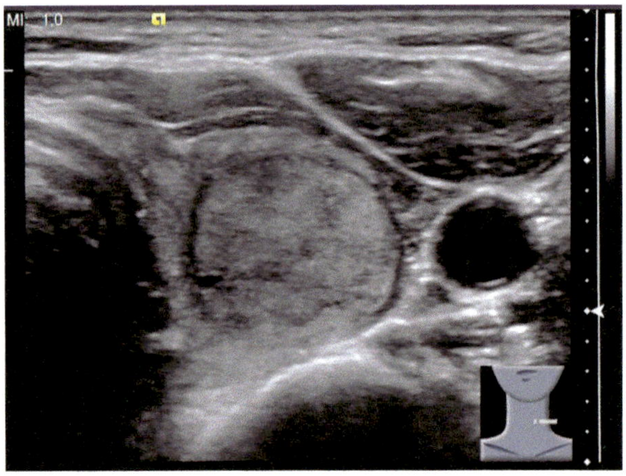

Abb. 4.14 Isoechogener runder Knoten mit schwächer echogenem B-Bildsaum links (Halo).

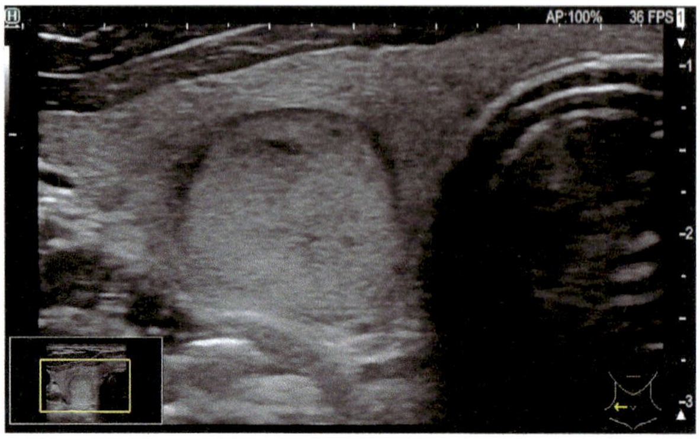

Abb. 4.15 Iso- bis stärker echogener runder Knoten mit schwächer echogenem B-Bildsaum links (Halo).

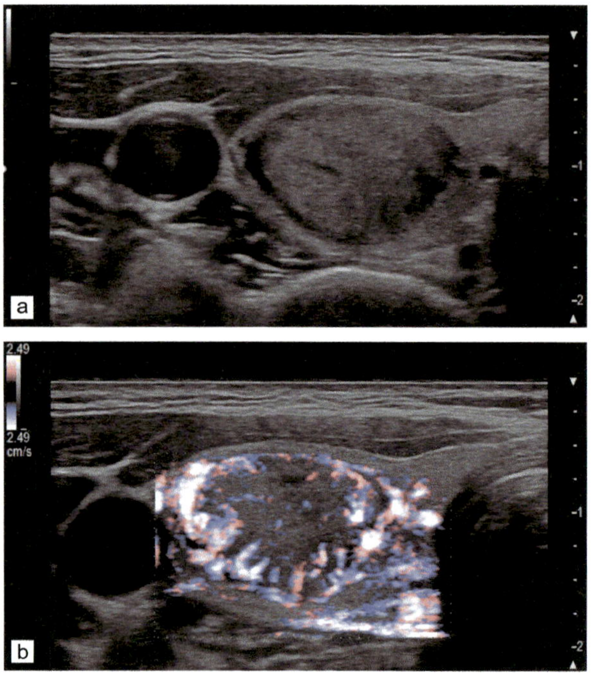

Abb. 4.16 a) Isoechogener runder Knoten mit schwächer echogenem B-Bildsaum rechts (Halo). b) In der Duplexsonografie ausgeprägte Vaskularisierung, szintigrafisch Ausschluss Autonomie, FNAC ohne Anhalt für Malignität.

Gering schwächer echogener Knoten mit schwächer echogenem B-Bildsaum

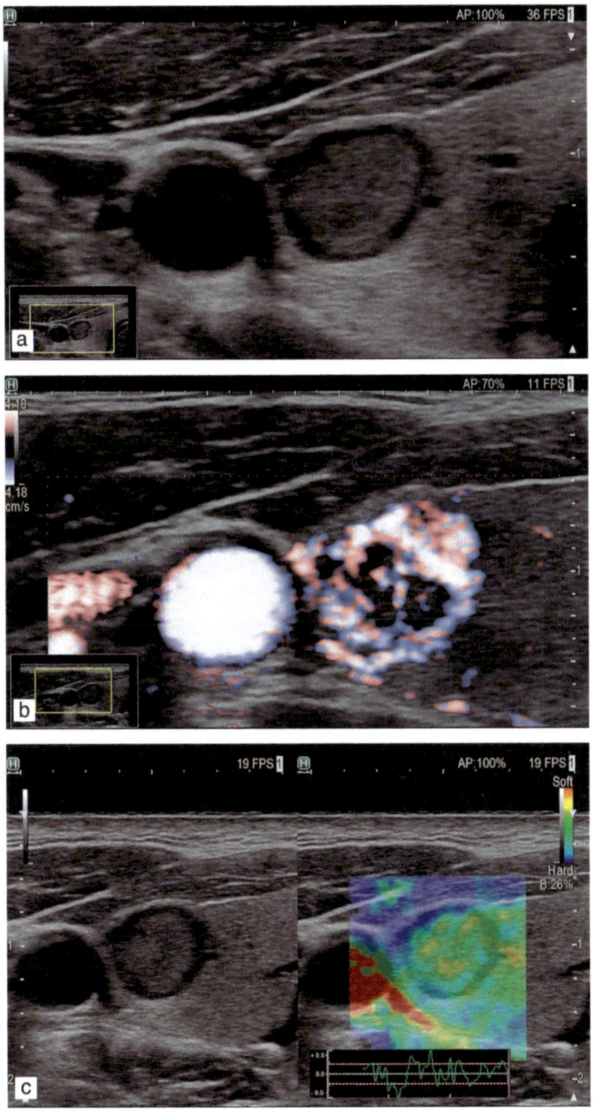

Abb. 4.17 a) Gering schwächer echogener runder Knoten rechts mit schwächer echogenem B-Bildsaum rechts (Halo). b) In der Duplexsonografie ausgeprägte Vaskularisierung, c) elastografisch vollständig weich. Szintigrafisch – Ausschluss Autonomie, FNAC ohne Anhalt für Malignität.

4.3.3 Begrenzung

Die Knotenbegrenzung kann eingeteilt werden in folgende Kategorien:

- Scharf begrenzt
- Irregulär (polylobuliert ➤ Abb. 4.18, ➤ Abb. 4.19), spikulär (➤ Abb. 4.22), infiltrativ (➤ Abb. 4.31)
- Unscharf begrenzt (➤ Abb. 4.26, ➤ Abb. 4.27, ➤ Abb. 4.28)

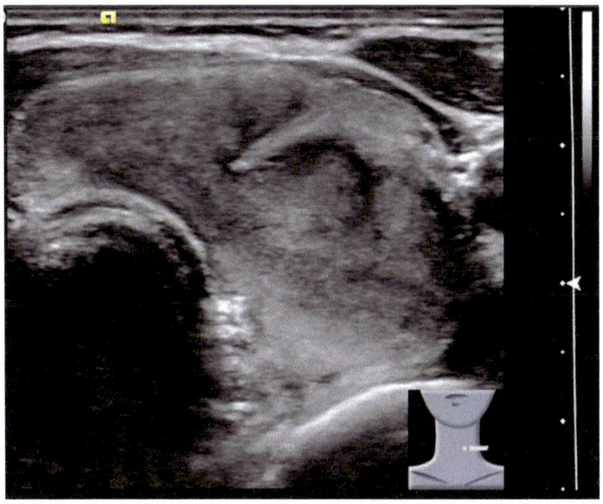

Abb. 4.18 Schwächer echogener, irregulär (polylobuliert) begrenzter Knoten. Histologie: follikuläres Adenom.

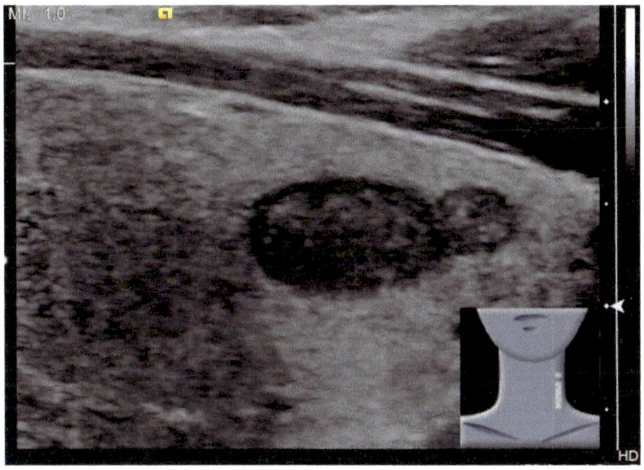

Abb. 4.19 Schwächer echogener, irregulär (satellitenartig polylobuliert) begrenzter Knoten. Histologie: follikuläres Adenom.

Irreguläre und unscharfe Begrenzung sind zwei unterschiedliche Kategorien (➤ Abb. 4.18, ➤ Abb. 4.19, ➤ Abb. 4.20, ➤ Abb. 4.21, ➤ Abb. 4.22, ➤ Abb. 4.23, ➤ Abb. 4.24, ➤ Abb. 4.25, ➤ Abb. 4.26, ➤ Abb. 4.27, ➤ Abb. 4.28, ➤ Abb. 4.29, ➤ Abb. 4.30). Beide Kriterien sind jedoch verdächtig auf eine Infiltration des Schilddrüsenparenchyms mit Fehlen einer Pseudokapsel. Es können auch mehrere dieser Kriterien gleichzeitig vorliegen (➤ Abb. 4.20, ➤ Abb. 4.21, ➤ Abb. 4.24, ➤ Abb. 4.25).

Multivariate Analysen zeigen, dass das Risiko für Malignität ansteigt, wenn ein Knoten irregulär oder unscharf begrenzt ist [43, 50].

Studien

In Metaanalysen weist das Kriterium „irreguläre oder unscharfe Begrenzung" eine Sensitivität und Spezifität für Malignität von 50–59 % bzw. 79–83 % auf [30, 42].

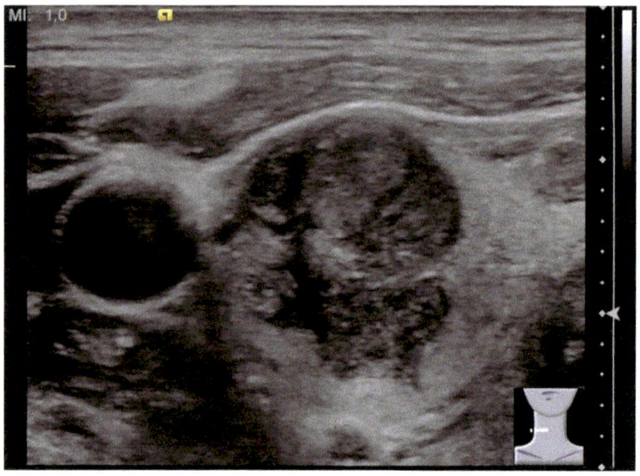

Abb. 4.20 Schwächer echogener, irregulär (polylobuliert, teils spikulär) begrenzter Knoten rechts, taller than wide, Mikrokalzifizierungen. Histologie: papilläres Schilddrüsenkarzinom.

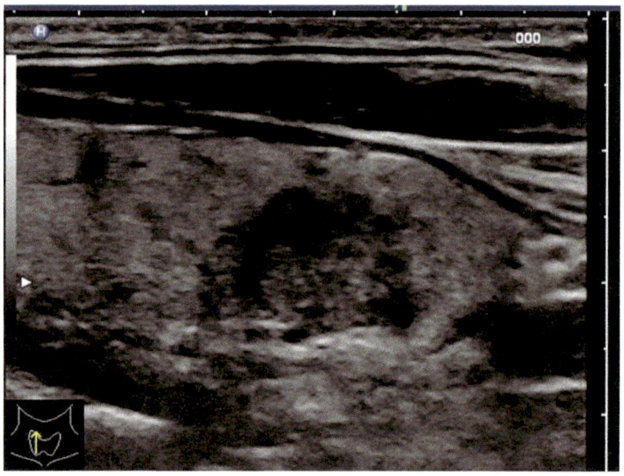

Abb. 4.21 Schwächer echogener, irregulär (polylobuliert, spikulär) und unscharf begrenzter Knoten rechts kaudal. Histologie: papilläres Schilddrüsenkarzinom.

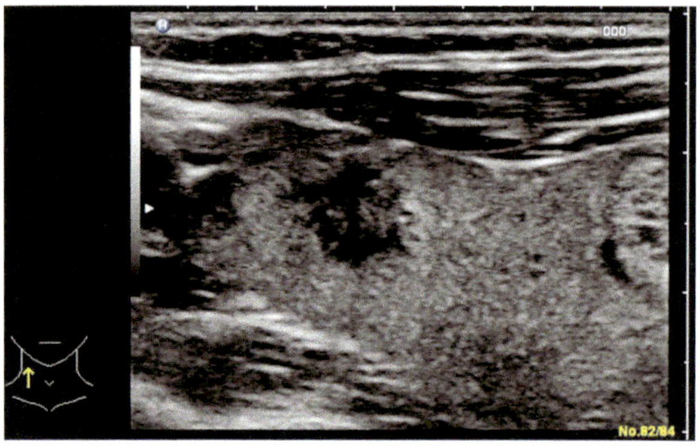

Abb. 4.22 Deutlich schwächer echogener, irregulär (spikulär) begrenzter Knoten rechts kranial. Histologie: papilläres Schilddrüsenkarzinom.

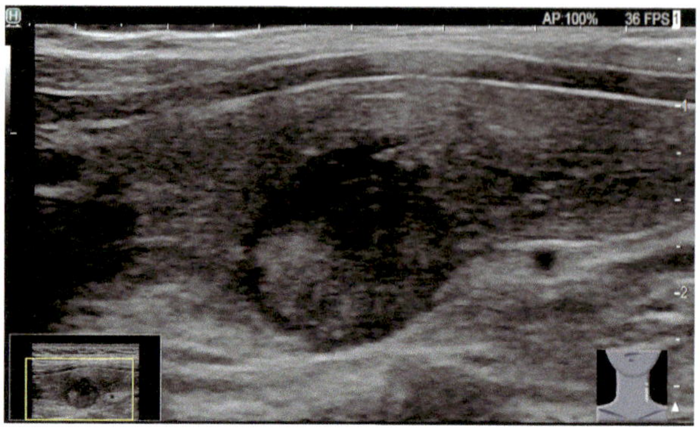

Abb. 4.23 Schwächer echogener, irregulär (spikulär) begrenzter Knoten links kranial mit deutlicher Vorwölbung der dorsalen Schilddrüsenkapsel. Sonografisch kann hier ein organüberschreitendes Wachstum nicht ausgeschlossen werden. Histologie: papilläres Schilddrüsenkarzinom mit Kapseldurchbruch.

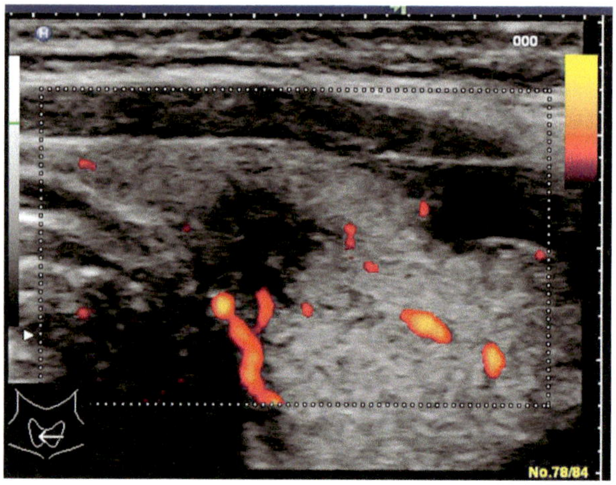

Abb. 4.24 Stark schwächer echogener, teils irregulär (spikulär), teils unscharf begrenzter Knoten am Übergang zum Isthmus links. Histologie: papilläres Schilddrüsenkarzinom.

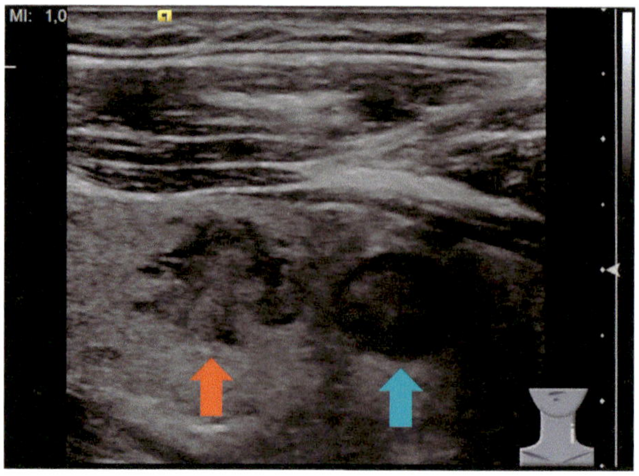

Abb. 4.25 Schwächer echogener, irregulär (lobuliert, spikulär) begrenzter Knoten im linken Seitenlappen im Längsschnitt (roter Pfeil). Histologie: papilläres Schilddrüsenkarzinom. Kaudal davon schwächer echogener runder Knoten (blauer Pfeil). Histologie: benigner Knoten.

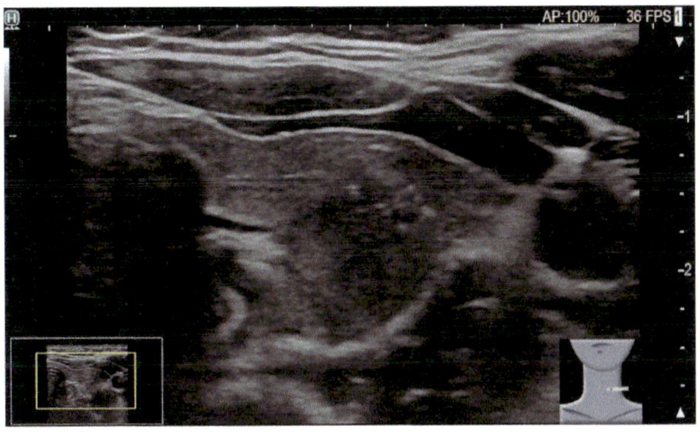

Abb. 4.26 Nur gering schwächer echogener, unscharf begrenzter Knoten dorsal im linken Seitenlappen, Mikroverkalkungen in den ventralen Anteilen. Histologie: papilläres Schilddrüsenkarzinom.

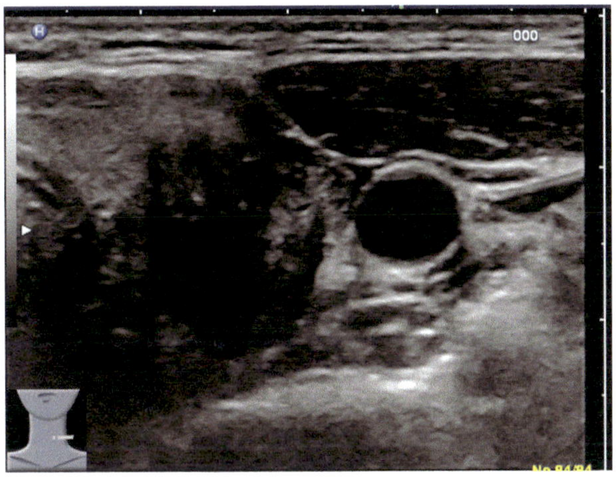

Abb. 4.27 Stark schwächer echogener, unscharf begrenzter Taller-than-wide-Knoten im linken Seitenlappen, Mikroverkalkungen, Calcitonin 7400 ng/l. Histologie: medulläres Schilddrüsenkarzinom.

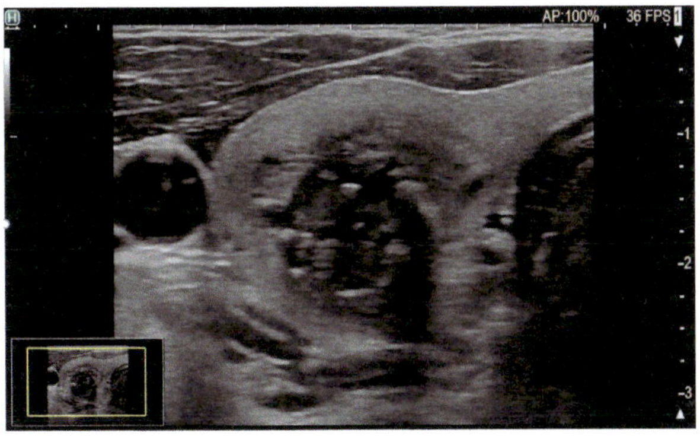

Abb. 4.28 Schwächer echogener, unscharf begrenzter Knoten rechts mit Mikrokalzifizierungen. Histologie papilläres Schilddrüsenkarzinom.

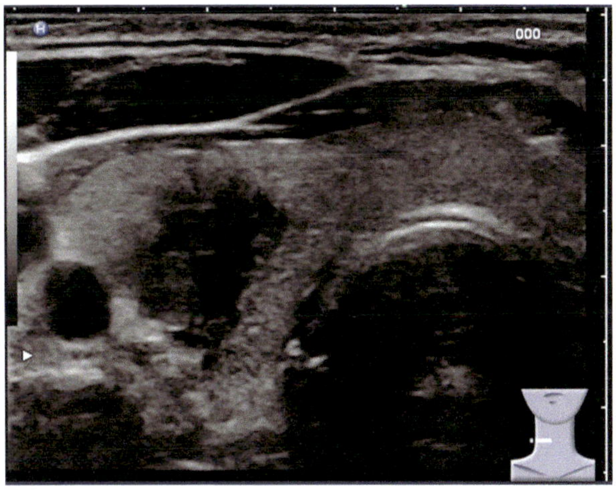

Abb. 4.29 Schwächer echogener, taller-than-wide, unscharf begrenzter Knoten rechts. Histologie papilläres Schilddrüsenkarzinom.

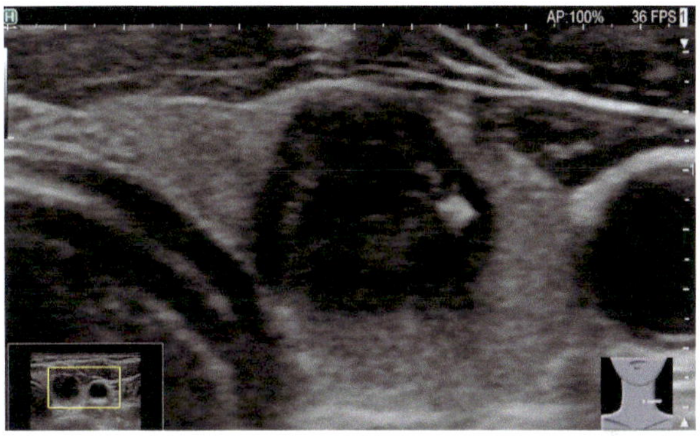

Abb. 4.30 Schwächer echogener, unscharf begrenzter Knoten links mit Mikrokalzifizierung. Histologie papilläres Schilddrüsenkarzinom.

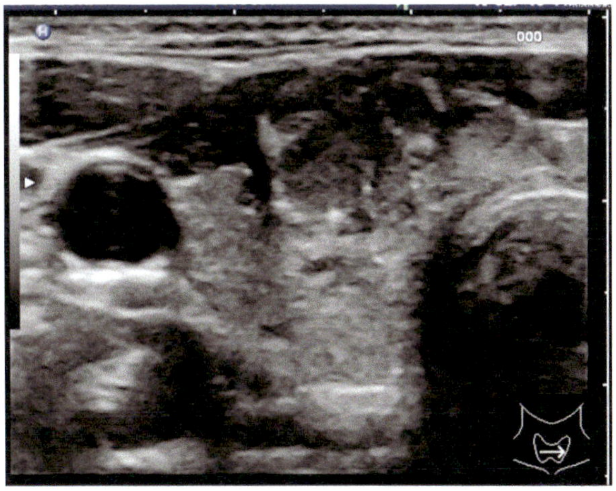

Abb. 4.31 Schwächer echogener, teils irregulär (infiltrativ in die Halsmuskulatur), teils unscharf begrenzter Knoten mit Mikrokalk rechts ventral (ATA 5). Histologie: papilläres Schilddrüsenkarzinom.

4

4.3.4 Echogene Foci und Kalzifizierungen

Kalzifizierungen können unterteilt werden in Mikro- und Makrokalzifizierungen.

- **Mikrokalzifizierungen** sind definiert als Kalzifizierungen ≤ 1 mm, sichtbar als stark echogene kleine Foci mit oder ohne Schallauslöschung (➤ Abb. 4.26, ➤ Abb. 4.27, ➤ Abb. 4.28, ➤ Abb. 4.30, ➤ Abb. 4.31, ➤ Abb. 4.34, ➤ Abb. 4.35, ➤ Abb. 4.36, ➤ Abb. 4.37, ➤ Abb. 4.38, ➤ Abb. 4.42, ➤ Abb. 4.43, ➤ Abb. 4.44).
- **Makrokalzifizierungen** sind definiert als Kalzifizierungen > 1 mm. Makrokalzifizierungen können 1–3 mm gesprenkelt oder > 3 mm fragmentiert sein (➤ Abb. 4.39, ➤ Abb. 4.40, ➤ Abb. 4.41).

Zudem gibt es ausgedehnte Kalzifizierungen, ringförmige mit Gewebeprotrusionen (meist maligne) (➤ Abb. 4.49, ➤ Abb. 4.50, ➤ Abb. 4.51, ➤ Abb. 4.52) sowie als Eierschalenverkalkung mit durchgehender Kalkschale (➤ Abb. 4.53, ➤ Abb. 4.54, ➤ Abb. 4.55, ➤ Abb. 4.56, ➤ Abb. 4.57, ➤ Abb. 4.58), die meist benigne sind. Es gibt auch eine diffuse punktierte Parenchymverkalkung ohne abgrenzbare Läsion, die ebenfalls suspekt ist. Insbesondere bei einer chronischen Autoimmunthyreoiditis muss hier an das Vorliegen eines diffus sklerosierenden papillären Schilddrüsenkarzinoms auch ohne fassbare noduläre Läsion gedacht werden [51].

➤ Abb. 4.32 gibt eine Übersicht über die verschiedenen Verkalkungsformen. ➤ Abb. 4.33 zeigt das Risiko der Malignität der verschiedenen Verkalkungsformen.

Mikrokalzifizierungen müssen abgegrenzt werden von sog. **Kometenschweifen** (Reverberationsartefakte) [53]. Sind kleine stärker echogene Foci mit klar abgrenzbarem Kometenschweifartefakt nachweisbar, werden diese als Kolloidkristall und damit gutartig klassifiziert [54] (➤ Abb. 4.45, ➤ Abb. 4.46, ➤ Abb. 4.47). Häufiger, v. a. bei Jugendlichen finden sich stärker echogene Foci mit Kometenschweifartefakt innerhalb von zystischen Arealen in einer oft schwächer echogenen Schilddrüse (AIT). Dies sind keine Mikrokalzifizierungen und der Befund kann als **benigne** gewertet werden (➤ Abb. 4.47). Diagnostisch kann diese Abgrenzung jedoch herausfordernd sein, da auch Mikrokalzifizierungen zumindest kleine Kometenschweifphänomene als Reverberationsartefakt aufweisen können (➤ Abb. 4.48).

ACR TI-RADS unterscheidet daher zwischen kleinen und großen Kometenschweifartefakten [55].

- **Große Kometenschweifartefakte** sind größer als 1 mm sowie V-förmig und mit Kolloid assoziiert. Sie sind

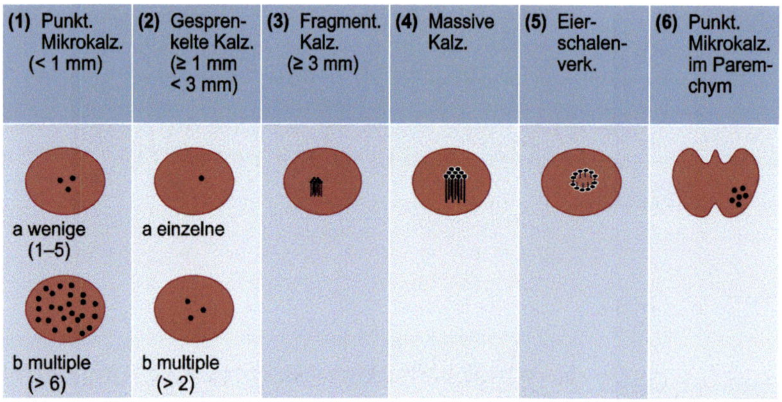

Abb. 4.32 Übersicht über die verschiedenen Verkalkungsformen der Schilddrüse (nach [52]). Klassifizierung der Verkalkungsformen in Schilddrüsenknoten und Schilddrüsenparenchym im Ultraschall. Im Zusammenhang mit Verkalkungen im Ultraschallbild werden je nach deren Form, Größe und Lokalisation 6 Typen unterschieden. Darüber hinaus werden punktierte Mikrokalzifizierungen und gesprenkelte Kalzifizierungen entsprechend ihrer Anzahl in zwei Subtypen unterteilt. [F1078-001/L141]

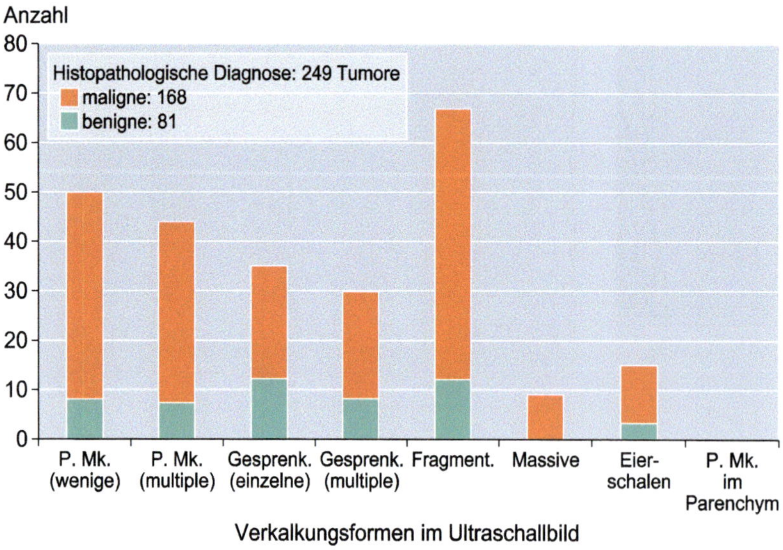

Abb. 4.33 Übersicht über die verschiedenen Verkalkungsformen der Schilddrüse und das Risiko von Malignität (nach [52]). [F1078-001/L141]

zuverlässige Zeichen für Gutartigkeit, wenn sie in den zystischen Anteilen von Knoten gefunden werden.

- **Kleine Kometenschweifartefakte** < 1 mm sollten jedoch als Mikrokalzifizierung gewertet werden, wenn sie in einem schwächer echogenen soliden Knoten nachweisbar sind. Hierbei kann es sich dann um Psammon-Körperchen und nicht um Kolliodkristalle handeln.

Wenn beide Arten von Kometenschweifartefakte in einem Knoten nebeneinander existieren, bestimmt der verdächtigere das Gesamtrisiko. Der Grundsatz dabei ist, dass der bloße Nachweis von Kometenschweifartefakten kein alleiniger Grund für die Klassifizierung eines Knotens als gutartig sein sollte.

Studien

In einigen Studien ist auch der Nachweis von Makrokalzifizierungen ebenfalls mit einer etwas erhöhten Malignitätsrate assoziiert [43]. Der Nachweis von ausschließlich intranodulären Makrokalzifizierungen ist jedoch nicht konsistent mit einer erhöhten Malignitätsrate assoziiert [56].

In der ATA-Klassifikation 2015 (s. u.) neu aufgenommen sind unterbrochene ringförmige Verkalkungen mit kleinen schwächer echogenen hinausdrängenden Gewebeanteilen als hochgradig malignomsuspekt (➤ Abb. 4.49, ➤ Abb. 4.50, ➤ Abb. 4.51, ➤ Abb. 4.52).

In Metaanalysen weist das Kriterium „Mikrokalzifizierungen“ eine Sensitivität und Spezifität für Malignität von 39–54 % bzw. 81–88 % auf [30, 42].

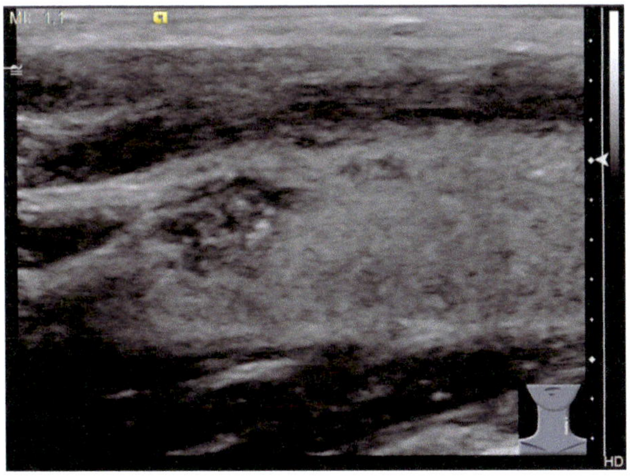

Abb. 4.34 Kleines PTC links kranial, schwächer echogen, irregulär (spikulär, lobuliert) begrenzt mit Mikrokalzifizierungen.

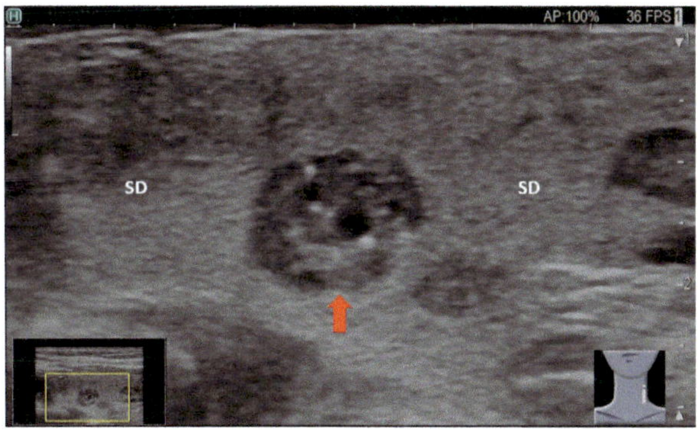

Abb. 4.35 Schwächer echogener, unregelmäßig bis lobuliert begrenzter kleiner Knoten (roter Pfeil) mit einzelnen Mikrokalzifizierungen und zwei kleinen zystischen Arealen; im mittleren Teil der Schilddrüse (SD) links. Histologie: papilläres Mikrokarzinom.

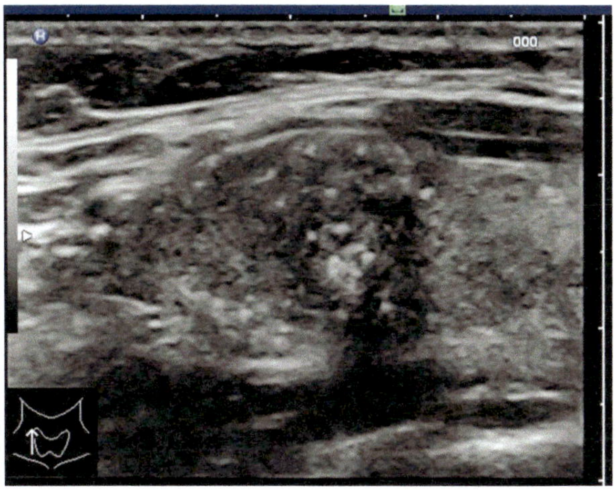

Abb. 4.36 PTC rechts kranial, schwächer echogen, unscharf begrenzt, zahlreiche, punktierte Mikokalzifizierungen.

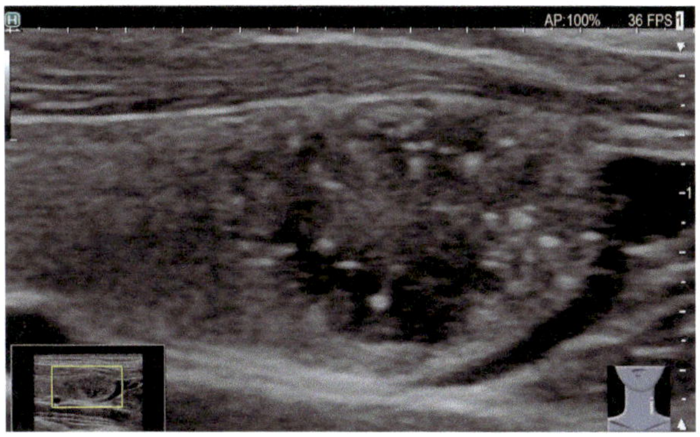

Abb. 4.37 PTC links kaudal, schwächer echogen, unscharf begrenzt, zahlreiche, punktierte Mikokalzifizierungen.

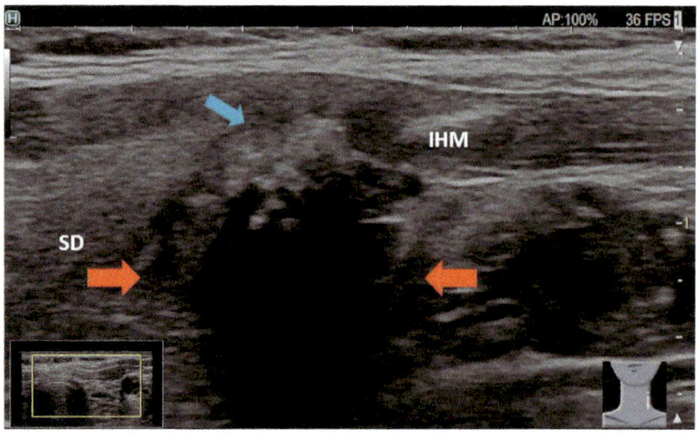

Abb. 4.38 PTC (zwischen den roten Pfeilen) links kaudal der Schilddrüse (SD) im Längsschnitt, schwächer echogen, unscharf begrenzt, massive, punktierte Mikokalzifizierungen, Kapseldurchbruch (blauer Pfeil) mit Infiltration der infrahyalen Muskulatur (IHM).

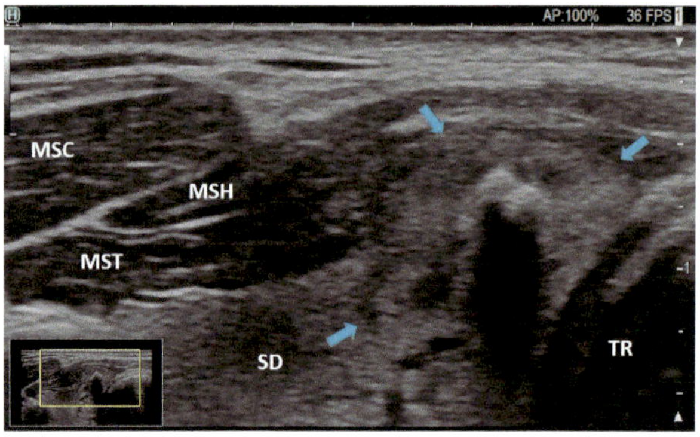

Abb. 4.39 Isoechogener Knoten mit Makrokalzifizierungen und dorsaler Schallauslöschung (Typ 4 s. o.) am Übergang zum Isthmus rechts, erschwert abgrenzbar von der Umgebung (blaue Pfeile).
Trachea (T), Schilddrüse (SD), M. sternocleidomastoideus (MSC), M. sternohyoideus (MSH), M. sternothyreoideus (MST). Mehr als 25 Jahre bekannt ohne Progredienz, benigner Knoten.

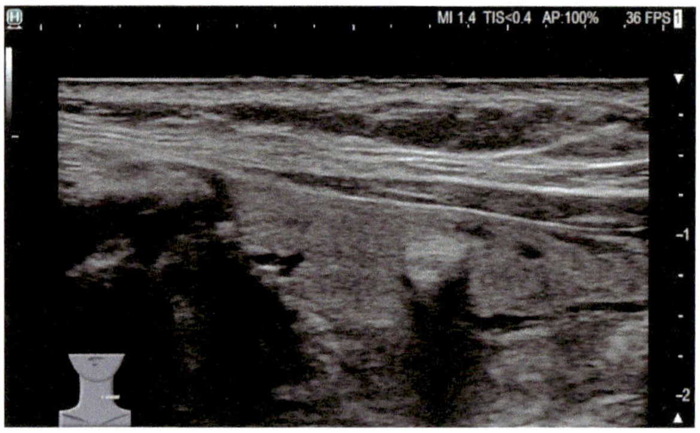

Abb. 4.40 Isolierte Makrokalzifizierung mit dorsaler Schallauslöschung am Übergang zum Isthmus links ohne Nachweis eines Knotens. Mehrjährig vorbekannt ohne Progredienz, kein Anhalt für Malignität.

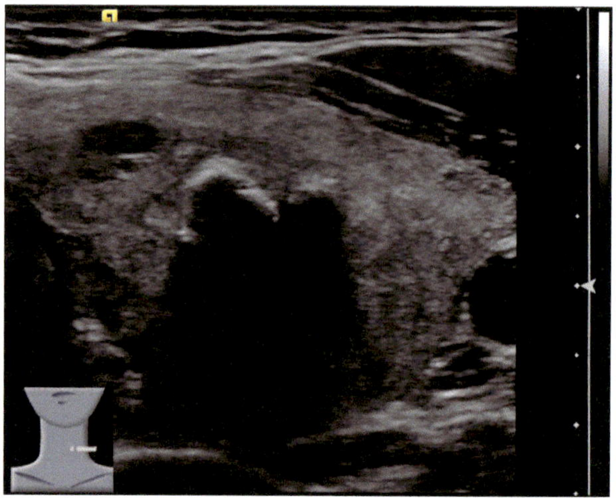

Abb. 4.41 Zwei Makrokalzifizierungen mit dorsaler Schallauslöschung im linken Schilddrüsenlappen ohne sichere Abgrenzung eines Knotens und insgesamt deutlich inhomogenem Parenchym. Mehrjährig vorbekannt ohne Progredienz, kein Anhalt für Malignität.

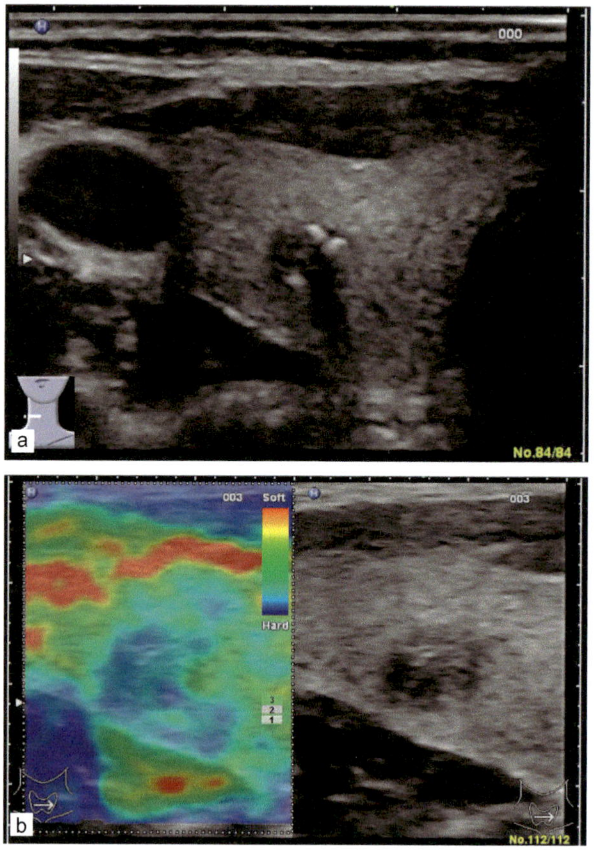

Abb. 4.42 a) Kleiner, unscharf begrenzter, schwächer echogener Knoten rechts mit einzelner Mikrokalzifizierung. Calcitonin normwertig. b) Auch in den kaudalen Anteilen des Knotens ohne Mikrokalzifizierung ist der Knoten elastografisch hart. Diagnose: papilläres Schilddrüsenkarzinom.

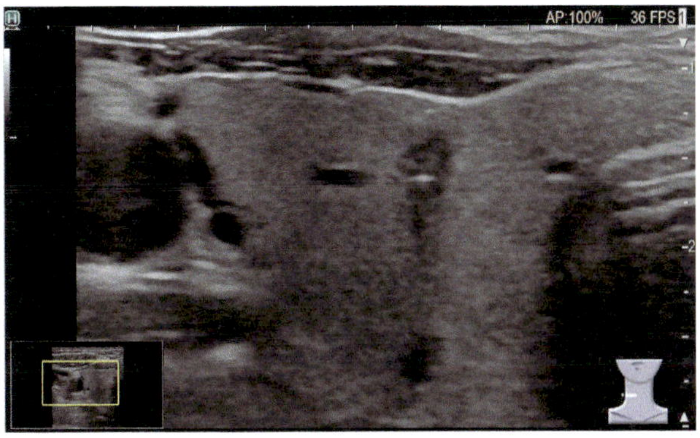

Abb. 4.43 Kleiner, unscharf begrenzter, schwächer echogener Knoten mit einer einzelnen Mikokalzifizierung. Calcitonin: 450 ng/l. Histologische Diagnose: medulläres Schilddrüsenkarzinom.

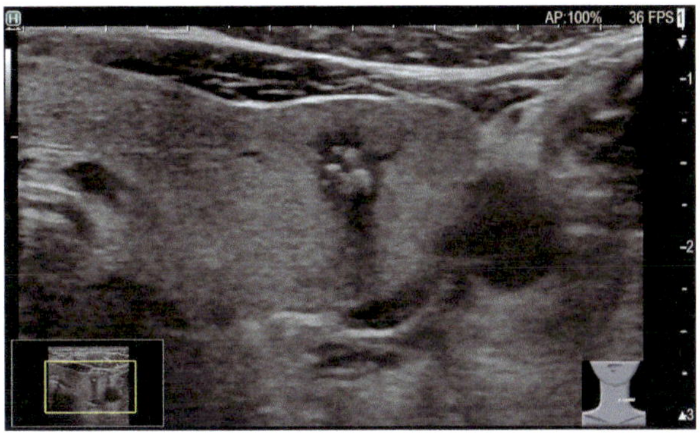

Abb. 4.44 Kleiner, unscharf begrenzter, schwächer echogener, Knoten mit Mikokalzifizierungen. Calcitonin: 2100 ng/l. Histologische Diagnose: medulläres Schilddrüsenkarzinom.

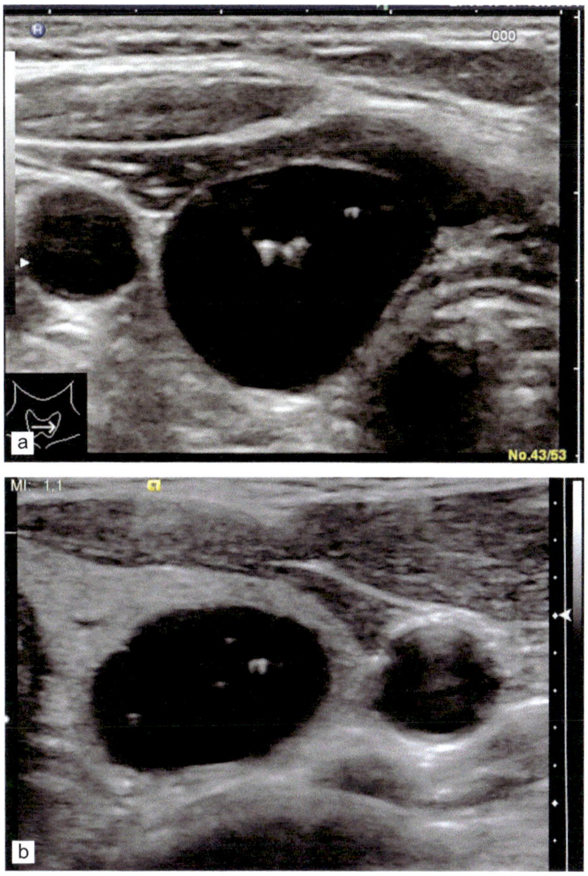

Abb. 4.45 Zysten mit kleinen stärker echogenen Foci mit Kometenschweifartefakt (Kolloid mit Reverberationsartefakte).

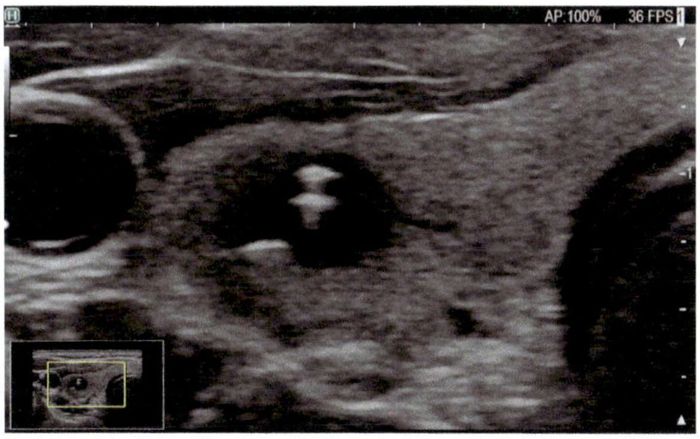

Abb. 4.46 Benigne Zyste mit kleinen stärker echogenen Foci mit Kometenschweifartefakt (Kolloid mit Reverberationsartefakte) in einer kleinen, schwächer echogenen Schilddrüse bei AIT.

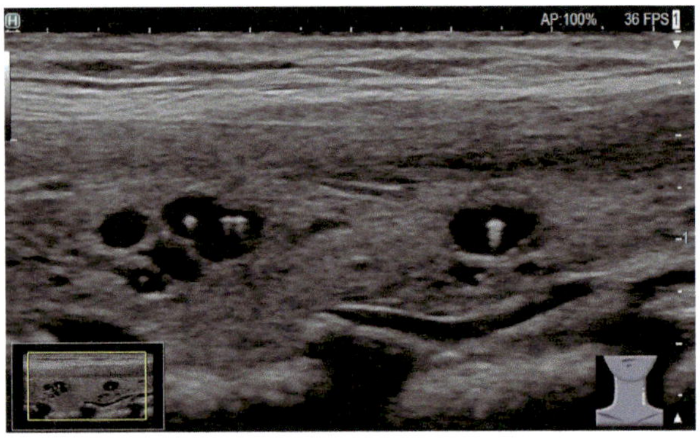

Abb. 4.47 Schwächer echogene Schilddrüse (AIT) im Längsschnitt mit mehreren zystischen Arealen mit stärker echogenen Foci mit Kometenschweifartefakt (Kolloidkristalle). Befund einer AIT mit zystischen Anteilen, wie sie v.a. bei Jugendlichen zu finden ist.

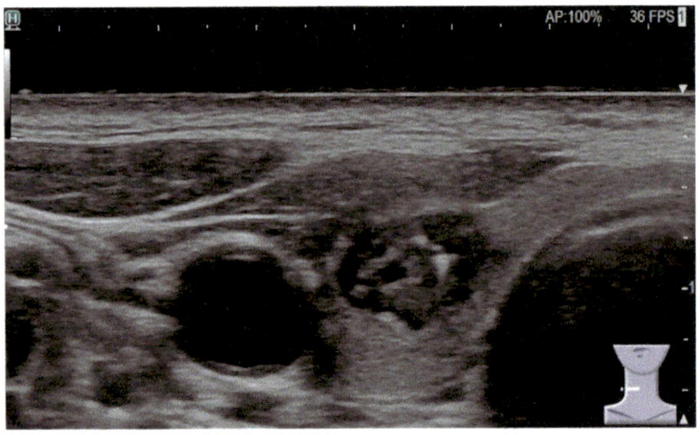

Abb. 4.48 Schwächer echogener, unregelmäßig bis lobuliert begrenzter kleiner Knoten mit einzelnen Mikrokalzifizierungen (CAVE: die mediale hiervon mit einem geringen Reverberationsecho) und kleinen zystischen Arelaen; im mittleren Teil der Schilddrüse rechts. Histologie: zystisches papilläres Mikrokarzinom.

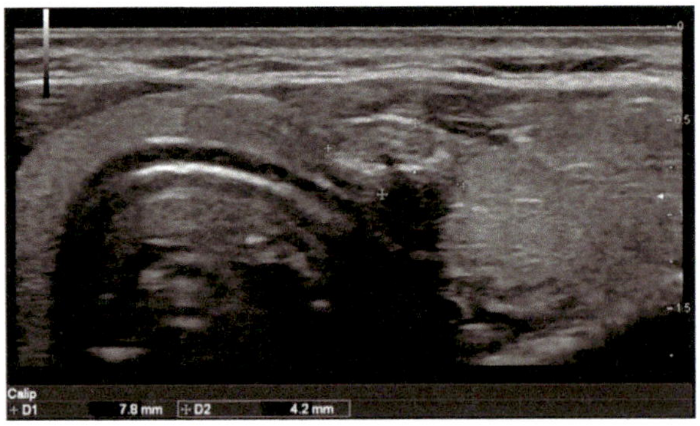

Abb. 4.49 Unterbrochene ringförmige Verkalkungen mit kleinen schwächer echogenen Gewebeanteilen am Isthmus links, histologisch PTC.

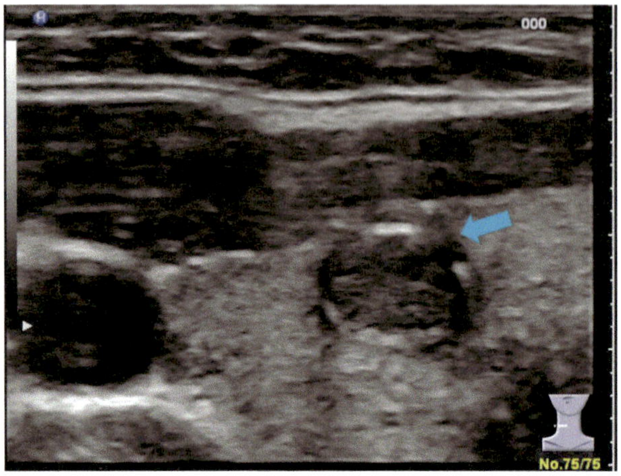

Abb. 4.50 Unterbrochene ringförmige Verkalkungen mit Protrusion von schwächer echogenen Gewebeanteilen (blauer Pfeil) im rechten Lappen ventral, subkapsulär, histologisch PTC.

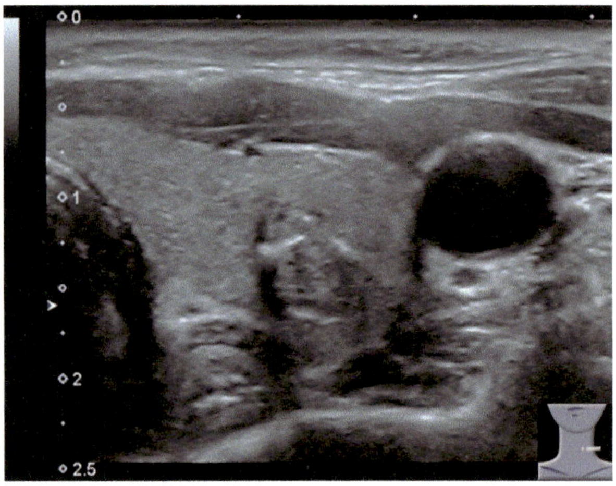

Abb. 4.51 Unterbrochene ringförmige Verkalkungen eines echogleichen Knotens im linken Lappen zentral, histologisch PTC.

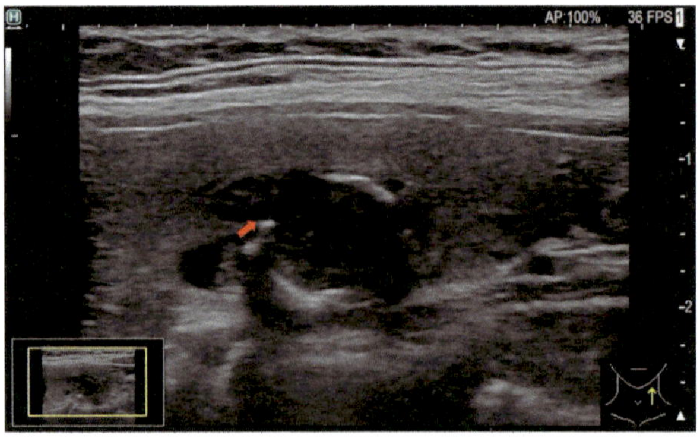

Abb. 4.52 Unterbrochene ringförmige Verkalkungen mit Protrusion von schwächer echogenen Gewebeanteilen (Pfeil) im unteren Drittel des linken Lappens, subkapsulär, histologisch PTC.

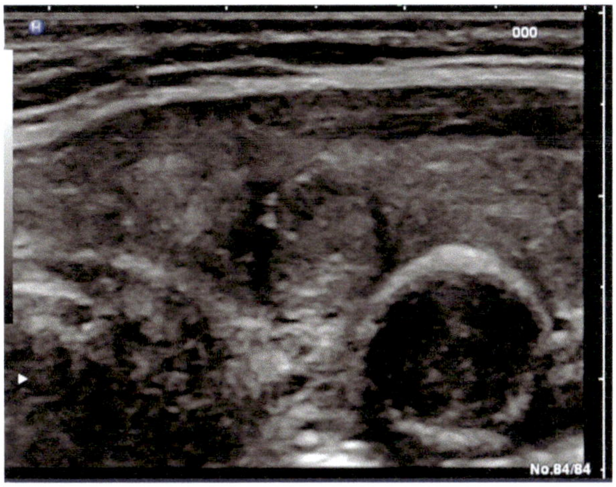

Abb. 4.53 Ringförmige (eierschalenförmige) Verkalkung im rechten Seitenlappen dorsal (Längsschnitt). Die Verkalkungsstruktur lässt sich in ihrer Kontinuität vollständig darstellen.

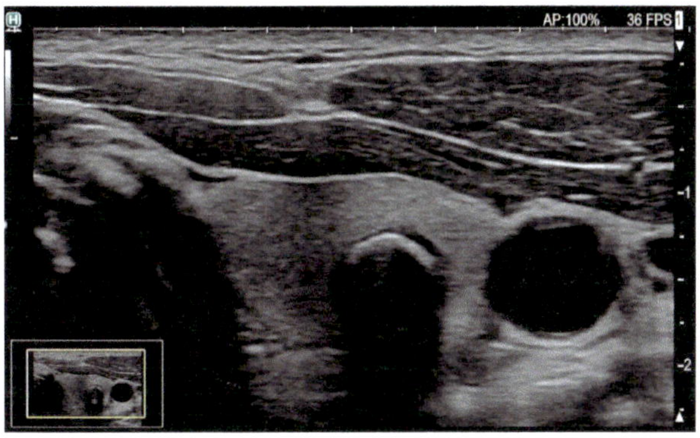

Abb. 4.54 Sog. Eierschalenverkalkung im Parenchym links. Der Befund ist bei durchgehender Kalkschale meistens benigne, es sind jedoch auch maligne Befunde beschrieben.

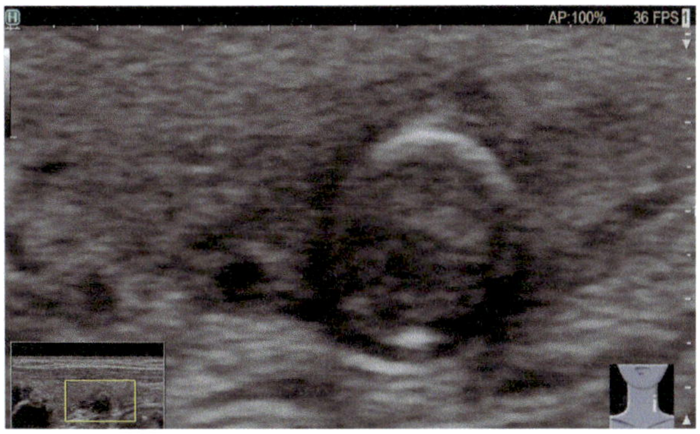

Abb. 4.55 Ringförmige (eierschalenförmige) Verkalkung im linken Seitenlappen dorsal (Längsschnitt). Die Verkalkungsstruktur lässt sich in ihrer Kontinuität vollständig darstellen.

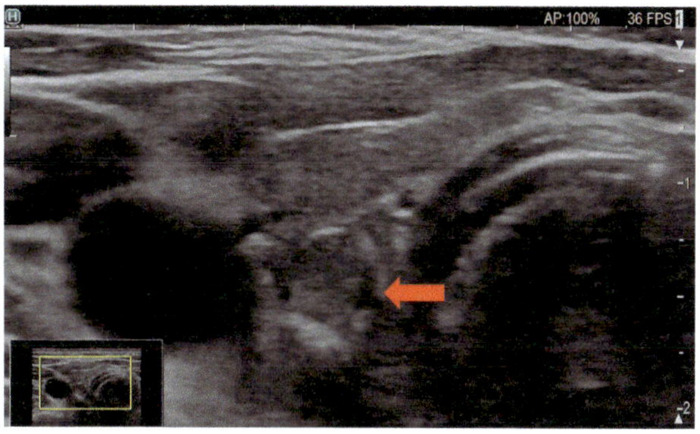

Abb. 4.56 Ringförmige Verkalkung im rechten Seitenlappen dorsal (Pfeil) bei schwächer echogener, atropher Schilddrüse (AIT).

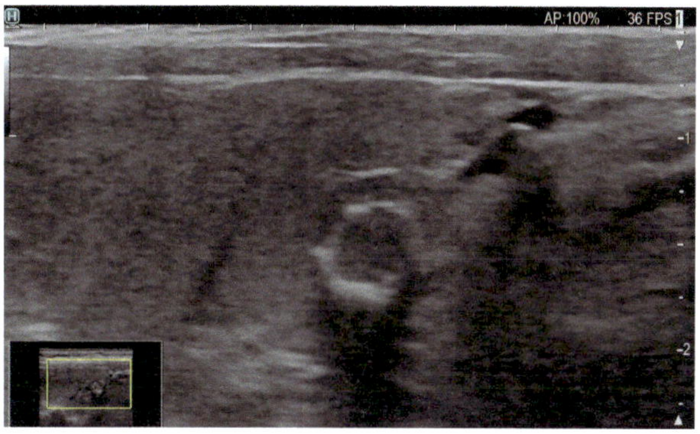

Abb. 4.57 Die ringförmige Verkalkung aus ➤ Abb. 4.56 ist im Längsschnitt deutlich besser abgrenzbar als im Querschnitt.

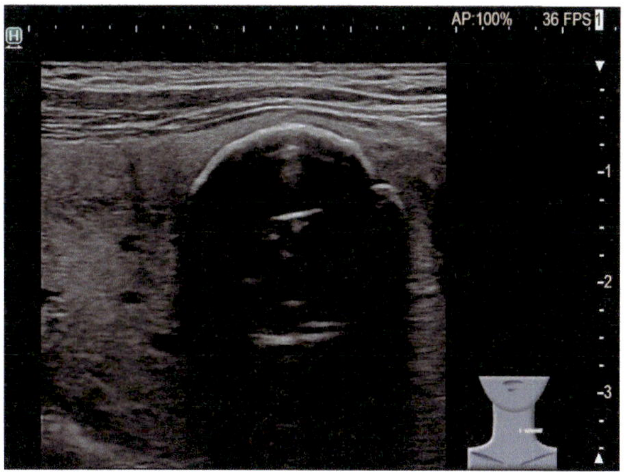

Abb. 4.58 Große ringförmige (eierschalenförmige) Verkalkung im linken Seitenlappen (Querschnitt). Die Verkalkungsstruktur lässt sich in ihrer Kontinuität vollständig darstellen.

4

4.3.5 Knotenform

Die Knotenform wird in drei Kategorien erfasst:

- **Rund** (➤ Abb. 4.1, ➤ Abb. 4.14, ➤ Abb. 4.17)
- **„Tiefer als breit"** („taller than wide"; größer in seiner anteroposterioren Dimension als in seiner Querabmessung) (➤ Abb. 4.59, ➤ Abb. 4.60, ➤ Abb. 4.61, ➤ Abb. 4.62, ➤ Abb. 4.63, ➤ Abb. 4.64, ➤ Abb. 4.65, ➤ Abb. 4.66)
- **„Breiter als tief"** (➤ Abb. 4.67, ➤ Abb. 4.69, ➤ Abb. 4.72)

Für die Dignitätsbeurteilung relevant ist die Kategorie „taller than wide": Bereits ältere Studien haben gezeigt, dass Knoten mit einem Quotienten A/T Durchmesser ≥ 1 ein signifikant höheres Malignitätsrisiko aufweisen [57–59]. Das „Tiefer-als-breit-Kriterium" wurde in zahlreichen nachfolgenden Studien bestätigt [42, 48, 60, 61].

Studien

In Metaanalysen weist das Kriterium für die Form – „tiefer als breit" – eine Sensitivität und Spezifität für Malignität von 27–53 % bzw. 93–97 % auf [30, 42]. Neuere Studien zeigen, dass ein A/T-Quotient von $\geq 1{,}2$ möglicherweise eine noch bessere Aussagekraft besitzt [62].

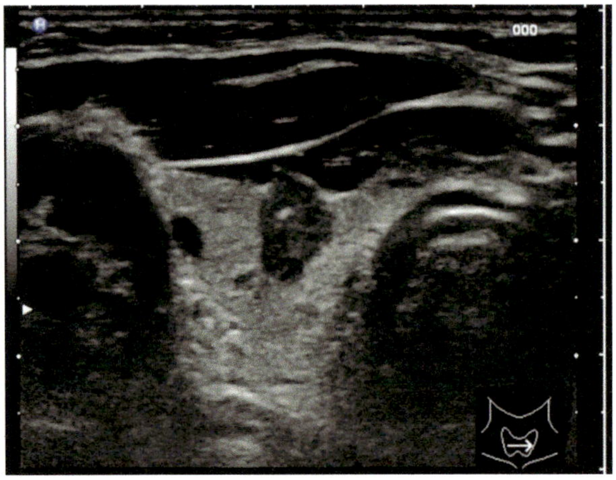

Abb. 4.59 Kleiner exzentrisch gelegener Taller-than-wide-Knoten rechts, schwächer echogen, kein Halo, unregelmäßig begrenzt, Mikrokalk, durchbrochene Schilddrüsenkapsel. Histologisch PTC pT3.

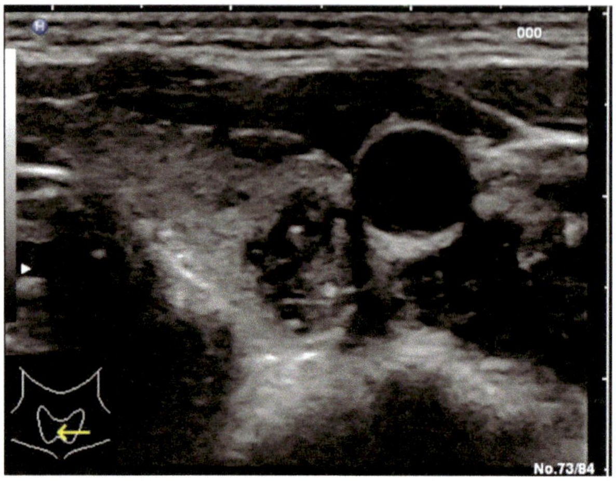

Abb. 4.60 Kleiner dorsal subkapsulär gelegener Taller-than-wide-Knoten links, schwächer echogen, kein Halo, unregelmäßig begrenzt, Mikrokalk. Histologisch papilläres Schilddrüsenkarzinom.

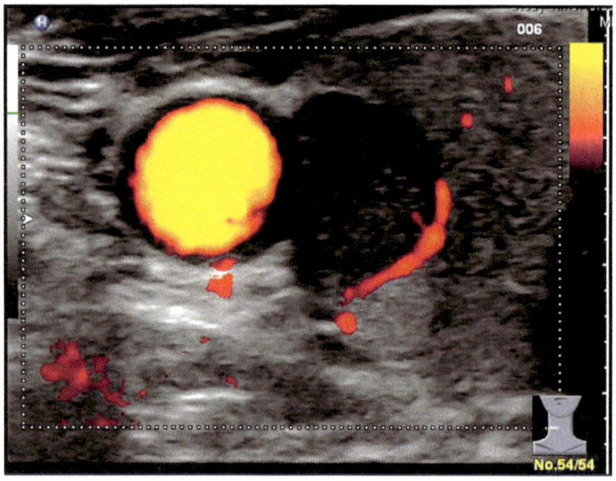

Abb. 4.61 Kleiner direkt an die Karotis rechts grenzender Taller-than-wide-Knoten rechts, schwächer echogen, kein Halo. Histologisch follikuläres Adenom.

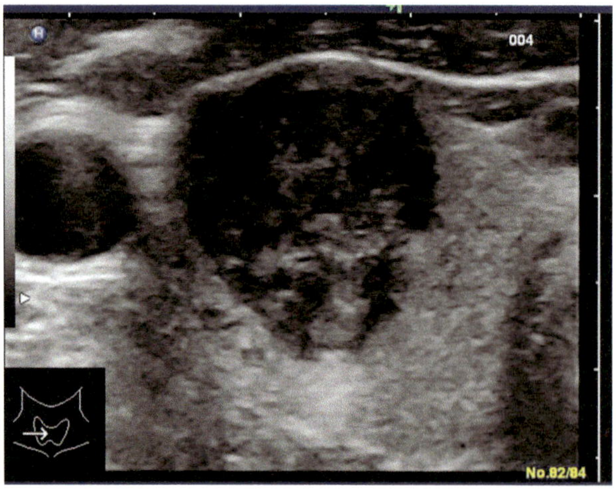

Abb. 4.62 Großer Taller-than-wide-Knoten rechts, schwächer echogen, kein Halo, unregelmäßig, teils unscharf begrenzt. Histologisch PTC.

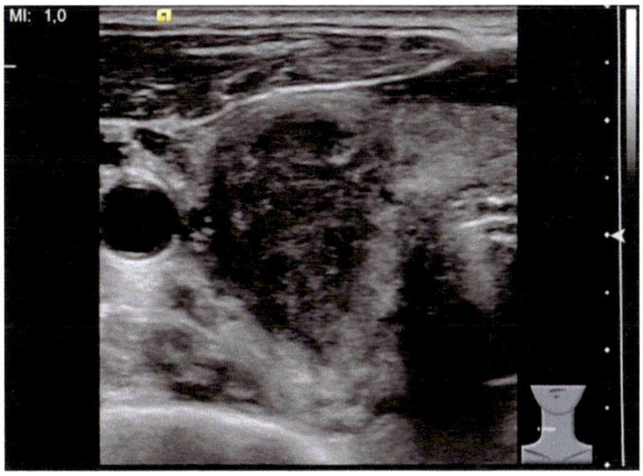

Abb. 4.63 Großer Taller-than-wide-Knoten rechts, schwächer echogen, kein Halo, unregelmäßig, teils unscharf und spikulär begrenzt. Klinisch Fieber und Schmerzen, FNAC-Nachweis mehrkerniger Riesenzellen. Diagnose: Thyreoiditis de Quervain.

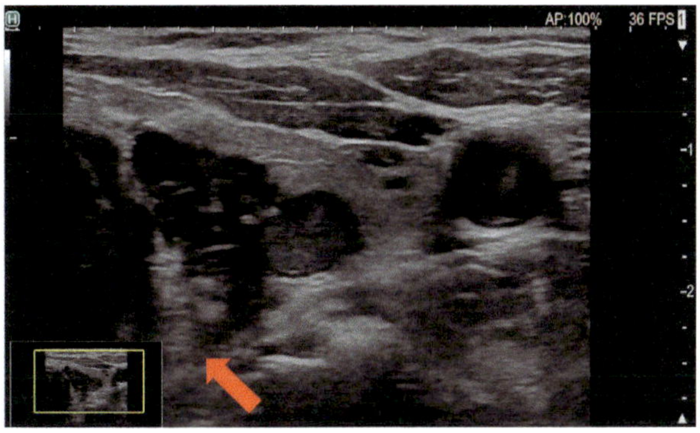

Abb. 4.64 Breiter Taller-than-wide-Knoten, schwächer echogener unscharf und unregelmäßig begrenzter Knoten links (lateral davon ein kleiner runder Knoten). Klinisch apparent durch Auftreten einer Rekurrensparese (s. Lagebeziehung zum N. recurrens [Pfeil]).

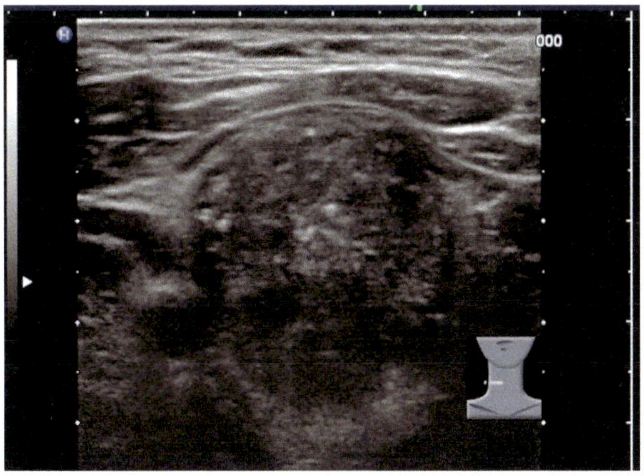

Abb. 4.65 Großer Taller-than-wide-Knoten rechts, schwächer echogen, kein Halo, unregelmäßig, teils unscharf begrenzt, Mikrokalzifizierungen. Histologisch PTC.

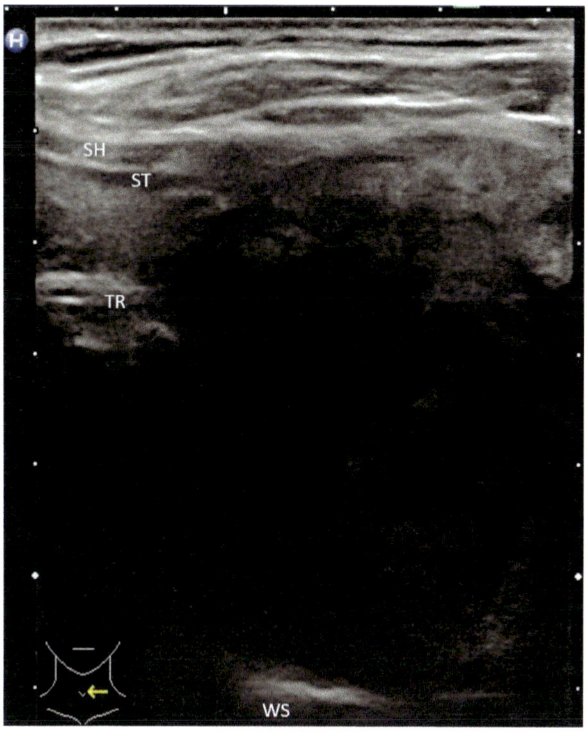

Abb. 4.66 Großer Taller-than-wide-Knoten links, stark schwächer echogen, unscharf begrenzt, v. a. keine Abgrenzung sowohl zur Trachea (TR) als auch zur umgebenden Muskulatur. Histologie Stanzbiopsie: anaplastisches Schilddrüsenkarzinom.
M. sternohyoideus (SH), M. sternothyroideus (ST), Wirbelsäule (WS).

4.3.6 Intranoduläre Vaskularisierung

Die Mehrzahl der Systeme zur Risikostratifizierung von Schilddrüsenknoten basiert alleine auf B-Bildkriterien. Zahlreiche Studien [47, 63–65], darunter zwei Metaanalysen [30, 42], zeigen, dass eine überwiegend intranoduläre Vaskularisierung – mit oder ohne perinoduläre Vaskularisierung (➤ Abb. 4.67, ➤ Abb. 4.68, ➤ Abb. 4.71) – die Wahrscheinlichkeit für Malignität erhöht, während eine ausschließlich perinoduläre Vaskularisierung als Zeichen der Gutartigkeit gewertet wird (➤ Abb. 4.69, ➤ Abb. 4.70). Neuere Studien konnten diese Ergebnisse jedoch nicht bestätigen [66, 67]. Zurückzuführen ist dies möglicherweise auf gerätetechnische und **untersucherabhängige** Aspekte sowie Geräteeinstellungen (v. a. PRF, Abb. 4.71). Der diagnostische Nutzen der Vaskularisierung bei der Vorhersage von Malignität bleibt daher weiter kontrovers. Die 2015 publizierten ATA-Leitlinien berücksichtigen die Knotenvaskularisierung als unabhängigen Risikofaktor für Malignität nicht [68]. Auch in aktuellen europäischen Leitlinien wird Vaskularisation nicht mehr als sonografisches Kriterium für Malignität empfohlen [69].

Mittels **Kontrastmittelsonografie (KM; contrast enhanced ultrasound CEUS)** wird das An- und Abflutverhalten von Kontrastmittel und damit die Perfusion von Knoten

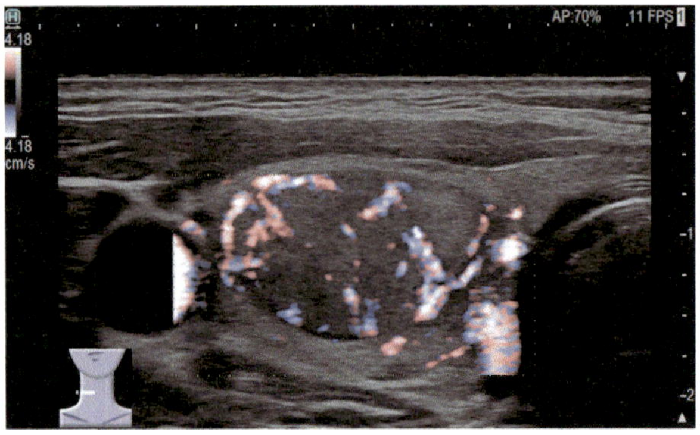

Abb. 4.67 Intranoduläre Vaskularisation eines echogleichen soliden Knotens rechts, zytologisch benigne.

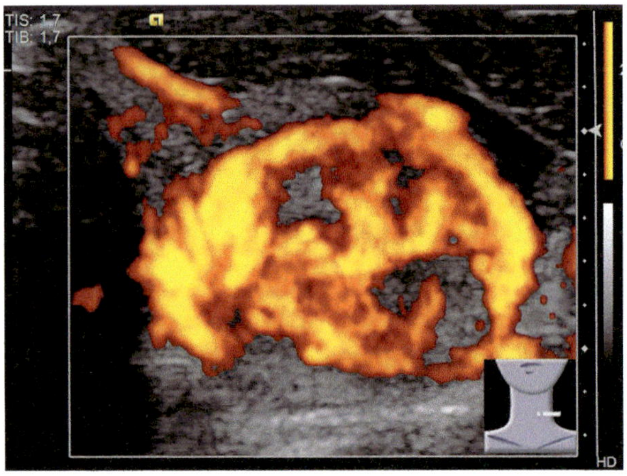

Abb. 4.68 Starke intranoduläre Vaskularisation eines isoechogenen soliden Knotens, zytologisch benigne.

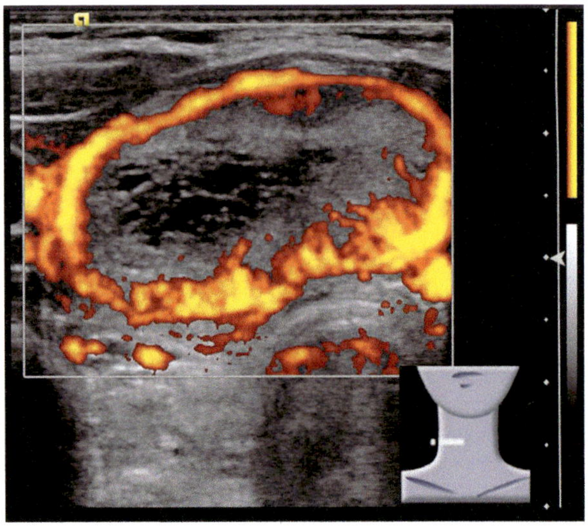

Abb. 4.69 Überwiegend perinoduläre Vaskularisation eines teils soliden, teils spongiformen Knotens.

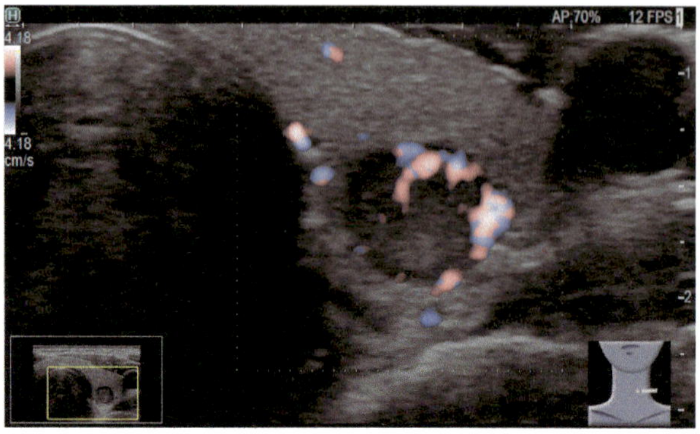

Abb. 4.70 Überwiegend perinoduläre Vaskularisation < 50 % der Zirkumferenz eines soliden, schwächer echogenen Knotens links dorsal.

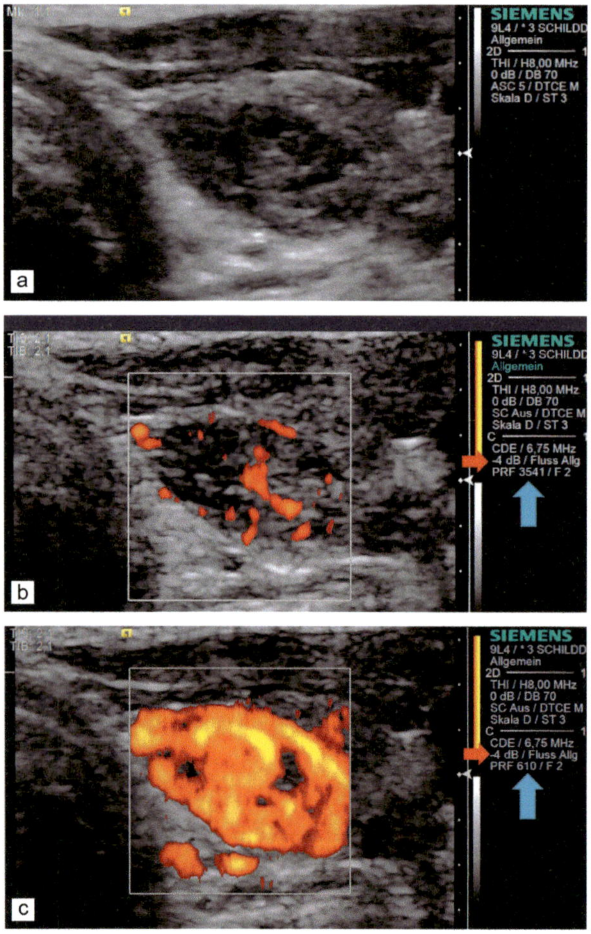

Abb. 4.71 a) Beispiel des Einflusses der Pulsrepetitonsfrequenz (PRF, blauer Pfeil) auf die Vaskularisierung eines Schilddrüsenknotens. Die Bildsignalverstärkung (gain in dB, roter Pfeil) wurde dabei nicht verändert. b) Bei hoher PRF (= Detektion schneller Blutflüsse) Darstellung einer geringen Vaskularisation, c) bei niedriger PRF (= Detektion langsamer Blutflüsse) sehr starke Vaskularisation.

dargestellt. Zahlreiche Studien haben sich mit CEUS zur Differenzierung von Schilddrüsenknoten beschäftigt, auch bei Knoten < 1 cm [70]. Benigne Knoten zeigen häufiger eine homogene, intensive, teils auch ringförmige KM-Anreicherung (ring enhancement) und ein „fast-in and slow-out" Kontrastmittelverhalten, maligne Knoten häufiger eine verminderte, heterogene und irreguläre KM-Anreicherung und ein langsames „wash-in-and-wash-out" Kontrastmittelverhalten [4]. Auch in Ergänzung zu TIRAD-Systemen [71] als auch zur Elastografie [72] haben Studien einen zusätzliche Nutzen von CEUS gezeigt. Aufgrund des Aufwandes, der Invasivität sowie der Kosten hat sich CEUS von Schilddrüsenknoten bisher allerdings nicht durchgesetzt.

4.3.7 Solitäre Knoten

Traditionell wird solitären Knoten innerhalb einer ansonsten normalen Schilddrüse ein **höheres Malignitätsrisiko** zugeschrieben im Vergleich zu Knoten in einer multinodösen Schilddrüse [73, 74]. Zahlreiche andere Studien zeigen hingegen ein vergleichbares Malignitätsrisiko für solitäre Knoten innerhalb einer ansonsten normalen Schilddrüse im Vergleich zu Knoten in einer multinodösen Schilddrüse [63, 75–77]. Bei Patienten mit einem oder mehreren Knoten > 10 mm scheint jedoch das Risiko für Schilddrüsenkrebs unabhängig von der Anzahl der Knoten zu sein – damit sinkt das Risiko für Malignität pro Knoten mit der Gesamtzahl der Knoten [29].

Studien

In Metaanalysen weist das Kriterium „solitärer Knoten" eine Sensitivität und Spezifität für Malignität von 53 % bzw. 60 % auf [30, 42].

4.3.8 Solide Knoten

Die große Mehrzahl (82–91 %) der Schilddrüsenkarzinome stellt sich als solider Knoten im Ultraschall dar [43, 78–80]. Von 360 konsekutiv chirurgisch resezierten malignen Knoten waren in einer Studien 88 % solide, 9 % waren zu < 50 % zystisch und nur 3 % waren zu mehr als 50 % zystisch [81].

Studien

In Metaanalysen weist das Kriterium „solider Knoten" eine Sensitivität und Spezifität für Malignität von 73–87 % bzw. 53–56 % auf [30, 42].

4.3.9 Knotengröße und Knotenwachstum

Die **Knotengröße** wird in drei Dimensionen gemessen. Obwohl einfach zu bestimmen, ist die Knotengröße jedoch wenig hilfreich bei der Frage nach der Malignität oder Benignität [43, 56, 63, 82]. Manche Studien berichten über eine erhöhte Malignitätsrate von Knoten > 3–4 cm v. a. aufgrund der erhöhten Rate falsch negativer Werte der Feinnadelaspirationszytologie (FNAC) [83, 84]. Dieser Zusammenhang wird von anderen Studien jedoch nicht berichtet [85,86, 87], es wird sogar eine Abnahme des Malignitätsrisikos mit Zunahme der Knotengröße beschrieben, die auch nicht auf eine erhöhte Rate falsch-negativer FNAC zurückzuführen ist [87]. In jedem Falle ändert sich im Falle eines Malignitätsnachweises mit der Größe auch das pT-Stadium und damit ggf. auch die Prognose [88].

!

Kriterien für ein signifikantes Wachstum von Knoten sind nicht einheitlich definiert. Häufig verwendet wird ein Wachstum > 3 mm im größten Diameter, > 20 % als Fläche (2 Ebenen) und > 50 % als Volumen (3 Ebenen). Die Zunahme des **Knotenvolumen** > 50 % scheint dabei die valideste Messung darzustellen [89] und sollte daher zur Anwendung kommen.

Die Frage, ob signifikantes Größenwachstum einen unabhängigen Parameter für Malignität darstellt, wird kontrovers diskutiert. Studien zeigen, dass das Malignitätsrisiko von Knoten, die aufgrund eines signifikanten Größenwachstums operiert wurden, mit < 3 % deutlich niedriger ist als jenes von Knoten, die wegen anderer Gegebenheiten reseziert wurden: Hier betrug das Risiko ca. 10 % [90]. Auch eine prospektive Studie mit einem Follow-up von Schilddrüsenknoten über 5 Jahre zeigte, dass die Mehrzahl der Schilddrüsenmalignome im Verlauf dieser Zeit nicht gewachsen waren [32]. Zu bedenken ist auch die geringe Interobserver-Reproduzierbarkeit von Größenmessungen: Eine Studie hat nachgewiesen, dass der Messfehler bis zu 24 % für den größten Durchmesser und 72 % für die Volumenmessung von Knoten betragen kann [33].

!

In aktuellen europäischen Leitlinien wird das Größenwachstum nicht mehr als sonografisches Kriterium für Malignität empfohlen [69].

4.3.10 Spongiforme Knoten

Ein spongiformer Knoten ist definiert als Aggregation von **multiplen mikrozystischen Anteilen** in mehr als 50 % der Knotenvolumens [48]. Die von kleinen Zysten durchsetzten Knoten werden unterteilt in

- kleine spongiforme Knoten (➤ Abb. 4.72, ➤ Abb. 4.73, ➤ Abb. 4.74, ➤ Abb. 4.75),
- große spongiforme Knoten (➤ Abb. 4.76, ➤ Abb. 4.77, ➤ Abb. 4.78, ➤ Abb. 4.79) und in
- multiple spongiforme Knoten (➤ Abb. 4.80).

Spongiforme Knoten können stärker echogene Reflexe aufweisen, die bedingt sind durch Kolloidkristalle oder sie zeigen eine posteriore Schallverstärkung durch die verminderte

Schallabschwächung im flüssigen Knotenanteil. Daher ist eine Unterscheidung von mikrozystischen Anteilen von Mikrokalzifizierungen wichtig.

Studien zeigen eine Spezifität des Kriteriums „spongiformer Knoten" für Benignität von 99,7 % [48] –100 % [44, 45]. In den meisten TIRAD-Systemen werden spongiforme Knoten als **benigne** klassifiziert.

Studien

In Metaanalysen weist das Kriterium „spongiformer Knoten" eine Sensitivität und Spezifität für Benignität von 10 % bzw. 99 % [30, 42].

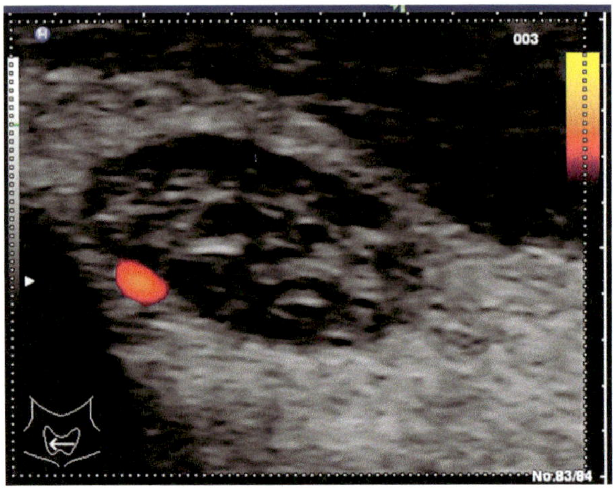

Abb. 4.72 Kleiner spongiformer Knoten am Übergang zum Isthmus links.

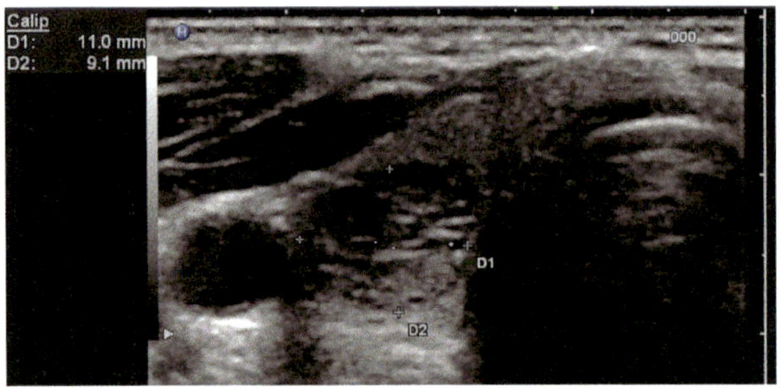

Abb. 4.73 Spongiformer Knoten 11 × 9 mm zentral rechts, angedeutet dorsale Schallverstärkung. Euthyreose, szintigrafisch autonomes Adenom.

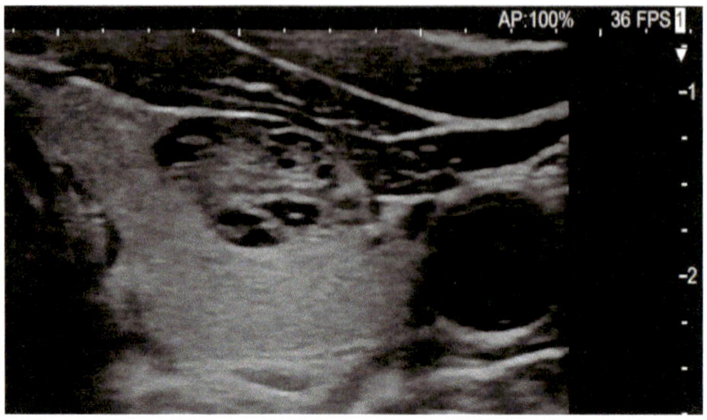

Abb. 4.74 Kleiner spongiformer Knoten am Übergang zum Isthmus links.

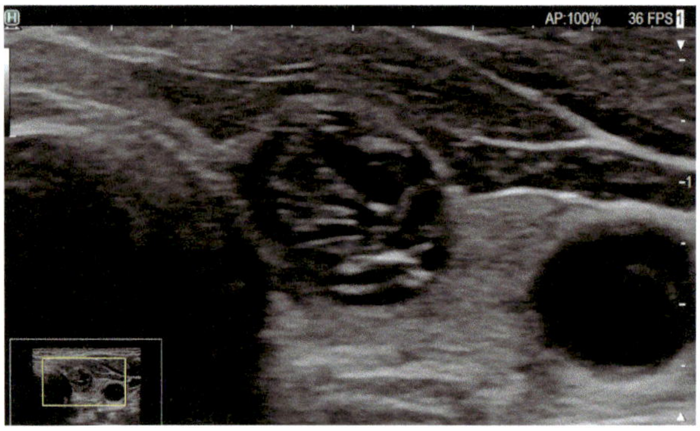

Abb. 4.75 Kleiner spongiformer Knoten am Übergang zum Isthmus links mit Vorwölbung der ventralen Schilddrüsenkapsel.

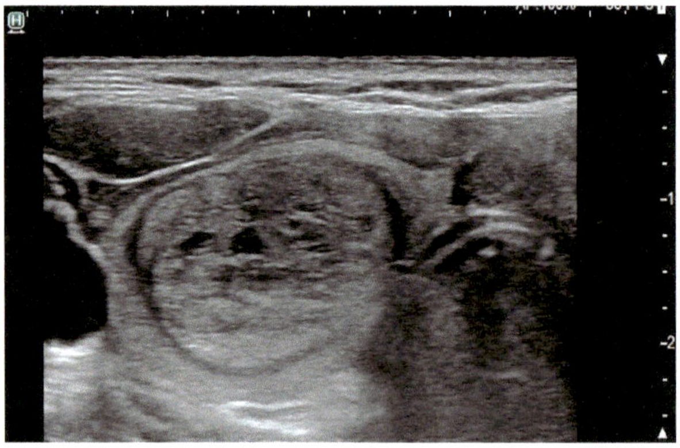

Abb. 4.76 Großer spongiformer Knoten zentral rechts.

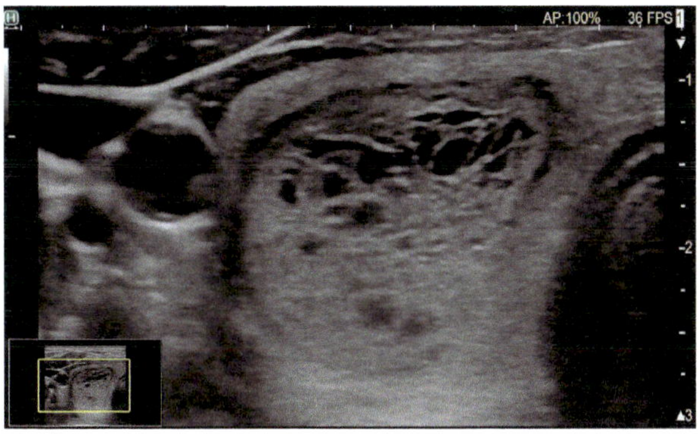

Abb. 4.77 Großer spongiformer Knoten zentral rechts.

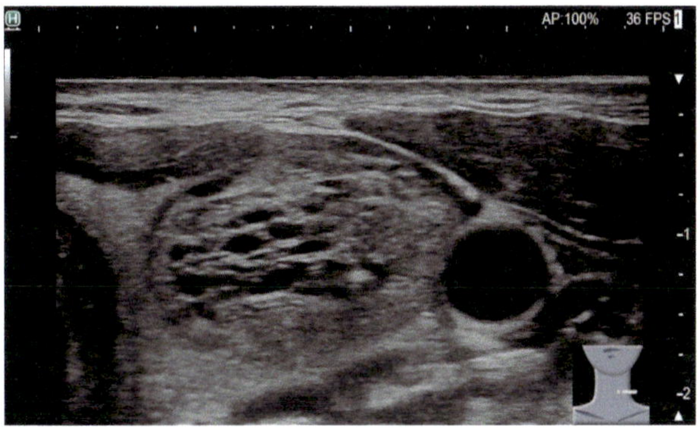

Abb. 4.78 Großer spongiformer Knoten zentral links.

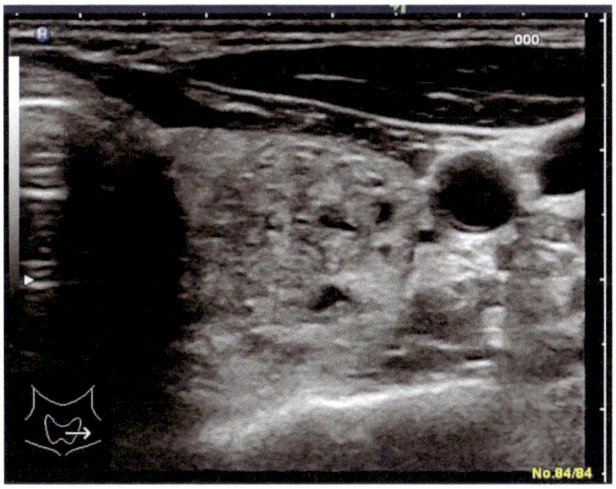

Abb. 4.79 Großer spongiformer Knoten zentral links.

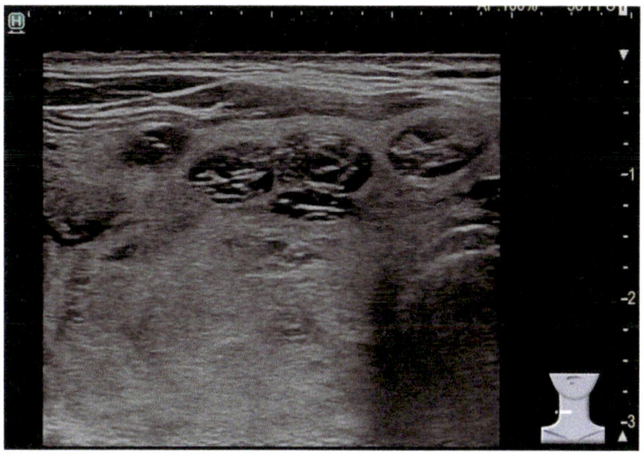

Abb. 4.80 Multiple spongiforme Knoten rechts in einer vergrößerten Schilddrüse. Benigner Befund.

4.3.11 Partiell zystische und zystische Knoten

Schilddrüsenzysten sind vergrößerte **flüssigkeitsgefüllte Anteile** der Schilddrüse (➤ Abb. 4.81, ➤ Abb. 4.82, ➤ Abb. 4.83, ➤ Abb. 4.84, ➤ Abb. 4.85). Reine Zysten sind eher selten (< 2 % der Läsionen), jedoch praktisch immer benigne [30, 50, 91]. Schilddrüsenzysten können auf multipel auftreten (➤ Abb. 4.95).

Partiell zystische Knoten weisen sowohl solide als auch zystische Anteile auf (➤ Abb. 4.86, ➤ Abb. 4.87, ➤ Abb. 4.88, ➤ Abb. 4.89, ➤ Abb. 4.90, ➤ Abb. 4.91, ➤ Abb. 4.92, ➤ Abb. 4.93). Sie sind häufig und finden sich in 18 %–35 % der chirurgischen Präparate [92]. Die Malignitätsrate für partiell zystische Knoten beträgt insgesamt max. 5 % [93, 94]. Eine erhöhte Malignitätsrate findet sich, wenn der solide Anteil mehr als 50 % beträgt, bei exzentrisch gelegenen soliden Anteilen, bei Nachweis von Mikrokalzifizierungen, einer Makrolobulierung, tiefer-als-breit Form sowie unscharfer Begrenzung [93, 94, 95].

Daher können auch maligne Schilddrüsenknoten, v. a. papilläre Karzinome (PTC) eine zystische Erscheinungsform aufweisen (in 10–28 % in älteren Studien) [49, 96] (➤ Abb. 4.96, ➤ Abb. 4.97, ➤ Abb. 4.98), eine überwiegende zystische Erscheinungsform ist jedoch selten. Durch eine gründliche und gewissenhafte sonografische Untersuchung ist die Unterscheidung in der Praxis jedoch anhand der oben genannten Kriterien meist gut und einfach möglich

Insbesondere bei Jugendlichen findet man multiple zystische Areale in einer häufig schwächer echogene Schilddrüse (AIT) mit stärker echogenen Foci mit Kometenschweifartefakt (Kolloidkristalle) innerhalb der Zysten. Auch dieser nicht seltene Befund ist als benigne zu werten (➤ Abb. 4.94).

Studien

In Metaanalysen weist das Kriterium „zystischer Knoten" eine Sensitivität und Spezifität für Benignität von 32 % bzw. 98 % auf [30, 42].

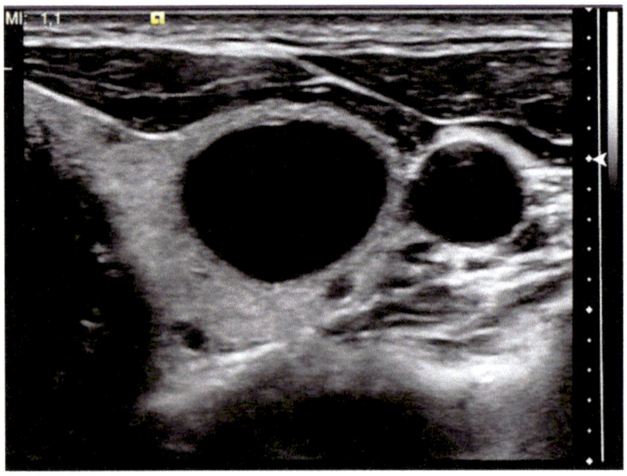

Abb. 4.81 Reine echofreie Zyste im linken Schilddrüsenlappen (ATA 1).

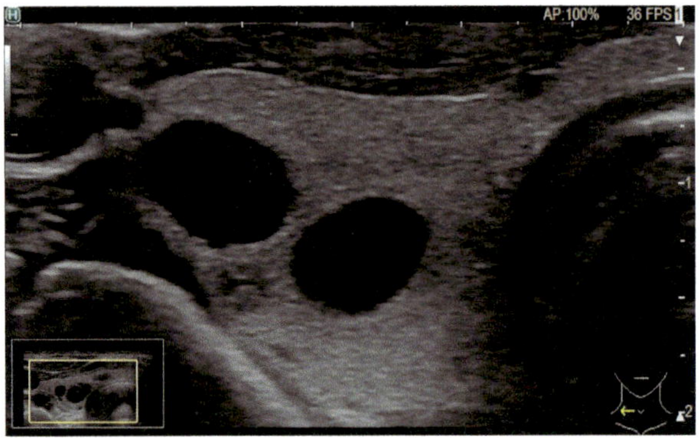

Abb. 4.82 Zwei kleine echofreie Zysten mit dorsaler Schallverstärkung im rechten Schilddrüsenlappen (ATA 1).

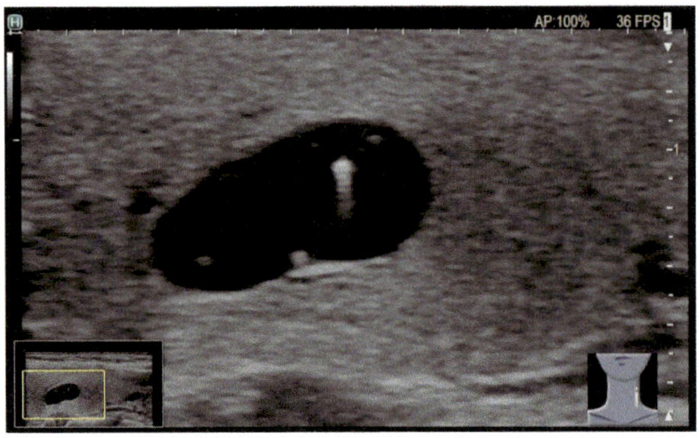

Abb. 4.83 Echofreie Zyste im linken Schilddrüsenlappen, dorsale Schallverstärkung, stärker echogener spot mit deutlichem Reverberationsartefakt (Kolloidkristall), benigner Befund.

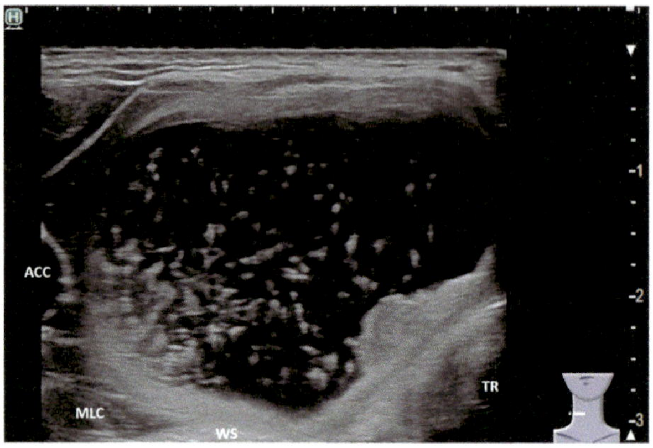

Abb. 4.84 Große Zyste im linken Schilddrüsenlappen, dorsale Schallverstärkung, multiple stärker echogener spots mit deutlichem Reverberationsartefakt (Kolloidkristalle), benigner Befund.
A. carotis communis (ACC), M. longus colli (MLC), Wirbelsäule (WS), Trachea (TR).

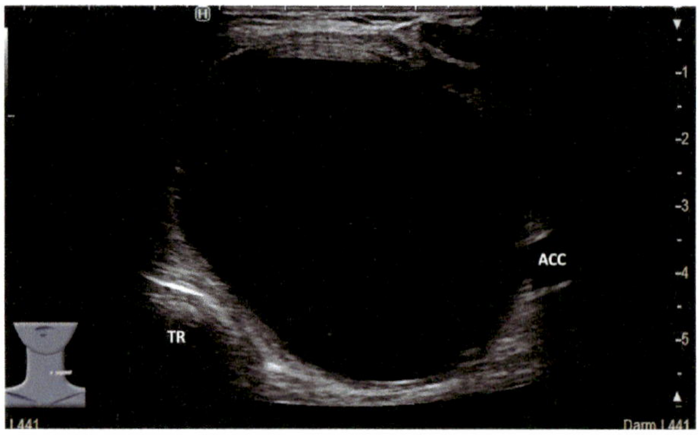

Abb. 4.85 Große Zyste im linken Schilddrüsenlappen, intrazystisch nicht ganz echofrei. Verlagerung der Trachea (TR) nach rechts und dorsal. Bei der Punktion Entlastung altblutigen Inhalt i. S. einer eingebluteten Zyste.
A. carotis communis (ACC), Trachea (TR).

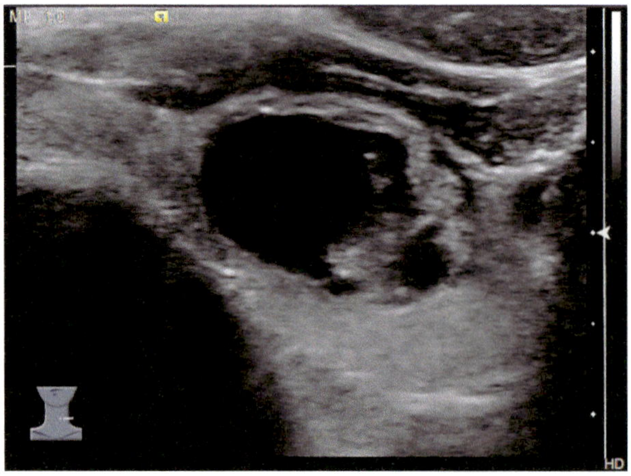

Abb. 4.86 Zystischer Knoten mit geringen soliden Anteilen (ATA 2).

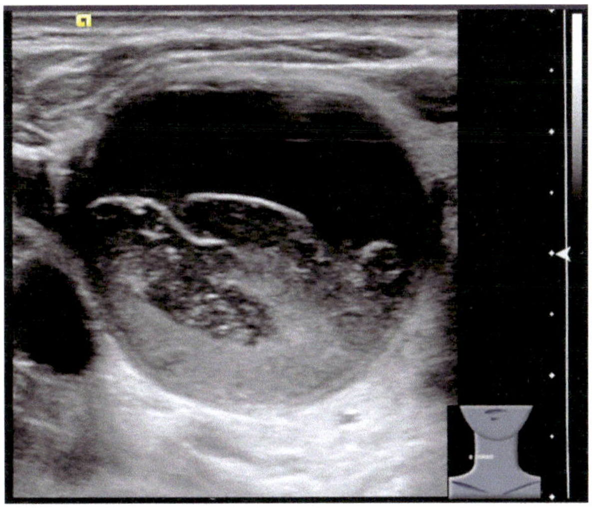

Abb. 4.87 Zystischer Knoten mit exzentrischen soliden Anteilen.

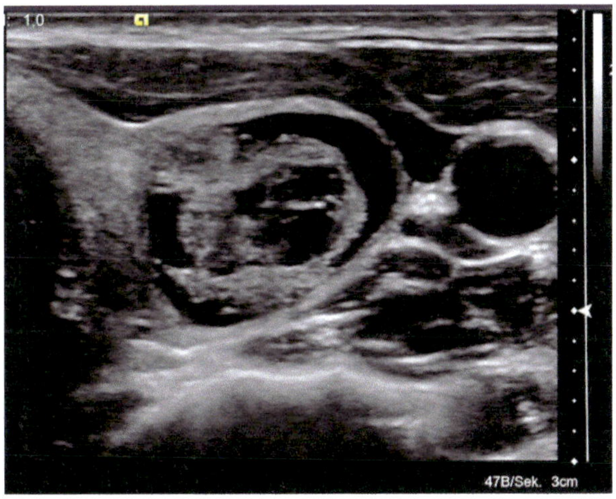

Abb. 4.88 Zystischer Knoten mit soliden Anteilen (ATA 2).

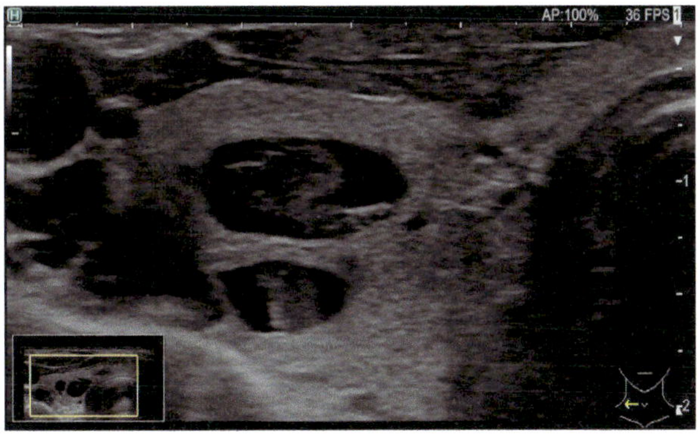

Abb. 4.89 Zwei zystische Knoten mit soliden Anteilen rechts (ATA 2).

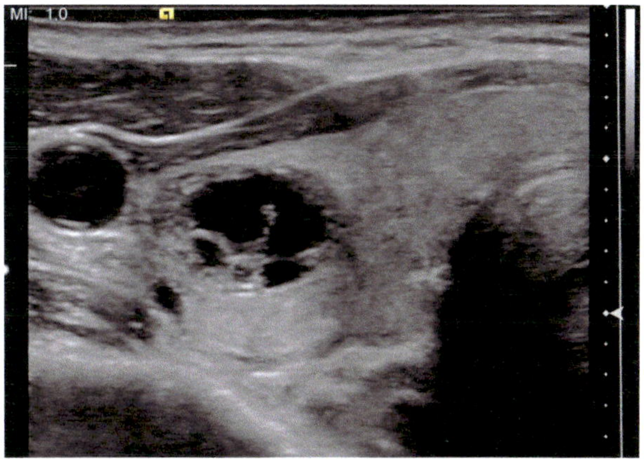

Abb. 4.90 Zystischer Knoten mit soliden Anteilen (ATA 2).

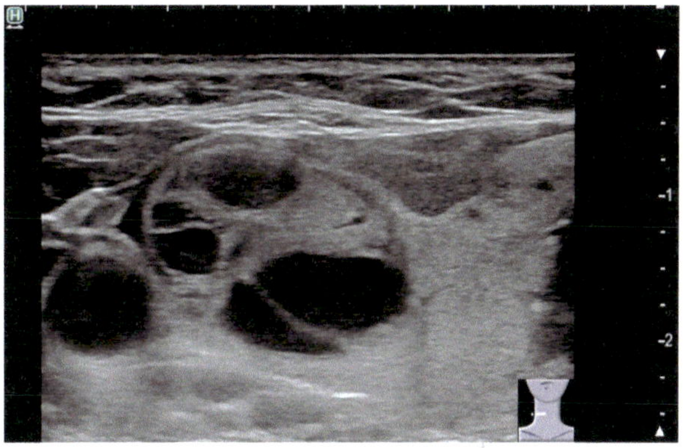

Abb. 4.91 Zystischer Knoten mit soliden Anteilen, benigner Befund.

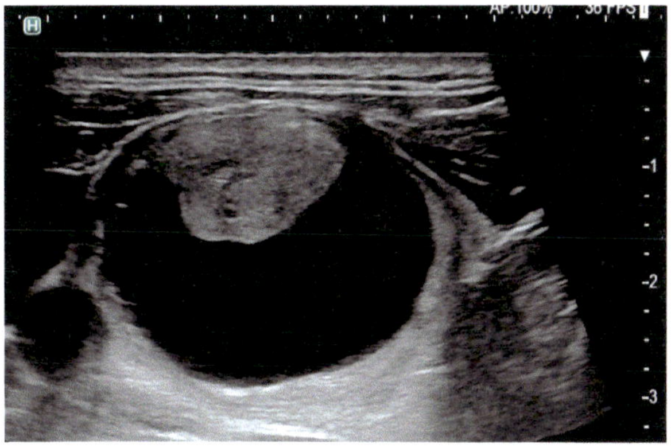

Abb. 4.92 Großer zystischer Knoten mit exzentrisch soliden Anteilen.

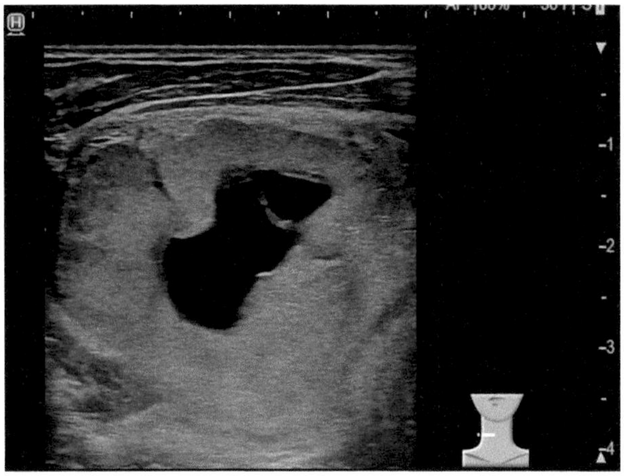

Abb. 4.93 Großer solider Knoten rechts mit zentral zystischen Anteilen. FNAC ohne Anhalt für Malignität, Operation bei lokalen Beschwerden. Histologie: follikuläres Adenom.

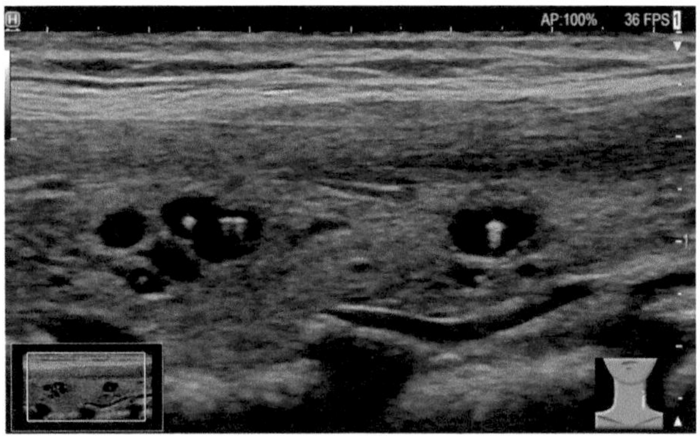

Abb. 4.94 Schwächer echogene Schilddrüse (AIT) im Längsschnitt mit mehreren zystischen Arealen mit stärker echogenen Foci mit Kometenschweifartefakt (Kolloidkristalle). Befund einer AIT mit zystischen Anteilen, wie sie v. a. bei Jugendlichen zu finden ist.

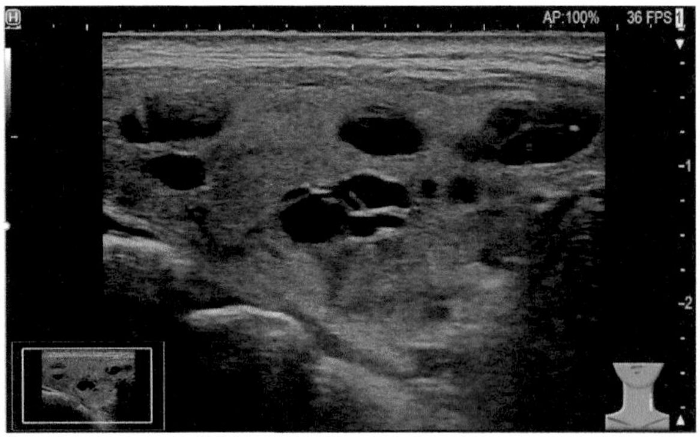

Abb. 4.95 Leicht vergrößerte Schilddrüse im Längsschnitt mit multiplen zystischen Arealen, teils septiert. Vieljährig stabiler, benigner Befund.

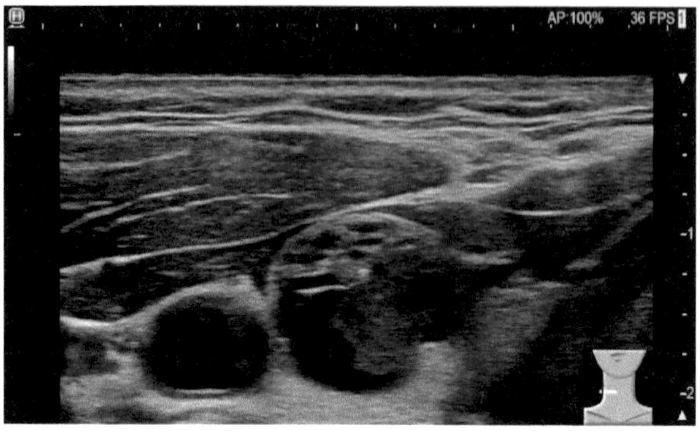

Abb. 4.96 Mehrjährig vorbekannter, subkapsulär gelegener schwächer echogener, irregulär begrenzter Knoten mit Mikrokalk und teils zystischem, teils solidem Anteil, rechter ventraler Schilddrüsenlappen. Histologie: zystisches papilläres Schilddrüsenkarzinom.

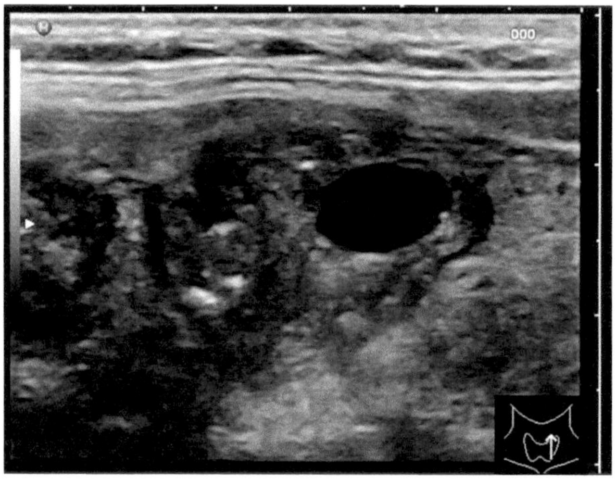

Abb. 4.97 Schwächer echogener, irregulär begrenzter Knoten mit Mikrokalk und zentral zystischem Anteil, linker kranialer Schilddrüsenlappen. Histologie: zystisches papilläres Schilddrüsenkarzinom.

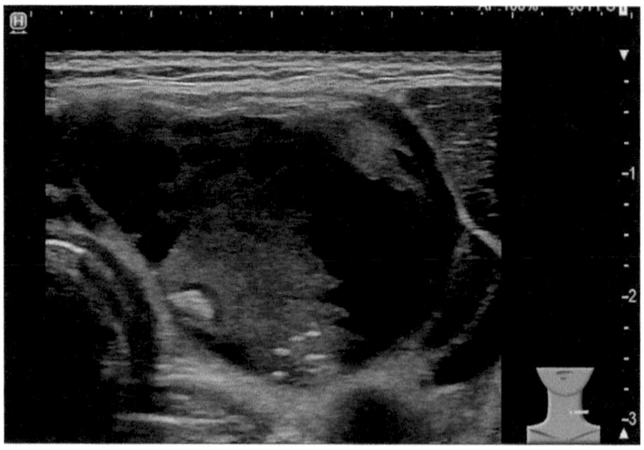

Abb. 4.98 Großer, teils zystischer, teils exzentrisch solider Knoten links mit Mikrokalzifikationen, teils auch gruppiert. Histologisch zystisches papilläres Schilddrüsenkarzinom

4.4 Intrathyreoidale Lage der Knoten und Malignitätsrisiko

Auch die topografische Lage eines Knotens innerhalb der Schilddrüse (d.h. kranialer Lappen, kaudaler Lappen oder Isthmus) hat sich in den letzten Jahren als ein unabhängiger Prädiktor für Malignität von Knoten etabliert. Dabei zeigen isthmische Knoten das höchste Risiko für Malignität, gefolgt von Knoten im kranialen Lappen; Knoten im kaudalen Lappens weisen das niedrigste Malignitätsrisiko auf [97]. Die Lage der Knoten sollte daher immer sorgfältig erhoben und dokumentiert werden, v.a. Knoten des Isthmus werden gelegentlich übersehen. Auch für die Überwachungsstrategie von Knoten spielt daher ihre Lage innerhalb der Schilddrüse eine wichtige Rolle (s. sonografische Verlaufsbeobachtung von papillären Mikrokarzinomen ➤ 5.12).

KAPITEL

5 Klassifizierungssysteme zur Risikostratifizierung

5.1 Kombination von Kriterien – TIRADS

Da kein einzelnes sonografisches Kriterium für die Malignitätsbeurteilung ausreichend sensitiv und spezifisch ist, wurden **Kombinationen** bzw. Cluster von **Kriterien** untersucht. Ältere Studien berichteten, dass die Kombination einer Tiefer-als-breit-Form (taller than wide) mit mindestens zwei weiteren Kriterien (Mikrokalzifizierungen, unscharfe Begrenzung, schwächer echogene Erscheinung) den besten Kompromiss aus diagnostischer Genauigkeit und Kosteneffektivität aufweist [57]. In der Studie [59] wurde gezeigt, dass bei Vorliegen eines der Kriterien – Mikrokalzifizierungen, Taller-than-wide-Form, unscharfe Begrenzung oder deutlich schwächer echogene Erscheinung – 94 % der Schilddrüsenmalignome entdeckt werden mit einem NPV von 96 %.

Insgesamt ist es jedoch nicht gelungen, eine **einheitliche Verwendung** der Kriterien zu erreichen. In den letzten Jahren wurde daher versucht, standardisierte Befundbeschreibungen zu etablieren, welche die Vorhersage von Malignität verbessern und einheitliche Empfehlungen geben, in welcher Situation eine FNP durchgeführt werden soll. Hierfür wurde 2009 ein „Thyroid Imaging Reporting and Data System" (TIRADS) vorgeschlagen [50]. Die Klassifikation besteht aus sechs Kategorien, wobei K1 eine normale Schilddrüse und K6 eine maligne Zytologie darstellen. Die Kategorien 2–5 definieren sonografische Komplexkriterien mit ansteigender Malignitätsrate: TIRADS 2: 0 %, 3: < 5 %, 4a: 5–10 %, 4b: 10–80 %, 5: > 80 %. Hiernach ist eine FNP der Kategorien 4 und 5 sinnvoll. Obwohl diese Klassifikation auch prospektiv evaluiert [98] wurde, hat sich dieses TIRAD-System bei heute jedoch wenig durchgesetzt, da es kompliziert und zudem – wie Folgestudien gezeigt haben – schlecht reproduzierbar ist [99].

Im Verlauf wurden zahlreiche TIRAD-Systeme evaluiert und etabliert, die alle sowohl eine relativ hohe Sensitivität als auch einen hohen negativ prädiktiven Wert in der Detektion von malignen Schilddrüsenknoten aufweisen [100]. ➤ Abb. 5.1 zeigt den zeitlichen Verlauf in der Entwicklung der TIRAD-Systeme.

5.2 Kwak-TIRADS

Aufgrund der Limitierungen komplexer TIRAD-Systeme wurden von Kwak et al. vereinfachte TIRADS-Klassifikationen vorgeschlagen und evaluiert, die allein aufgrund der B-Bild-Sonografie eine Risikoabschätzung für Malignität anhand einzelner US-Kriterien erlauben [43].

Zu den US-Kriterien zählen

- **Zusammensetzung** (solide, gemischt),
- **Echogenität** (stärker-/isoechogen, schwächer echogen, stark schwächer echogen),
- **Ränder** (scharf begrenzt, mikrolobuliert, unscharf begrenzt),
- **Kalzifizierungen** (keine Kalzifizierungen, Makrokalzifikationen, Mikrokalzifikationen) sowie die
- **Form** (wider than tall, taller than wide) (➤ Tab. 5.1).

Bei Vorliegen von zwei oder mehr Risikokriterien ist eine FNP indiziert.

Tab. 5.1 Vereinfachte TIRADS-Klassifikation nach Kwak [43].

Sonografisches Kriterium	Odds ratio für Malignität (multivariate Analyse)
Zusammensetzung	
Solide	1,8
Gemischt	1
Echogenität	
Stärker-/isoechogen	1
Schwächer echogen	1,9
Stark schwächer echogen	3,8
Ränder	
Scharf begrenzt	1
Mikrolobuliert	5
Unscharf begrenzt	15,3
Kalzifizierungen	
Keine Kalzifizierungen	1
Makrokalzifikationen	1,4
Mikrokalzifikationen	5,9
Form	
Wider than tall	1
Taller than wide	3,7

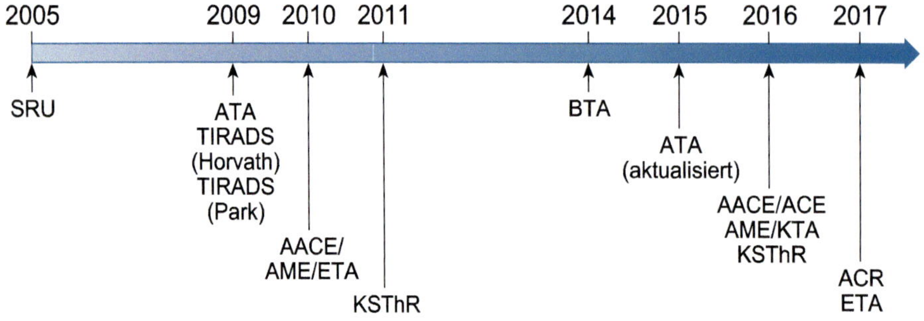

Abb. 5.1 Zeitlicher Verlauf in der Entwicklung der TIRAD-Systeme (nach [100]). [H237-002/L141]

Die Malignitätswahrscheinlichkeit wurde wie folgt berechnet:

$$\text{Exp}(\text{equation})/[1+\exp(\text{equation})], \text{where the equation} = -3.8809+(0.5852\times\text{US1})+(0.6702\times\text{US2})+(1.3424\times\text{US3})+(1.6081\times\text{US4})+(2.7320\times\text{US5})+(1.7764\times\text{US6})+(0.3466\times\text{US7})+(1.2981\times\text{US8}).$$

US1: solide = 1, gemischt = 0; US2: schwächer echogen = 1, andere Echogenität = 0; US3: stark schwächer echogen = 1, andere Echogenität = 0; US4: mikrolobuliert = 1, scharf oder unscharf begrenzt = 0; US5: unscharf begrenzt = 1, scharf begrenzt oder mikrolobuliert = 0; US6: Mikrokalzifikationen = 1, Makrokalzifikationen oder keine Kalzifizierungen = 0; US7: Makrokalzifikationen = 1, Mikrokalzifikationen oder keine Kalzifizierungen = 0; US8: Taller than wide = 1, Wider than tall = 0.

Untenstehende Tabelle (➤ Tab. 5.2) fasst die Kwak-TIRADS-Kategorien 1–5 in modifizierter Weise nochmals zusammen. Bei Vorliegen von zwei oder mehr US-Risikokriterien ist eine FNP indiziert.

Sowohl die Kwak-TIRADS als auch ATA (5.2) wurden überwiegend bei papillären Schilddrüsenkarzinomen evaluiert. Beide Systeme sind bedingt auch für die Erkennung von medullären Schilddrüsenkarzinomen geeignet, mit einer geringeren, statistisch nicht signifikanten diagnostischen Wertigkeit in einer Studie [101].

5.3 ATA-Klassifikation

Im Jahr 2015 hat die Amerikanische Schilddrüsengesellschaft (American Thyroid Association ATA) aktualisierte Leitlinien zur sonografischen Beurteilung von Schilddrüsenknoten publiziert [68]. Hier werden fünf Kategorien mit ansteigender Malignitätsrate beschrieben, die sich ausschließlich auf B-bildsonografische Kriterien beziehen. Neben der Risikokategorie wird zusätzlich die Knotengröße für die Indikation zur FNP herangezogen. Da die Knotengröße jedoch nicht mit der Malignitätsrate korreliert, ist der Hintergrund der Empfehlung, dass im Falle von Malignität die Prognose durch das pT-Stadium mit der Größe assoziiert ist. Eine FNP für Knoten < 1 cm wird hier nicht mehr empfohlen (➤ Tab. 5.3). Die Beurteilung erfolgt anhand von Beispielbildern (➤ Abb. 5.2).

Obwohl diese Kriterien zum Zeitpunkt der Publikation noch nicht prospektiv evaluiert waren, haben nachfolgende Studien die Wertigkeit des Systems bestätigt [102,104].

Tab. 5.2 Vereinfachte TIRADS-Klassifikation nach Kwak [43].

K-TIRADS Kategorie	1	2	3	4	5
Definition	Kein Knoten	Benigner Knoten	Wahrscheinlich benigner Knoten (keine suspekten US-Kriterien)	**4a:** gering suspekt (1 suspektes US-Kriterien) **4b:** intermediär suspekt (2 suspekte US-Kriterien) **4c:** moderat suspekt, nicht klassisch für Malignität (3 oder 4 suspekte US-Kriterien)	Hochgradig malignom-suspekter Knoten (5 suspekte US-Kriterien)

Tab. 5.3 ATA-Klassifikation nach [68].

ATA-Risikokategorie	Malignitätsrisiko	Sonografische Kriterien	FNP (größter Durchmesser)
5. Hochgradig suspekt	> 70–90 %	Solider schwächer echogener Knoten oder schwächer echogener partiell zystischer Knoten mit einem oder mehreren der folgenden Merkmale: unregelmäßige Begrenzung (definiert als infiltrativ, mikrolobuliert oder spikuliert), Mikrokalzifizierungen, tiefer-als-breit Form, unterbrochene ringförmige Verkalkungen mit kleinen schwächer echogenen hinausdrängenden Gewebeanteilen, extrathyroidale Infiltration	Empfohlen > 1 cm
4. Intermediär suspekt	10–20 %	Schwächer echogener solider Knoten mit glatter Randbergenzung, *ohne* Mikrokalzifizierungen, tiefer-als-breit Form oder extrathyreoidale Infiltration	Empfohlen > 1 cm
3. Gering suspekt	5–10 %	Isoechogener oder stärker echogener Knoten oder partiell zystischer Knoten mit exzentrischen soliden Anteile *ohne* unregelmäßige Begrenzung, Mikrokalzifizierungen, tiefer-als-breit Form, extrathyreoidale Infiltration	Empfohlen > 1,5 cm
2. Sehr gering suspekt	< 3 %	Spongiformer oder teilweise zystischer Knoten ohne sonografischen Nachweis von Merkmalen, die in der gering, intermediär bzw. hochgradig suspekten Kategorie beschrieben sind	Erwägen > 2 cm Beobachten ohne FNP ebenfalls mögliche Option
1. Gutartig	< 1 %	Ausschließlich zystische Erscheinung	Keine FNP

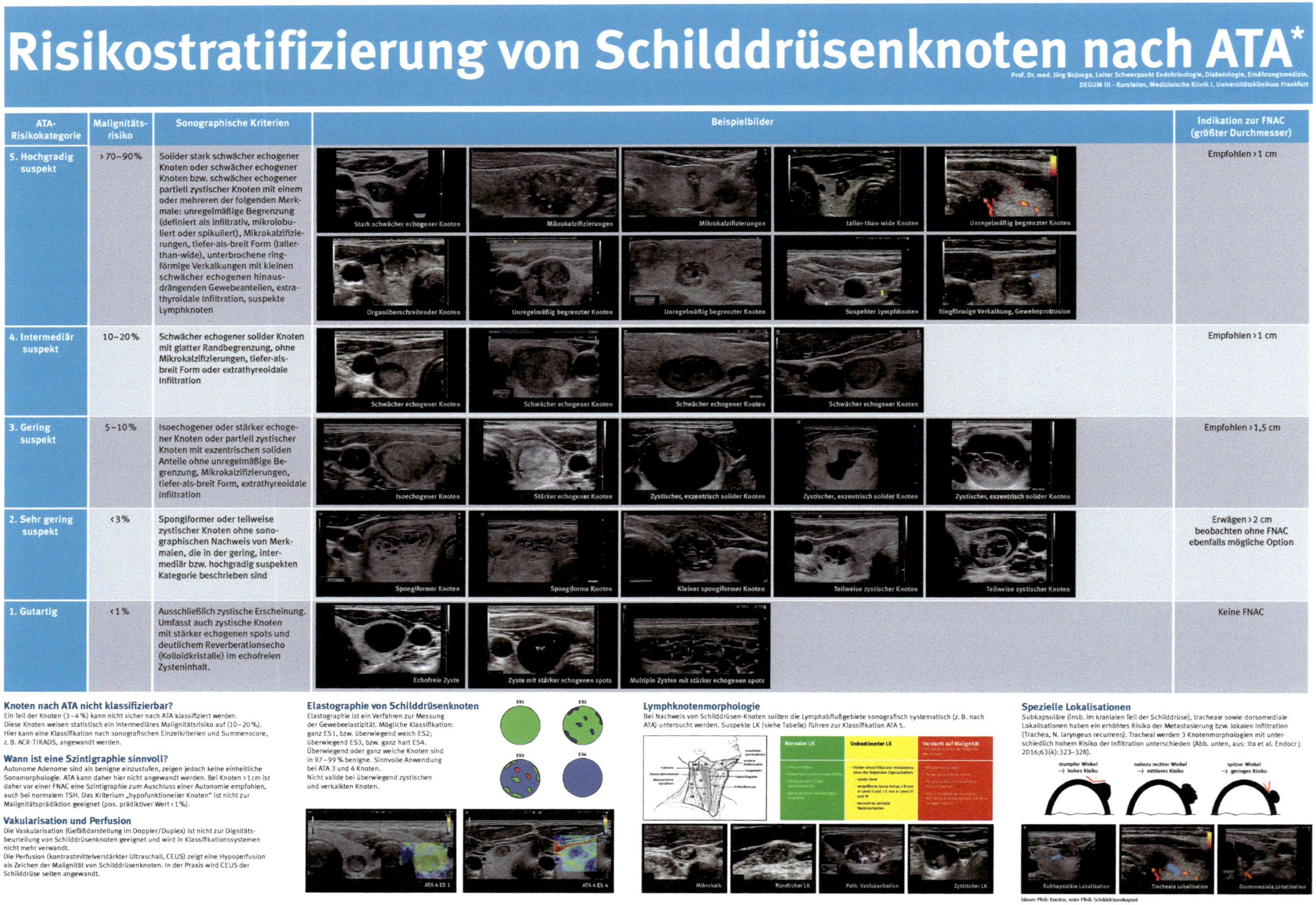

Abb. 5.2 Beispielbilder nach ATA-Klassifikation (nach [68]). [U117]

Deutsche Empfehlungen [105] sprechen sich für eine **FNP** von sonografisch suspekten Knoten > 1 cm nach szintigrafischem Ausschluss einer Autonomie bzw. von sonografisch suspekten Knoten < 1 cm mit Größenwachstum in einem Kontrollintervall von 3–6 Monate aus. Für alle anderen Knoten wird eine Verlaufskontrolle nach 12 Monaten empfohlen. Die Definition und Aussagekraft eines signifikanten Größenwachstums sind oben dargestellt. Nicht ausreichend abgebildet sind insgesamt Knoten, die zwar < 1 cm, jedoch sonografisch N+ und/oder eine Überschreitung der Organgrenze = pT3 aufweisen. Diese sollten unmittelbar weiterer Diagnostik und Therapie zugeführt werden.

Die ATA-Klassifikation wurde – wie alle anderen TIRAD-Systeme – v. a. an papillären und wenigen follikulären Karzinomen etabliert. Studien zur Anwendung beim medullären Schilddrüsenkarzinom zeigen jedoch, dass die ATA-Kategorien auch hier eine gute diagnostische Genauigkeit aufweisen [106].

ATA ist, wie alle anderen TIRAD-Systeme, nicht geeignet zur Erkennung autonomer Adenome; vielmehr werden diese durch ATA häufig als verdächtig mit Indikation zur FNP eingestuft, obwohl autonome Adenome als benigne anzusehen sind [107].

5.4 ETA: EU-TIRADS

In 2017 hat auch die europäische Schilddrüsenvereinigung (European Thyroid Association ETA) Empfehlungen, das sog. EU-TIRADS, publiziert. Es weist zahlreiche Gemeinsamkeiten mit den ATA-Leitlinien auf [69].

Bei EU-TIRADS (➤ Abb. 5.3) wird zunächst eine Aufteilung in suspekte sowie nicht-suspekte Knoten vorgenommen.

- Als **suspekt** gelten Knoten, die „taller-than-wide", irregulär begrenzt, mikrokalzifiziert oder stark schwächer echogen sind. Sie werden als TIRADS 5 klassifiziert und eine **FNP** bei einer Größe > 1 cm, ggf. > 5 mm empfohlen.
- Die **TIRADS-Kategorien** 2–4 (ohne höhergradig malignomverdächtige Zeichen) werden eingeteilt in benigne (spongiform, zystisch), Niedrig-Risiko (isoechogen, stärker echogen) sowie intermediäres Risiko (schwächer echogen). Auch hier erfolgt die Empfehlung zur FNP in Abhängigkeit der Knotengröße; bei TIRADS 2 ist in der Regel keine FNP empfohlen.

Das EU-TIRADS gibt auch wichtige weitere Empfehlungen: So ist die Power-Dopplersonografie zur Prädiktion maligner Knoten nicht empfohlen; Größenwachstum – auch

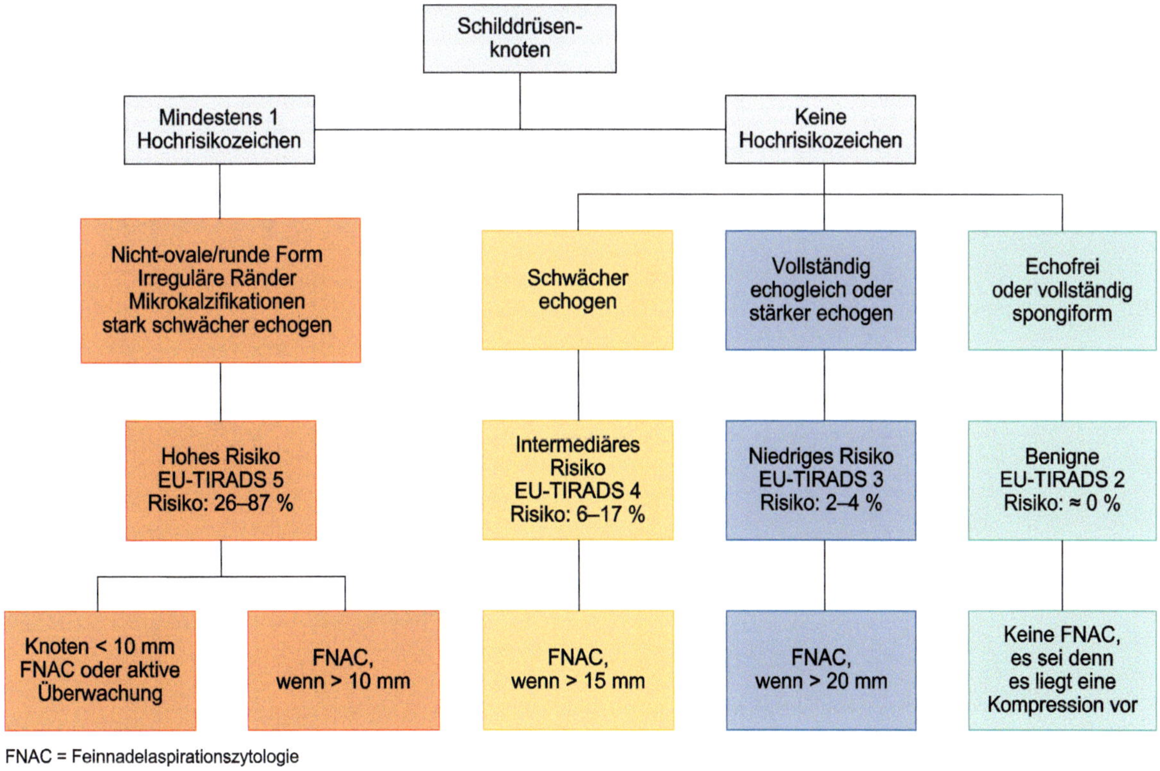

Abb. 5.3 EU-TIRADS (nach [69]). [H127-002/L141]

fehlendes – wird nicht als Parameter zur Karzinomprädiktion empfohlen. Zudem ist die Elastografie benannt als Verfahren, das aufgrund seines hohen NPV (negativ prädiktiven Werts, d. h. weiche Knoten sind mit hoher Wahrscheinlichkeit benigne) zur Selektion von Knoten für die FNP eingesetzt werden kann.

5.5 KSThR-TIRADS (K-TIRADS)

Bereits 2011 hatte die koreanische Gesellschaft für Schilddrüsenradiologie (Korean Society of Thyroid Radiology [KSThR]) Empfehlungen zur Risikostratifizierung von Schilddrüsenknoten publiziert, die 2016 überarbeitet wurden [113].

Eine Reihe etablierter sonografischer **Kriterien für Benignität** (rein zystisch/echofrei, Kometenschweifartefakt, spongiform) sind in der K-TIRADS 2-Gruppe „benigne Knoten" enthalten. Die Bewertung von Echogenität, Form/Kontur und drei spezifischen suspekten Ultraschallmerkmalen (Mikrokalzifizierungen, nicht parallele Ausrichtung [tiefer als breit], spikulierter/mikrolobulierter Rand) bestimmen die weitere Kategorisierung (➤ Abb. 5.4). Teilweise zystische oder iso-/stärker echogene Knoten gelten als geringeres Risiko als solide schwächer echogene Knoten.

Die **Einstufung** erfolgt als

- K-TIRADS 1: kein Knoten,
- K-TIRADS 2: gutartig,
- K-TIRADS 3 (niedriges Risiko): teilweise zystisch/iso-/stärker echogen ohne verdächtige Merkmale,
- K-TIRADS 4 (intermediäres Risiko): wie bei K-TIRADS 3, jedoch mit verdächtigen Merkmalen oder wie bei K-TIRADS 5 ohne verdächtige Merkmale,
- K-TIRADS 5 (hohes Risiko): solider schwächer echogener Knoten mit verdächtigen Merkmalen. Die Empfehlungen zur FNP ist eine Kombination aus dem oben genannten Verdacht und der Größe, es sei denn, es liegen offensichtlich ungünstige Prognosefaktoren vor (extrathryeoidale Extension oder bekannte Fernmetastasen).

Eine FNP ist empfohlen bei K-TIRADS 2: spongiformer Knoten ≥ 2 cm; K-TIRADS 3: ≥ 1,5 cm; K-TIRADS 4: ≥ 1 cm; K-TIRADS 5: ≥ 1 cm.

5.6 ACR-TIRADS

2017 veröffentlichte das TI-RADS-Komitee des American College of Radiology (ACR) eine Empfehlung, in der ein neues Risikostratifizierungssystem zur Klassifizierung von Schilddrüsenknoten anhand sonografischer Kriterien vorgestellt wurde [114]. In ACR TI-RADS (➤ Abb. 5.5) werden Punkte in fünf Merkmalskategorien summiert, um ein Risikoniveau von TR1 bis TR5 zu bestimmen. Diese Kriterien bestehen aus Knotenzusammensetzung, Echogenität, Form, Begrenzung sowie echogenen Foci. Die Empfehlungen für die Biopsie und auch für das Follow-up basieren auf dem ACR TI-RADS-Wert des Knotens und seinem maximalen Durchmesser. Das ACR-TIRADS ist damit komplexer aufgebaut, es werden jedoch alle relevanten sonografischen Kriterien abgebildet.

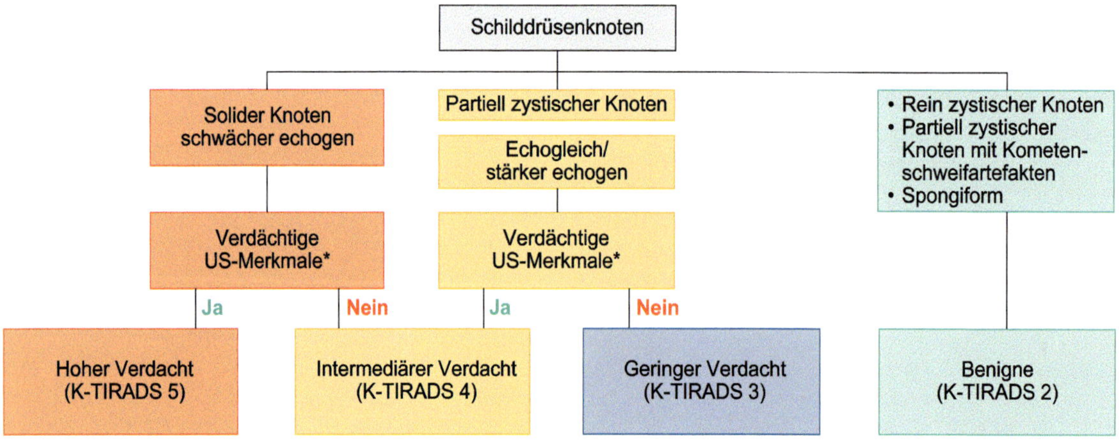

Abb. 5.4 Mikrokalzifikation, nicht-parallele Ausrichtung, spikulierter/mikrolobulierter Rand. K-TIRADS = Korean Thyroid Imaging Reporting and Data System, KSThR Korean Society of Thyroid Radiology (koreanische Gesellschaft für Schilddrüsenradiologie), Ultraschall (US). [H238-001/L141]

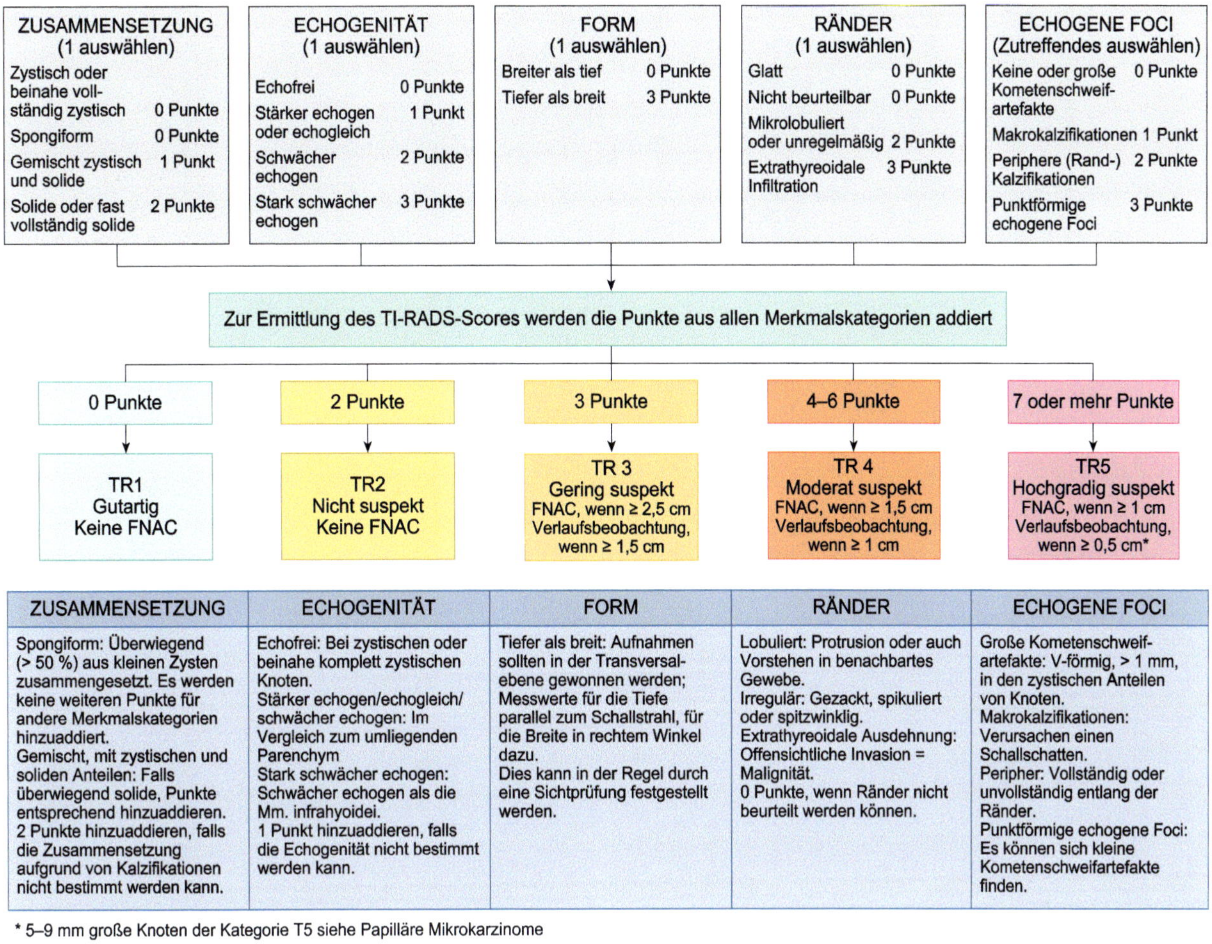

Abb. 5.5 ACR-TIRADS [55]. [G1093/L141]

5.7 C-TIRADS

Das C-TIRAD-System wurde in China entwickelt und evaluiert [115]. In China wurden landesweit bis zu zehn Versionen von TIRADS eingesetzt, was zu großer Verwirrung führte. Mit Unterstützung verschiedener Gruppen wurde das Chinese- oder C-TIRADS (➤ Abb. 5.6) auf der Grundlage von Literaturrecherche, Expertenkonsens und multizentrischen Daten der chinesischen Allianz für künstliche Intelligenz für Schilddrüsen- und Brustultraschall eingerichtet. Es enthält zahlreiche Aspekte und Kriterien anderer TIRAD-Systeme. In C-TIRADS wird ebenfalls ein **Summenscore** gebildet mit Angabe einer Risikokategorie, wobei für die Kriterien vertikale Orientierung, solide Zusammensetzung, stark schwächere Echogenität, Mikrokalzifizierungen sowie unscharfe/unregelmäßige/organüberschreitende Begrenzung je ein Punkt addiert wird. Bei Vorliegen von Kometenschweifartefakten wird ein Punkt abgezogen.

5.8 Vergleich der sonografischen Klassifikationssysteme

Die Einführung sonografischer Klassifikationssysteme (TIRADS) für Schilddrüsenknoten hat die diagnostische Genauigkeit sowie Indikationsstellung für eine FNP von Schilddrüsenknoten signifikant verbessert. Die Knotencharakterisierung anhand evaluierter sonografischer Kriterien mit Angabe einer Risikogruppe führt zu mehr korrekten Diagnosen und reduziert unnötige FNP, ohne dass maligne Befunde übersehen werden. Studien zeigen, dass Klassifikationssystem besser abschneiden als individuelle Einschätzungen von Experten, die deutlich häufiger eine intermediäres Risiko wählen, deutlich seltener jedoch sowohl gutartige als auch bösartige Knoten richtig erkennen [116].

Ein TIRADS ist daher als diagnostischer Standard bei der Beurteilung von Schilddrüsenknoten zu empfehlen. Jeder Untersucher sollte ein für ihn geeignetes System auswählen und anwenden.

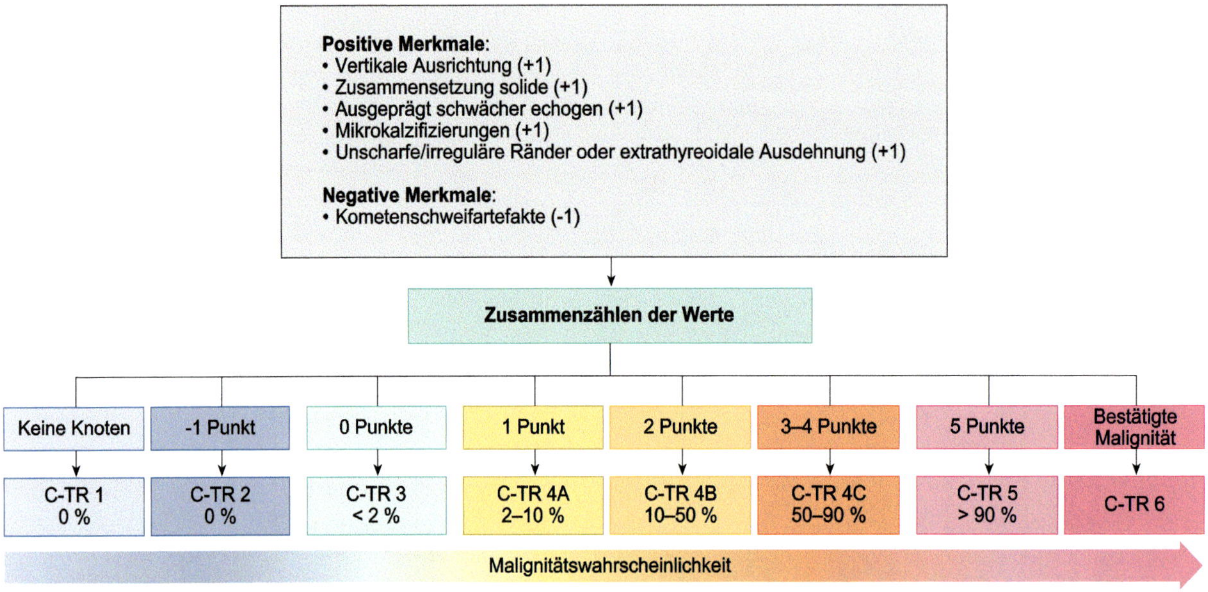

1. Die vertikale Ausrichtung kann sowohl im Quer- als auch im Längsschnitt beurteilt werden.
2. Punktförmige echogene Foci können in 3 Arten unterteilt werden: Mikrokalzifizierungen, Kometenschweifartefakte und solche von unklarer Bedeutung. Treten drei Arten von punktförmigen echogenen Foci in einem Schilddrüsenknoten gleichzeitig auf, dann werden nur Mikrokalzifikationen dokumentiert und 1 Punkt wird hinzugezählt. Die Kometenschweifartefakte werden nur registriert, wenn keine punktförmigen echogenen Foci von Mikrokalzifikationen vorliegen und zur Bestimmung der C-TIRADS-Kategorie des Knotens wird 1 Punkt abgezogen.

Abb. 5.6 C-TIRADS. Es wird ein Summenscore gebildet mit Angabe einer Risikokategorie (nach [115]). [H237-001/L141]

!

Zwischenzeitlich ist eine große Anzahl unterschiedlicher TIRAD-Systeme wissenschaftlich evaluiert worden. Die meisten zeigen einen hohen NPV (negativ prädiktiven Wert), d. h. sie sind v. a. zum Ausschluss von Malignität gut geeignet. Die vier am meisten verbreiteten Klassifikationssysteme, ACR-TIRADS, ATA, K-TIRADS sowie EU-TIRADS sind dabei in ihrer diagnostischen Performance vergleichbar [117].

Wichtig ist jedoch, dass alle TIRAD-Systeme **nicht geeignet** sind zur Erkennung **autonomer Adenome;** vielmehr werden diese häufig als verdächtig mit Indikation zur FNP eingestuft, obwohl autonome Adenome als benigne anzusehen sind [107]. Daher soll bei Knoten > 1 cm die Indikation zur Schilddrüsenszintigrafie zum Ausschluss oder Nachweis einer Autonomie geprüft werden. Nach Ausschluss einer Autonomie – was insbesondere in Jodmangelgebieten wie Deutschland sinnvoll ist – sind TIRAD-Systeme jedoch sehr gut zum Ausschluss von papillären Karzinomen geeignet [108]. Nicht ganz einheitliche Daten existieren zur diagnostischen Genauigkeit der TIRAD-Systeme in der **Erkennung medullärer Karzinome:** eine Studie deutet darauf hin, dass Sensitivität und Spezifizität für diese Entität nicht optimal sind [109]. Bei entsprechendem Verdacht auf ein medulläres Schilddrüsenkarzinom sollte eine Calcitoninmessung erfolgen [110] unter Berücksichtigung falsch positiver [111] wie auch falsch negativer [112] Befunde z. B. bei asekretorischen MTC.

5.8.1 Bewertung ATA-Klassifikation

ATA bietet in der Praxis ein einfaches, schnell zu erlernendes System anhand von beispielhaften Vergleichsbildern [104]. Ein geringer Teil (< 4 %) der Knoten kann jedoch in Studien nicht nach ATA klassifiziert werden und weist mit ca. 18 % ein höheres Malignitätsrisiko auf [102].

In ATA nicht oder nicht optimal abgebildet sind folgende Knoten:

- **Solide schwächer echogene Knoten** mit unregelmäßigen Rändern weisen ein höheres Risiko auf als solide schwächer echogene Knoten mit mikrolobulierten Rändern – in ATA werden diese jedoch in der gleichen Kategorie geführt.
- Obwohl **solide Knoten** ein unabhängiger Risikofaktor für Malignität sind, wird dieses Kriterium in ATA nicht einzeln aufgeführt.
- Die Knotenzusammensetzung (solide, gemischt mit zystischen und soliden Anteilen) ist ebenfalls mit unterschiedlichen Malignitätsraten assoziiert. In ATA werden schwächer echogene solide Knoten mit mindestens einem verdächtigen US-Merkmal jedoch unabhängig von ihrer Zusammensetzung in die gleiche Risikokategorie eingeteilt wie schwächer echogene gemischte Knoten – obwohl das Malignitätsrisiko der gemischten Knoten niedriger ist.
- Ein weiteres Problem ist, dass bestimmte potenziell verdächtige US-Merkmale in komplexen Schilddrüsenknoten (stärker- bis isoechogene solide oder teilweise zystische

Knoten mit mikrolobulierten oder unregelmäßigen Rändern, Mikroverkalkungen, gemischte Verkalkungen oder nicht parallele Formen) nicht optimal in ATA abgebildet sind. Obwohl ausschließlich stärker echogene Knoten in der Regel benigne sind, haben sie ein erhöhtes Malignitätsrisiko bei Vorhandensein anderer verdächtiger Merkmale.
- Makrokalzifikationen (nicht gemeint sind Ringverkalkungen mit Unterbrechungen!) sind ebenfalls nicht optimal in ATA abgebildet. Ihr Nachweis verändert allerdings das Malignitätsrisiko innerhalb von ATA nicht, wenn sie in nicht hochverdächtigen Schilddrüsenknoten vorhanden sind [103].

5.8.2 Bewertung EU- und ACR-TIRADS

EU-TIRADS ist ähnlich aufgebaut wie ATA, hier werden v. a. spongiforme Knoten als benigne eingestuft, zudem gibt es auch Empfehlungen zur FNP von Knoten < 1 cm sowie Empfehlungen zur Duplexsonografie, Größenwachstum von Knoten und Elastografie. Allerdings führt bereits der Nachweis nur eines verdächtigen Merkmals in die Eingruppierung „Hochrisiko". **ACR-TIRADS** erfasst letztendlich alle sonografischen Kriterien und bildet einen Summenscore. Zudem werden die Kriterien „echogeni Foci" genauer klassifiziert, um die Unterscheidung von Reverberationsartefakten bei Kolloidkristallen und Mikrokalzifizierungen zu verbessern. Damit sind alle Knoten klassifizierbar, das System ist dadurch jedoch auch komplexer. Neben der Indikation zur FNP wird auch eine Empfehlung zum Follow-up gegeben. Das ACR-TIRADS-Klassifizierungssystem hat dabei auch die **höchste diagnostische Genauigkeit** zur Identifizierung von **zytologischen Hochrisikoknoten;** bei der ATA-Klassifizierung besteht für „nicht klassifizierte" Knoten auch hier ein relativ hohes Malignitätsrisiko [118]. Auch bei einer Population älterer Menschen schneidet ACR-TIRADS im Vergleich zu ATA in der Kategorie nicht klassifizierbarer Knoten besser ab [119].

5.8.3 Bewertung Kwak-TIRADS

Kwak-TIRADS zeigt ebenso eine sehr gute Sensitivität und NPV, aber eine variable bis schlechte Spezifität. Der Schwellenwert für eine **FNP** ist bei Kwak- als auch K-TIRADS deutlicher niedriger als bei den meisten anderen Systemen, was zu hohen Detektionsraten, aber auch zu konstant hohen **unnötigen FNP-Raten** mit einer Genauigkeit von nur 41 % führt [120].

5.8.4 Abschließende Gesamtbewertung

Auch die Übereinstimmung zwischen den Beobachtern hinsichtlich der **Entscheidung** für eine **Biopsie** wurde für alle relevanten TIRADS ausführlich untersucht [121]. Dabei zeigte sich eine Interobserver-Übereinstimmung (Krippendorff alpha) von 0,47, 0,49, 0,49, 0,61 und 0,53 für AACE/ACE/AME-, ACR-, ATA-, EU-TIRADS- bzw. K-TIRADS. Die Übereinstimmung für die Indikation zur Biopsie war mit 0,73, 0,61, 0,75, 0,68 bzw. 0,82 (Cohens Kappa) erheblich bis nahezu perfekt. Bei allen Systemen erhöhte sich die Interobserver-Übereinstimmung nach einem erneuten Training und zweiten Auswertungsdurchlauf. Trotz der Variabilität bei der Beschreibung einzelner Ultraschallmerkmale können die Klassifizierungssysteme also die Interobserver-Übereinstimmung verbessern, die sich nach einem erneuten Training weiter verbessert.

Im direkten Vergleich von ACR-TIRADS, ATA, EU-TIRADS und K-TIRADS zeigen alle Systeme einen **sehr hohen NPV** von 96–98 %; sie sind somit alle sehr gut für den Ausschluss von Malignität geeignet. Die Sensitivität und Spezifität liegen zwischen 83–91 % bzw. 17–56 %. In der Praxis bedeutet dies, dass die gering höhere Sensitivität von K-TIRADS eine deutlich geringere Spezifität zur Folge hat. ACR-TIRADS hat hingegen eine höhere Spezifität und zeigt die niedrigste Rate unnötiger FNP [122].

Damit ist bei Verwendung von ATA und ACR-TIRADS eine **Reduktion** von **unnötigen FNAC** in 44 % bzw. 53 % der Fälle möglich, mit EU-TIRADS von 30 % und von lediglich 17 % bei Verwendung von K-TIRADS [123]. Der direkte Vergleich von ACR-TIRADS, ATA, EU-TIRADS und K-TIRADS sowie die die jeweiligen Kriterien für eine **FNAC** sind in ➤ Abb. 5.7 und ➤ Abb. 5.8 zusammengefasst.

	Vermiedene Biopsien (%)[a]	FN (FNR)	TN (TNR)	Sensitivität (95 % KI)	Spezifität (95 % KI)	PPV (95 % KI)	NPV (95 % KI)	AUC	DOR[b]
ACR TIRADS	268 (53,4)	6/268 (2,2 %)	262/268 (97,8 %)	83,3 (67,2–93,6)	56,2 (51,6–60,8)	12,8 (8,8–17,8)	97,8 (95,2–99,2)	0,7 (0,62–0,78)	6,42 (2,62–15,72)
ATA	220 (43,8)	9/220 (4,1 %)	211/220 (95,9 %)	75 (57,8–87,9)	45,3 (40,7–49,9)	9,6 (6,4–13,6)	95,9 (92,4–98,1)	0,6(0,51–0,69)	2,48 (1,14–5,39)
AACE/ACE/AME	175 (34,9)	5/175 (2,9 %)	170/175 (97,1 %)	86,1 (70,5–95,3)	36,5 (32,1–41,0)	9,5 (6,5–13,2)	97,1 (93,5–99,1)	0,61 (0,53–0,7)	3,56 (1,36–9,33)
EU-TIRADS	154 (30,7)	5/154 (3,2 %)	149/154 (96,8 %)	86,1 (70,5–95,3)	32 (27,8–36,4)	8,9 (6,1–12,4)	96,7 (92,6–98,9)	0,59 (0,5–0,68)	2,91 (1,11–7,64)
K-TIRADS	86 (17,1)	3/86 (3,5 %)	83/86 (96,5 %)	91,7 (77,5–98,2)	17,8 (14,1–21,6)	7,9 (5,5–11)	96,5 (90,2–99,3)	0,55 (0,46–0,64)	2,38 (0,71–7,96)

Abkürzungen: AUC, area under the ROC curve = Fläche unter der ROC-Kurve; DOR = diagnostische Odds Ratio; FN = falsch negativ; FNAC = Feinnadelaspirationszytologie; FNR = Falsch-Negativ-Rate; KI = Konfidenzintervall; NPV, negative predictive value = negativer Vorhersagewert; PPV, positive predictive value = positiver Vorhersagewert; ROC, receiver operating characteristic = Operationscharakteristik eines Beobachters; TN, true negative = richtig negativ; TNR, true negative rate = Richtig-Negativ-Rate.

Abb. 5.7 Direkter Vergleich von ACR-TIRADS, ATA, EU-TIRADS und K-TIRADS (nach [123]). [H173-002/L141]

AACE/ACE/ AME	ACR TIRADS	ATA	K-TIRADS	EU-TIRADS
Hochverdächtig FNAC > 10 mm ROM 50 %–90 %	TR5 FNAC ≥ 10 mm ROM ≥ 20 %	Hochverdächtig FNAC ≥ 10 mm ROM 70 %–90 %	TR5 FNAC ≥ 10 mm ROM > 60 %	TR5 FNAC > 10 mm ROM 26 %–87 %
Mittelgradig verdächtig FNAC > 20 mm ROM 5 %–15 %	TR4 FNAC ≥ 15 mm ROM 5 %–20 %	Mittelgradig verdächtig FNAC ≥ 10 mm ROM 10 %–20 %	TR4 FNAC ≥ 10 mm ROM 15 %–50 %	TR4 FNAC > 15 mm ROM 6 %–17 %
	TR3 FNAC ≥ 25 mm ROM 5 %	Gering verdächtig FNAC ≥ 15 mm ROM 5 %–10 %	TR3 FNAC ≥ 15 mm ROM 3 %–15 %	TR3 FNAC > 20 mm ROM 2 %–4 %
Gering verdächtig FNAC > 20 mm ROM ≈ 1 %	TR2 Keine FNAC ROM 2 %	Sehr gering verdächtig FNAC ≥ 20 mm ROM < 3 %	TR2 FNAC ≥ 20 mm ROM 1 %–3 %	TR2 Keine FNAC ROM 0 %
	TR1 Kein FNAC ROM 2 %	Benigne Keine FNAC ROM < 1 %	–	–

Abkürzungen: FNAC = Feinnadelaspiration; ROM, risk of malignancy = Malignitätsrisiko.

Abb. 5.8 Zusammenfassung der Kriterien für eine FNP im Vergleich von ACR-TIRADS, ATA, EU-TIRADS und K-TIRADS (nach [123]). [H173-002/L141]

5.9 Internetbasierte Kalkulatoren und Anwendung künstlicher Intelligenz (KI)

Die Erfassung und Zuordnung einzelner, umschriebener und definierter sonomorphologischer Kriterien zu einer Risikokategorie für Malignität von Schilddrüsenknoten prädestiniert die TIRAD-Systeme für den Einsatz internetbasierter Kalkulatoren und künstlicher Intelligenz.

Interbasierte Kalkulatoren (Beispiel: www.gap.kr/xe/Estimation) ermöglichen die Eingabe einzelner sonomorphologischer Kriterien von Schilddrüsenknoten und geben als Ergebnis eine Risikokategorie für Malignität sowie eine Handlungsempfehlung – Follow-up versus Feinnadelpunktion – entsprechend unterschiedlicher evaluierter TIRAD-Systeme aus. Studien zeigen, dass diese Kalkulatoren eine gute Übereinstimmung mit etablierten Klassifizierungssystemen wie K-TIRADS oder ACR-TIRADS aufweisen [124, 125]. Auch die „American Association of Clinical Endocrinology (AACE)" bietet seit 2021 einen Onlinekalkulator, der nach einer Registrierung genutzt werden kann (www.aace-thyroid.deontics.com). Hier werden neben reinen sonografischen Kriterien auch anamnestische Daten berücksichtigt. Ein Onlinekalkulator für ACR-TIRADS findet sich unter https://tiradscalculator.com/.

Auch der Einsatz **künstlicher Intelligenz** (KI) bei der Charakterisierung von Schilddrüsenknoten zeigt viel versprechende Ergebnisse [126, 127]. Risikostratifizierungsalgorithmen, die künstliche Intelligenz für die Charakterisierung von Schilddrüsenknoten verwenden, sind mittlerweile in vielen Ländern im Handel erhältlich. Sie verwenden beispielsweise sechs etablierte B-bildsonografische Kriterien für die Malignität sowie Daten der Elastografie der Knoten [128]. Diese auf künstlicher Intelligenz basierenden Modelle könnten als Entscheidungshilfe ein nützliches Werkzeug und zusätzliche Information für den Sonografierenden darstellen. Studien zeigen, dass im Vergleich zu publizierten Ergebnissen von TIRAD-Systemen für Schilddrüsenkarzinome KI-basierte Bildähnlichkeitsmodelle einen vergleichbaren NPV mit besserer Sensitivität, Spezifität und PPV aufweisen können [129]. Auch im direkten Vergleich mit erfahrenen Untersuchenden zeigte KI vergleichbare Ergebnisse [130] – diese Expertise wäre mittels KI dann im breiten Einsatz auch für Untersuchende mit weniger Erfahrung verfügbar. Durch die Verwendung von KI-Modellen mit Bildähnlichkeit könnte die Subjektivität bei der Einschätzung von Knoten und damit die Anzahl unnötiger Biopsien weiter verringert werden [128]. Inzwischen wurden sog. deep-learning basierte Modelle mit künstlicher Intelligenz auch erfolgreich in prospektiven Studien evaluiert [131].

Die zunehmende Akzeptanz dieser neuen Technologie wird von einem stärkeren Bewusstsein für die potenziellen Vorteile und Fallstricke bei der Verwendung künstlicher Intelligenz abhängen [132].

5.10 Verlaufskontrollen von Schilddrüsenknoten

Da die überwiegende Zahl der Schilddrüsenknoten weder einer FNP zugeführt noch chirurgisch entfernt werden, ist eine sonografische Verlaufskontrolle klinische Praxis. Je nach Risikostratifizierung reichen die Empfehlungen für ein Kontrollintervall von 3 Monaten über 6, 12 bis hin zu 24 Monaten [105, 68]. Die wissenschaftliche Evidenz für diese Empfehlungen ist gering. Die meisten TIRAD-Systeme geben Empfehlungen in Abhängigkeit von der Risikokategorie und der Knotengröße.

!

Sinnvoll erscheint ein Intervall bei auffälligen Knoten, die zum Zeitpunkt der Untersuchung keiner weiteren Diagnostik zugeführt werden, von mindestens 6 Monaten, ansonsten üblicherweise 12–24 Monaten [133]. Neuere Studien geben Hinweise, dass ein Kontrollintervall von 36 Monaten ausreichend sein könnte, wenn eine benigne Zytologie vorlag [134].

Bei älteren Menschen kann aufgrund des sehr niedrigen Risikos über die Verlängerung des Intervalls bis hin zur Beendigung der sonografischen Kontrolle nachgedacht werden [32, 135].

Studien zur Verwendung von unterschiedlichen TIRADS bei der Verlaufskontrolle von Schilddrüsenknoten zeigen, dass initial als vermutlich gutartige eingestufte Schilddrüsenknoten über die Zeit meist stabil bleiben, und Veränderungen, die eine FNP rechtfertigen, selten auftreten. Das Auftreten neuer Knoten hingegen ist ein häufiges Ereignis, aber nur sehr wenige (< 5 %) werden als Hochrisiko eingestuft, und nur die 3–7 % erfüllen die Kriterien für die zytologische Abklärung. Zusammengenommen stützen diese Ergebnisse die Ansicht, dass Patienten mit vermutlich gutartigen Schilddrüsenknoten mit weniger intensiven Protokollen sicher verlaufskontrolliert werden können [136]. Auch Daten aus Deutschland zeigen, dass die überwiegende Zahl von Strumen und Knoten über 10 Jahre stabil bleibt, auch unabhängig von einer L-Thyroxintherapie [137].

Zudem zeigen Studien, dass auch die Verlaufsbeobachtung hochgradig auffälliger Knoten EU-TIRADS 5 mit einer Größe < 1 cm – für die meist keine FNP empfohlen ist und damit papilläre Mikrokarzinome zytologisch nicht gesichert werden können – eine sichere Methode darstellt. Innerhalb der ersten fünf Jahre kam es bei 35 % der Knoten zu einem Wachstum mit einer Volumenzunahme > 50 %, in den Folgejahren war jedoch kein signifikantes Wachstum mehr nachweisbar und das Vorgehen führte – auch ohne initiale FNP oder Operation – nicht zu Nachteilen für die Patienten [138]. Möglicherweise hat auch die sonografische Verlaufskontrolle von Frühstadien des zytologisch nachgewiesenen PTC bei ausgewählten Patienten, v. a. bei älteren Menschen, zukünftig einen Stellenwert [139, 140]. Zweifellos wird dies nur adäquat möglich sein durch eine präzise und valide US-Untersuchung der Schilddrüse sowie der umgebenden Halsstrukturen [141].

5.11 Soll man auf Schilddrüsenknoten screenen?

Aufgrund der Häufigkeit von Schilddrüsenknoten scheint ein sonografisches Screeningangebot nahezuliegen. Da sonografische Screeninguntersuchungen jedoch zu einem massiven Anstieg der Inzidenz der Schilddrüsenkarzinome geführt haben [35], nicht jedoch zu einer Absenkung der Mortalitätsrate durch Therapie [142], müssen diese sonografische **Screeninguntersuchungen kritisch hinterfragt** werden. Bei den sonografisch inzidentell detektierten Karzinomen hat es sich zudem überwiegend um papilläre Mikrokarzinome gehandelt, deren klinische Relevanz v. a. bei älteren Menschen gering sein kann. Andere, meist aggressivere Formen von Schilddrüsenkarzinomen wurden durch sonografisches Screening hingegen nicht häufiger erkannt [142]. Dabei besteht kein Unterschied in der Langzeitprognose zwischen inzidentell und nichtinzidentell diagnostizierten Schilddrüsenknoten, solange bei letzteren kein Verdacht auf Metastasen vorliegt [143].

Aufgrund dieser Daten sowie den **potenziellen Schäden** durch **Übertherapie** (v. a. Rekurrensparesen, permanenter Hypoparathyreoidismus) hat die US Preventive Services Task Force (USPSTF) 2017 die Empfehlung ausgesprochen, asymptomatische Erwachsene nicht mehr auf das Vorliegen eines Schilddrüsenkarzinoms zu screenen [144]. Die Deutsche Gesellschaft für Endokrinologie (DGE) hat in ihrer „Klug-entscheiden-Initiative" die Empfehlung ausgesprochen, bei asymptomatischen älteren Menschen routinemäßig keinen Ultraschall der Schilddrüse durchzuführen [135].

Die o. g. Empfehlungen beruhen auf dem heutigen Kenntnisstand und insbesondere auf den sonografischen Beurteilungen, die in die zugrundeliegenden Studien eingegangen sind. Dies zeigt die Notwendig, die sonografische Charakterisierung von Schilddrüsenknoten weiter zu verbessern und dies in wissenschaftlichen Studien zu untersuchen. Nur so kann die Grundlage geschaffen werden, diese Empfehlungen zu differenzieren und ggf. zu revidieren.

5.12 Sonderfall: sonografische Kriterien für Verlaufsbeobachtung von papillären Mikrokarzinomen

Papilläre Mikrokarzinome (PTMC < 1 cm) haben eine exzellente Prognose. In Autopsiestudien werden klinisch inapparente PTMC häufig nachgewiesen [145] mit einer relativ stabilen Inzidenz über die letzten Jahrzehnte [146]. Durch die zunehmende Verwendung sonografischer Untersuchungen hat ihre Inzidenz weltweit jedoch stark zugenommen [147]. Screeningprogramme mit entsprechender chirurgischer Therapie haben hingegen nicht zu einer Senkung der tumorspezifischen Mortalität geführt [36]. Daher werden seit den 1990er-Jahren zunehmend Konzepte des **abwartenden Beobachtens (waitful watching)** statt unmittelbarer **chirurgischer Therapie** für diese Entität erforscht [139], v. a. in Japan, Südkorea und den USA [148].

Studien

In retrospektiven Beobachtungsstudien bei Menschen mit Niedrig-Risiko-PTMC in Japan zeigte sich im Langzeitverlauf, dass kein Unterschied besteht zwischen abwartendem Beobachten und der unmittelbaren chirurgischen Therapie, die operativ bedingte Morbidität in der chirurgisch therapierten Gruppe jedoch signifikant höher war [149].

Ein Teil der primär verlaufsbeobachteten Patienten (ca. 8 %) wurde im Verlauf bei fortschreitender Krankheitsentwicklung chirurgisch therapiert. Auch wenn man sich nicht grundsätzlich zum abwartenden Beobachten entscheidet, ist die Langzeitprognose des papillären Mikrokarzinoms auch bei verzögerter chirurgischer Therapie bis zu 12 Monate nach Erstdiagnose im Follow-up exzellent und unverändert [150]. Es gibt Anhaltspunkte, dass ein abwartendes Vorgehen auch bei ausgewählten Patienten mit pT1bN0M0-PTC eine Option darstellt [151].

Wissenschaftliche Daten aus Deutschland zu diesem Vorgehen liegen jedoch nicht vor und die Verlaufsbeobachtung von papillären Mikrokarzinomen ist in Deutschland nicht allgemein akzeptiert oder fest etabliert. Zudem muss beachtet werden, dass der betroffene Patient ein Konzept mittragen soll, bei dem eine „Krebserkrankung" nicht operiert, sondern abgewartet wird, ob diese fortschreitet, um erst dann zu handeln – auch wenn es für ein abwartendes Beobachten gute wissenschaftlich fundierte Gründe gibt. Studien zeigen, dass dies für Patienten eine sehr schwierige Entscheidung sein [152] und im Verlauf zu relevanten Angststörungen führen kann [153]. Bereits der Nachweis von Knoten der Schilddrüse – ohne Sicherung eines Karzinoms – führt bei Betroffenen zu vermehrten Schlaf- und Angststörungen [154]. Eine Umfrage unter Chirurgen und Endokrinologen hat ergeben, dass 94 % der Befragten zwar angaben, dass eine Verlaufsbeobachtung von papillären Mikrokarzinomen zu selten angewendet wird; die Frage allerdings, ob sie selbst diese Strategie für sich wählen würden, beantworteten 76 % mit Nein und nur 24 % mit Ja [155]. Es bestehen daher in einem solchen Fall besondere Ansprüche an Aufklärung, Entscheidungsfindung und Betreuung des Patienten [156].

Voraussetzungen für ein **abwartendes Beobachten** sind in jedem Fall ein valider sonografischer Befund und Kriterien, die eine Prognoseabschätzung neben der alleinigen Tumorgröße erlauben. In den letzten Jahren wurden entsprechende Kriterien herausgearbeitet, die bei der Entität PTMC eine Verlaufsbeobachtung bei ausgewählten Patienten rechtfertigen können. Die Lebenswahrscheinlichkeit, dass ein papilläres Mikrokarzinom fortschreitet und sich Lymphknotenmetastasen entwickeln, ist dabei stark altersabhängig und für jüngere deutlich relevanter als für ältere Menschen: Für die Diagnose 60- bis 70-jähriger Menschen ist das Progressionsrisiko dieser Entität als sehr gering einzuschätzen, für 20- bis 30-Jährige jedoch als signifikant hoch [157, 158].

Neben patientenbezogenen Kriterien (v. a. Alter z. B. > 60 Jahre, Komorbiditäten, „informed consent", Sicherstellung des Follow-up) können folgende **Kriterien** als **prognostisch günstig** angesehen werden [141]:

- Solitärer Knoten
- Scharfe Begrenzung
- > 2 mm umgebendes normales Schilddrüsengewebe
- Keine extrathyreoidale Invasion
- Dokumentation einer stabilen Größe durch Voruntersuchungen
- Kein Nachweis pathologischer Lymphknoten
- Kein Nachweis von Fernmetastasen

Obwohl Größenwachstum kein Kriterium für die **Prädiktion** eines Schilddrüsenkarzinoms ist, ist es zweifellos als ein Kriterium des Fortschreitens bei **gesichertem** PTMC zu werten. Studien zum Wachstumsverhalten von PTMC zeigen, dass die meisten PTMC über einen Zeitraum von ca. 30 Monaten zwar nicht signifikant wachsen, dass jedoch der beste sonografische Parameter eines signifikanten Wachstums eine Zunahme von > 50 % des Knotenvolumens ist [159, 160].

Weitere Risikofaktoren für das Auftreten von **Lymphknotenmetastasen** sind neben dem Alter [161, 162]:

- Männliches Geschlecht
- Lage der Läsion im kranialen Schilddrüsenanteil (➤ Abb. 5.9)
- Unmittelbar subkapsuläre Lage (➤ Abb. 5.10, ➤ Abb. 5.11, ➤ Abb. 5.12, ➤ Abb. 5.13)
- Mikrokalzifikationen

Neben der subkapsulären bzw. Lokalisation im kranialen Schilddrüsenlappen als Risikofaktoren für das Auftreten von Lymphknotenmetastasen sind zwei weitere Lokalisation wichtig für das Risiko einer lokalen Infiltration,

- die **Lage** direkt an der **Trachea** (➤ Abb. 5.14, ➤ Abb. 5.15, ➤ Abb. 5.16, ➤ Abb. 5.17)
- sowie die **dorsomediale** Lage im Bereich des **Verlaufs** des **N. laryngeus recurrens** (➤ Abb. 5.18, ➤ Abb. 5.19, ➤ Abb. 5.20).

In Abhängigkeit der Morphologie der Knoten ist eine Lage direkt an der Trachea in bis zu 24 % mit einer Trachealinfiltration assoziiert [163]. Die Ergebnisse dieser Studie sind in ➤ Tab. 5.5 zusammengefasst. Eine dorsomediale Lage im Bereich des Verlaufs des N. laryngeus recurrens ist bei Knoten > 7 mm in bis zu 9 % mit einer Rekurrensinfiltration assoziiert [164]. Bei diesen beiden Lokalisationen und insbesondere bei Vorliegen von Risikofaktoren ist also eine Verlaufsbeobachtung von PTMC nach aktueller Datenlage nicht gerechtfertigt.

Eine Konsensusarbeit der japanischen Gesellschaft endokriner Chirurgen hat Empfehlungen publiziert mit Indikationen, bei denen auch bei papillärem Mikrokarzinom eine operative Therapie und keine Verlaufsbeobachtung – was in Japan im Vergleich zu deutschsprachigen Ländern häufige Praxis ist – empfohlen ist [165]. Diese sind in ➤ Tab. 5.4 zusammengefasst.

5

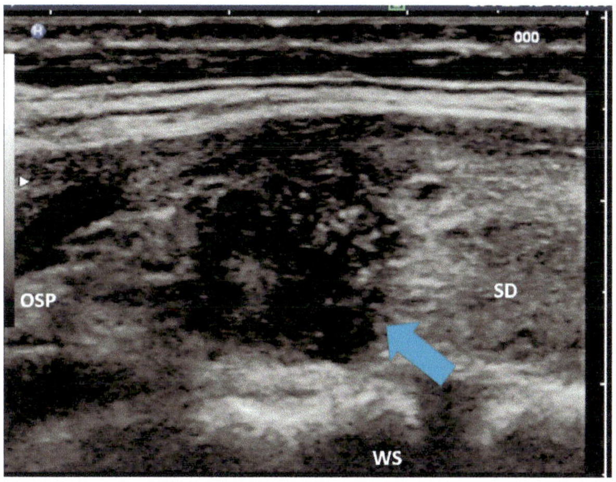

Abb. 5.9 PTC (schwächer echogen, unscharf, teils spikulär begrenzt, Mikrokalzifikationen; blauer Pfeil) mit Lage im kranialen Schilddrüsenlappen (Längsschnitt; WS: Wirbelsäule; OSP: oberer Schilddrüsenpol, SD: normale Schilddrüse).

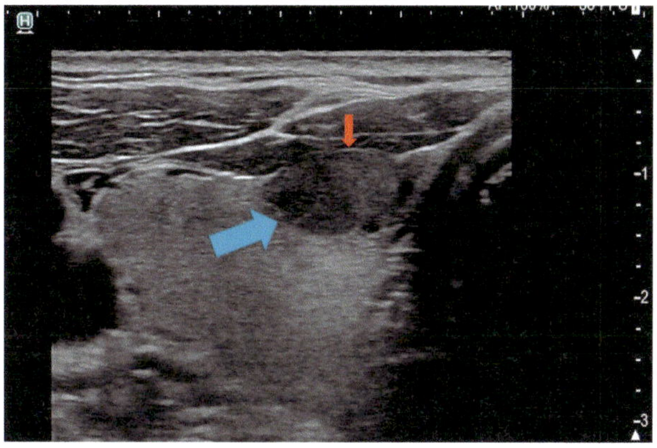

Abb. 5.10 PTMC (blauer Pfeil) mit unmittelbar subkapsuläre Lage (roter Pfeil).

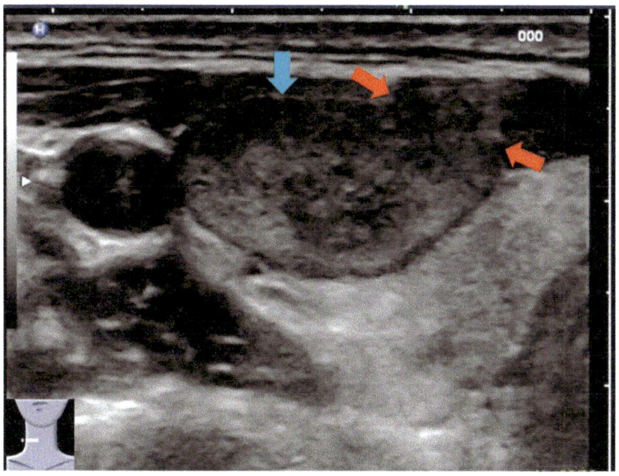

Abb. 5.11 Unmittelbar subkapsuläre Lage eines schwächer echogenen wider-than-tall Knotens. Teilweise ist die ventrale Faszie des Knotens darstellbar (blauer Pfeil), an einer Stelle ist sie durchbrochen (zwischen den roten Pfeilen). Histologie papilläres Karzinom.

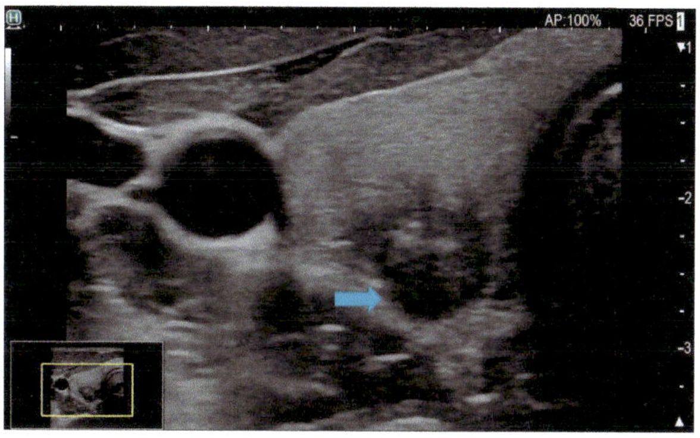

Abb. 5.12 PTMC rechts dorsal subkapsulär mit nicht durchgehend darstellbarer Kapsel und V.a. Kapseldurchbruch (blauer Pfeil; Kapseldurchbruch histologisch bestätigt); schwächer echogener, unscharf und unregelmäßig, teils spikulär begrenzter Knoten, mit stärker echogenen Foci (Mikrokalzifizierungen).

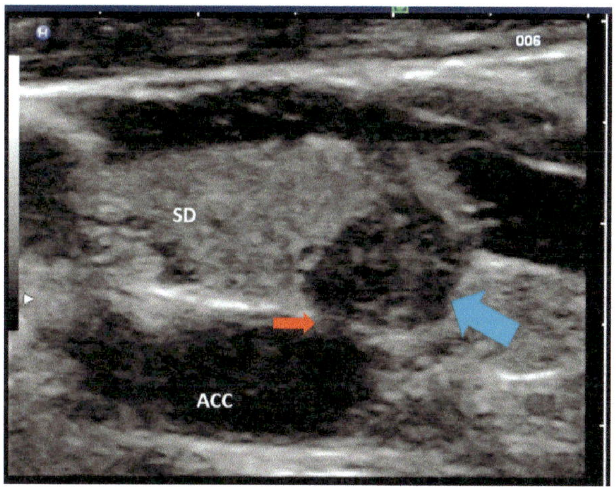

Abb. 5.13 Schilddrüse (SD) rechts im Längsschnitt mit PTMC rechts (blauer Pfeil) direkt an die A. carotis communis (ACC) grenzend und unmittelbar subkapsulärer Lage bei nicht sicher durchgehend darstellbarer Schilddrüsenkapsel (roter Pfeil).

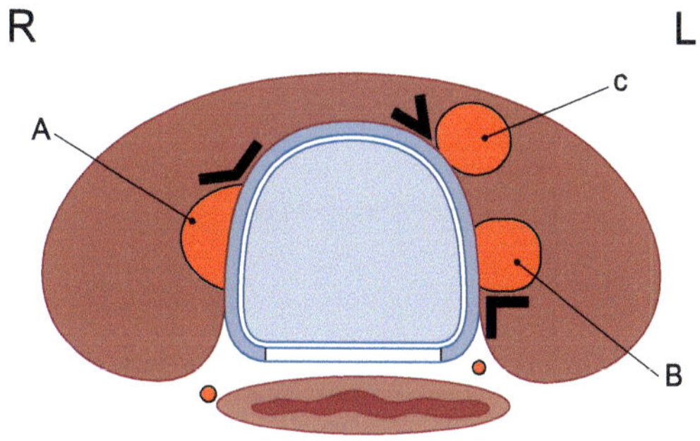

Abb. 5.14 Schema typischer Beispiele für PTMC mit hohem, mittlerem und niedrigem Risiko für eine TR-Invasion in Abhängigkeit der Knotenmorphologie (nach [165]). [H239/L141]
TR: Trachea

5

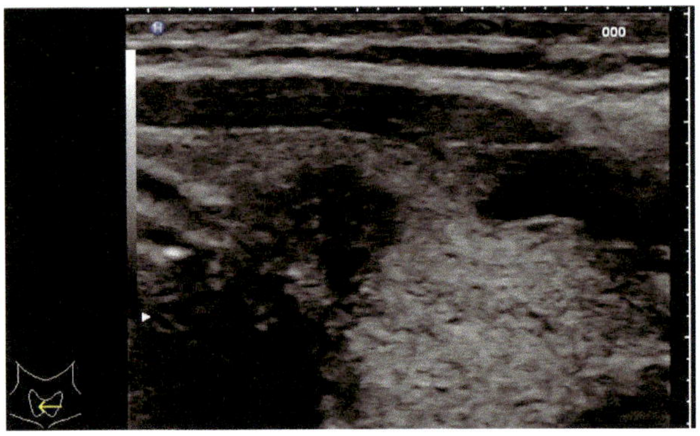

Abb. 5.15 Papilläres Mikrokarzinom PTMC, links (schwächer echogen, unscharf begrenzt, teils spikulär) mit unmittelbarer Lage an der Trachea.

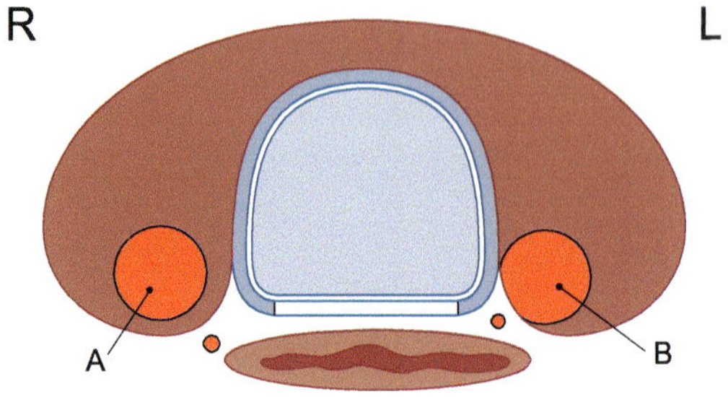

Abb. 5.18 Schema typischer Beispiele für PTMC mit dorsomedialer Lage und niedrigem (A) bzw. hohem (B) Risiko für eine Infiltration des N. laryngeus recurrens in Abhängigkeit des Vorhandenseins oder Fehlens normalen Schilddrüsengewebes zwischen Läsion und Verlauf des N. recurrens (nach [180]). [H239/L141]

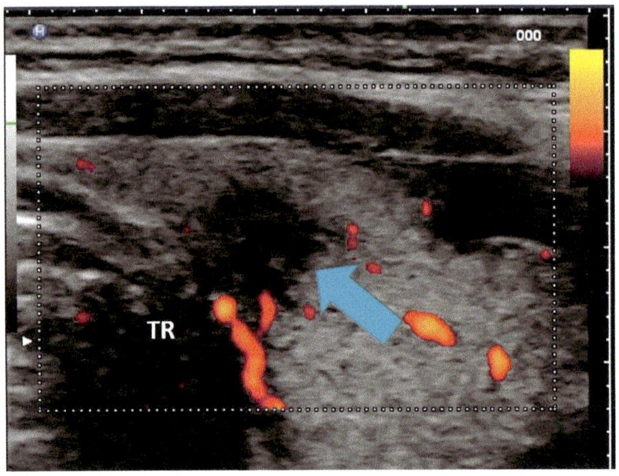

Abb. 5.16 PTMC (schwächer echogen, unscharf begrenzt, teils spikulär; blauer Pfeil) mit unmittelbarer Lage an der Trachea (TR).

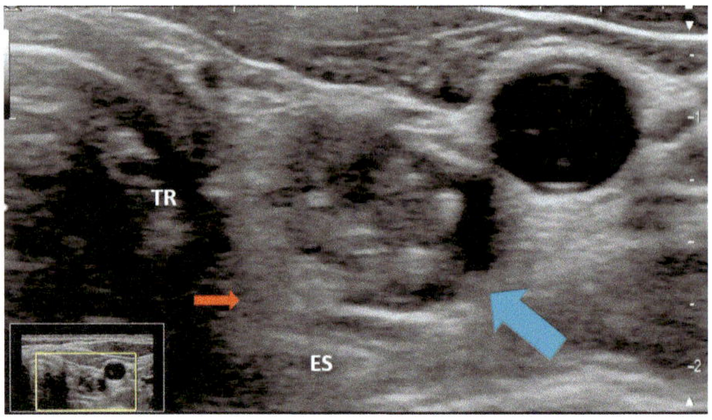

Abb. 5.19 PTMC (mit Mikrokalzifikationen, teils zystisch; blauer Pfeil) mit dorsomedialer Lage im Bereich des N. recurrens (roter Pfeil). Trachea (TR), Ösophagus (ES).

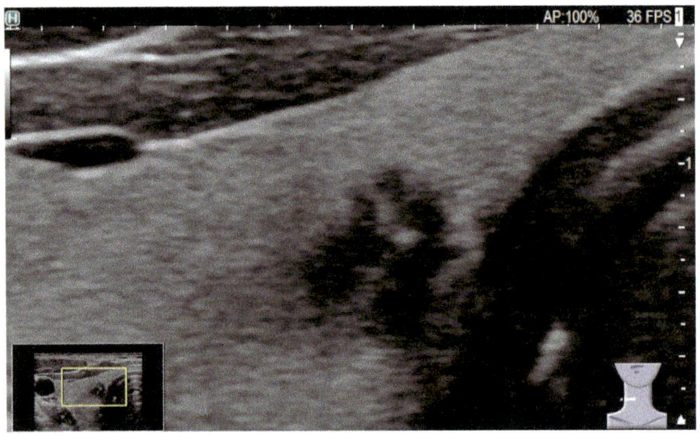

Abb. 5.17 PTMC (schwächer echogen, unscharf begrenzt, teils spikulär; Mikrokalzifizierung) mit unmittelbarer Lage an der Trachea rechts.

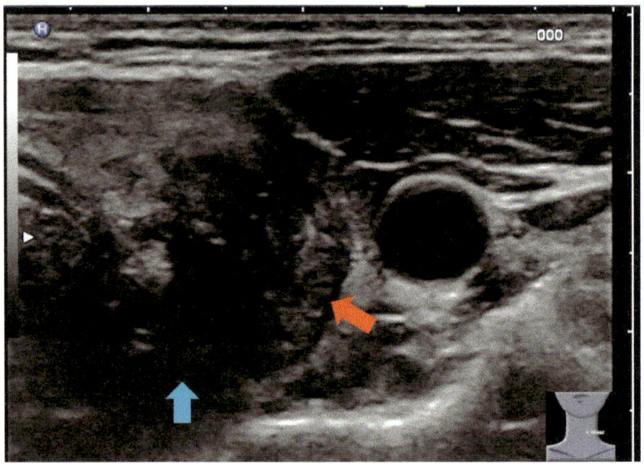

Abb. 5.20 Großes medulläres Schilddrüsenkarzinom links (Calcitonin > 20.000 pg/ml; roter Pfeil) mit dorsomedialer Lage im Bereich des N. recurrens (blauer Pfeil). Deutlich schwächer echogene, unscharf und unregelmäßig begrenzte Läsion, die dorsomediale Begrenzung und Abgrenzung zur Trachea (blauer Pfeil) ist sonografisch nicht sicher bestimmbar. Klinisch (Rekurrensparese) und histologisch Infiltration des N. recurrens, der partiell reseziert wurde.

Tab. 5.4 Konsensusempfehlungen der japanischen Gesellschaft endokriner Chirurgen mit Indikationen, bei denen auch bei papillärem Mikrokarzinom eine operative Therapie und keine Verlaufsbeobachtung – was in Japan im Vergleich zu deutschsprachigen Ländern häufig praktiziert wird – empfohlen ist (nach [165]).

Indikation zur sofortigen operativen Therapie (keine Verlaufsbeobachtung) beim papillären Mikrokarzinom
Klinische Lymphknotenmetastasen oder Fernmetastasen (selten)
Klinischer Nachweis einer Infiltration des Nervus laryngeus recurrens (NLR) oder der Trachea
Zytologischer Nachweis eines aggressiven Subtyps des papillären Schilddrüsenkarzinoms (selten)
Tumoren grenzen an die Trachea an und invadieren diese möglicherweise
Tumoren entlang des Verlaufs des NLR
Assoziiert mit anderen operationsbedürftigen Erkrankungen von Schilddrüse und Nebenschilddrüse
Alter < 20 Jahre (aktuell keine Evidenz)

Tab. 5.5 Beziehung zwischen prä- und postoperativen Befunden der Trachealinvasion in der Untergruppe der kleinen papillären Schilddrüsenmikrokarzinome (PMCs ≥ 7 mm).

Chirurgische und pathologische TR-Invasion			
Risikograd	**Kein oder geringes**	**Signifikant**	**Gesamt**
Hohes Risiko	39 (76 %)	12 (24 %)	51
Mittleres Risiko	78 (100 %)	0	78
Geringes Risiko	208 (100 %)	0	208
Kein Risiko	537 (100 %)	0	537
Gesamt	862	12	874

5

KAPITEL

6 Sonografische Nachsorge des Schilddrüsenkarzinoms

6.1 Sonografische Kriterien und praktisches Vorgehen

Die Sonografie ist eine der zentralen Untersuchungsmethoden in der Nachsorge des Schilddrüsenkarzinoms und von allen großen Fachgesellschaften empfohlen [54, 166]. Sie hat sowohl in älteren [167, 168] als auch neueren Studien [169] ihren diagnostischen Nutzen zum Nachweis einer Persistenz oder Rekurrenz in unterschiedlichen Situationen in der Nachsorge des Schilddrüsenkarzinoms gezeigt. In der Nachsorge des Schilddrüsenkarzinoms sollten daher standardisierte Protokolle mit Dokumentation verwendet werden. Eine vollständige Sonografie soll die Untersuchung des Schilddrüsenbettes [170, 171] sowie der zentralen und lateralen Lymphknotenstationen [68, 166] beinhalten. Als Leitstrukturen dienen die infrahyale Muskulatur, Trachea, Ösophagus, M. longus colli und die A. carotis sowie die zervikalen Lymphknotenkompartimente.

Aufgrund postoperativer Veränderungen im Rahmen der Wundheilung ist die sonografische Beurteilbarkeit des Schilddrüsenbetts und ggf. der insbesondere zentralen Lymphknotenstationen in den ersten drei Monaten postoperativ häufig eingeschränkt. Durch Ödem oder Sekretansammlung können sich kleinere Läsionen in dieser Lokalisation finden.

Gründe für eine **frühzeitigere Sonografie** können hier sein [172]:

- Es liegt keine präoperative Sonografie vor und die Diagnose erfolgte zufällig durch die Histologie.
- Die präoperative Sonografie ist nicht aussagekräftig oder vollständig im Hinblick auf mögliche Lymphknotenmetastasen.
- Es zeigt sich Aktivität außerhalb des Schilddrüsenbettes in der postablativen Szintigrafie nach totaler Thyreoidektomie.
- Es gibt diskrepant hohe TG-Werte im Vergleich zur Anreicherung im Schilddrüsenbett in der postablativen Szintigrafie.

Differenzialdiagnostisch muss bei Läsionen > 3 Monate postoperativ auch an Granulome, Neurome, reaktive Lymphknoten und Nebenschilddrüsen (-adenome) gedacht werden [173]. Häufiger sieht man auch stärker echogenes Nahtmaterial (➤ Abb. 6.1).

Eine postoperative Läsion im Schilddrüsenbett wird sonografisch als suspekt eingestuft, wenn sie schwächer echogen, zystisch, unscharf begrenzt, stärker vaskularisiert oder größenprogredient (> 50 % des Volumens) ist oder Kalzifizierungen aufweist [170, 174, 175]. Lokalrezidive des Schilddrüsenkarzinoms treten typischerweise im Schilddrüsenbett auf. Daher ist jede neue postoperative Läsion in dieser Lokalisation suspekt für das Vorliegen eines Rezidivs (➤ Abb. 6.2). Auch können in Projektion auf das Schilddrüsenbett Lymphknotenmetastasen nachweisbar sein (➤ Abb. 6.3). In den ersten zwei Jahren postoperativ handelt es sich häufig um eine persistierende Erkrankung, weniger um ein Rezidiv [176].

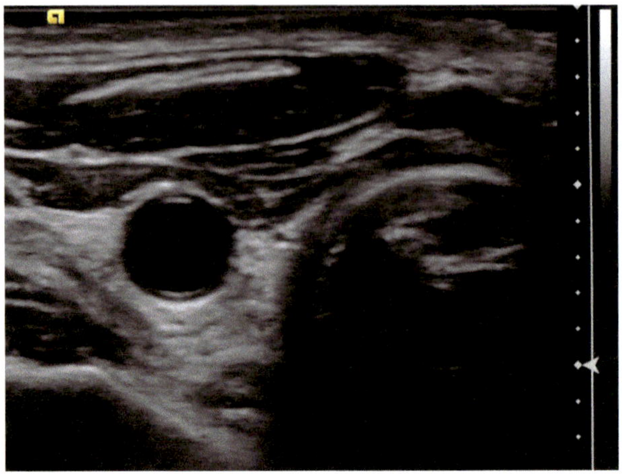

Abb. 6.1 Z. n. totaler Thyreoidektomie mit regelrechtem postoperativem Status. Kein nachweisbares Schilddrüsengewebe im Schilddrüsenbett, begrenzt durch Trachea, infrahyale Muskulatur, M. longus colli und M. scalenus. Mehrere kleine stärker echogene spots im Schilddrüsenbett i. S. von Nahtmaterial.

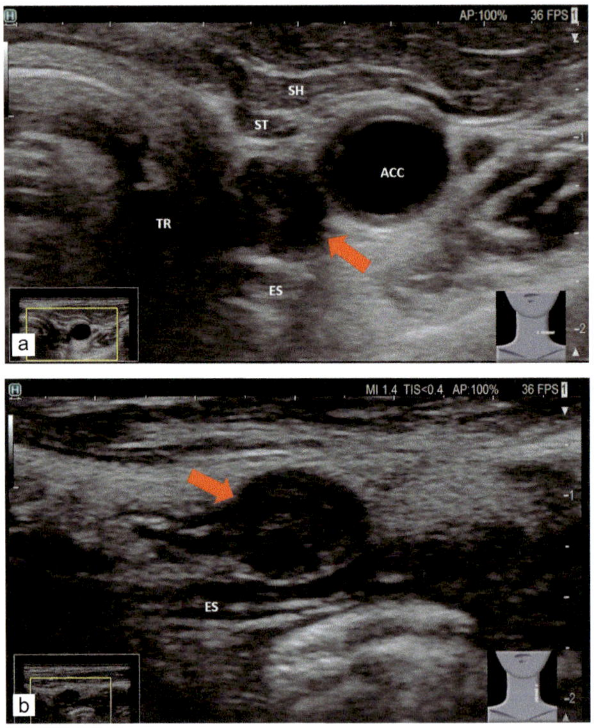

Abb. 6.2 Z. n. totaler Thyreoidektomie bei MTC mit postoperativ erhöhtem Calcitonin von 4800 pg/ml. Sonografischer Nachweis eines schwächer echogenen lokalen Rezidivs (roter Pfeil) im Schilddrüsenbett direkt ventral des Ösophagus (ES) zwischen Trachea (TR), M. sternohyoideus und thyroideus (SH, ST) sowie A. carotis communis (ACC) gelegen. a) Querschnitt, b) Längsschnitt.

Die **Sonografie** von **Lymphknoten** im Abflussgebiet der Schilddrüse ist ausführlich im Kapitel Diagnostik dargestellt. Zusammenfassend ist eine Klassifizierung von Lymphknoten in die Kategorien normal, unbestimmt sowie malignitätsverdächtig unter Verwendung evaluierter sonomorphologischer

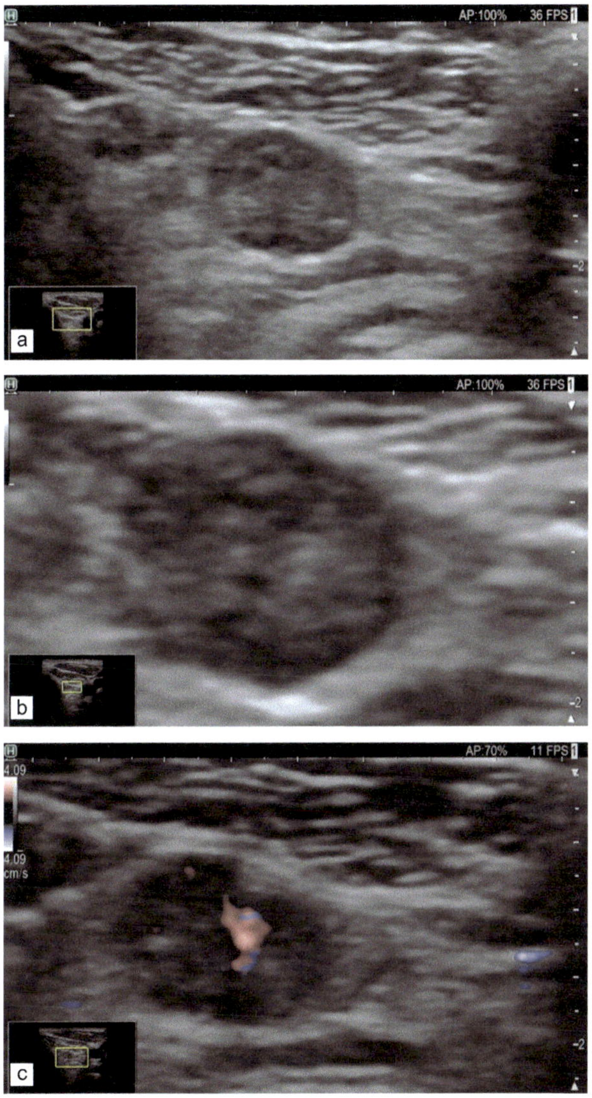

Abb. 6.3 Z.n. totaler Thyreoidektomie bei PTC pT2pN1b (5/18) V0 L0 R0 mit postoperativ sowie nach zweimaliger Radiojodtherapie erhöhtem Thyreoglobulin. Szintigrafie sowie FDG-PET-CT negativ.
a) Sonografischer Nachweis einer Lymphknotenmetastase 7 mm im Schilddrüsenbett direkt ventral des Ösophagus gelegen, b) vergrößert, c) in der FKDS Nachweis einer Vaskularisation.

Kriterien sinnvoll. Zudem ist die Angabe der Lokalisation der Lymphknoten in den zentralen und lateralen Kompartimenten nach einer evaluierten Klassifikation notwendig.

6.2 Postoperativer Ultraschall

Eine wichtige Untersuchung ist der postoperative Ultraschall zur sonomorphologischen **Charakterisierung** des **Therapieansprechens** sowie zu **Risikostratifizierung,** der 6–12 Monate postoperativ empfohlen ist [68, 166]. Retrospektive Untersuchgen zeigen, dass eine zeitlich zu frühe Risikostratifizierung nach totaler Thyreoidektomie und ablativer Radiojodtherapie keinen Vorteil für diese Einschätzung aufweist [177, 178].

Postoperativer US **3–4 Monate nach OP** war allerdings in einer Studie die sensitivste Methode zum Nachweis von v. a. zervikalen Lymphknotenmetastasen und dem TG-Wert überlegen [169]. Für die genannten Kategorien ist daher eine Sonografie 3 Monate postoperativ empfohlen [166, 172].

Das weitere Vorgehen sowie die Festlegung der Nachsorgeintervalle müssen individuell nach Tumorstadium, Histologie, durchgeführter Therapie und Therapieansprechen festgelegt werden. Die meisten Daten existieren für das papilläre Schilddrüsenkarzinom.

Innerhalb von **1–5 Jahren postoperativ** wird eine Sonografie alle 6 Monate für 2 Jahre, danach in der Regel alle12 Monate sowie bei signifikant steigenden TG-Werten empfohlen [54, 166]. Voraussetzung hierfür ist eine regelrechte Sonografie 3–6 Monate postoperativ. Das Risiko von Rezidiven innerhalb von 5 Jahren nach exzellentem Therapieansprechen ist jedoch als sehr gering anzusehen, sodass für diese Gruppe ggf. längere Nachsorgeintervalle gerechtfertigt sein können [179]. Auch bei PTC pT1a ist das Risiko von Rezidiven sehr gering, so dass eine Nachsorge bei regelrechtem Befund nach 5 Jahren beendet bzw. ggf. sogar auf eine sonografische Nachsorge in dieser Situation in Abhängigkeit des Patientenalters sowie Komorbiditäten verzichtet werden kann.

Fünf Jahre postoperativ kann mit der Sonografie erneut das lokale Therapieansprechen und damit in Zusammenschau weiterer Befunde eine Risikoabschätzung durchgeführt werden. Spätrezidive > 5 Jahre postoperativ werden jedoch auch nach exzellentem Ansprechen auf die Therapie beobachtet [179]. Eine **jährliche sonografische** Nachsorge sollte in Abhängigkeit des Initialtumors und des Therapieansprechens daher auch > 5 Jahre postoperativ durchgeführt werden [166]. Retrospektive Analysen bei Patienten mit PTC haben allerdings gezeigt, dass die sonografische Nachsorge mit einer medianen Nachbeobachtungsdauer von 8–10 Jahren sowohl bei „low-risk" [180] als auch „intermediate-risk" [181] Situationen beim PTC signifikant häufiger falsch-positive, unspezifische Befunde als wirkliche Krankheitsrezidive detektiert.

Einige Studien haben berichtet, dass es ungewöhnlich ist, sonografisch eine residuale Erkrankung zu finden, wenn bei TG-AK negativen Patienten die TG-Werte während der Einnahme von L-Thyroxin < 0,15 oder 0,27 ng/ml sind [182] oder wenn der stimulierte TG-Wert ≤ 1,4 ng/ml ist [183]. Andere Autoren sehen die Indikation für einen US nach Thyreoidektomie und Radiojodtherapie ohnehin nur für anti-TG-negative Patienten mit einem TG > 1 ng/ml [184].

Bei der Hemithyreoidektomie bei PTC pT1a kann der TG-Wert nicht zur Nachsorge herangezogen werden. Da in bis zu 50 % multifokale PTC beschrieben sind, ist eine sonografische Nachsorge empfohlen, initial nach 6 Monaten sowie im Anschluss alle 12–24 Monate. Prospektive Daten zu diesem Vorgehen liegen nicht vor, sondern richten sich nach der Biologie von PTC. Bezüglich des Ausmaßes der Therapie bei Nachweis eines multifokalen PTC bestehen kontroverse Daten [185, 186].

Zur Erkennung eines MTC-Rezidivs bzw. einer Persistenz könnte eine postoperative US-Überwachung in 1-Jahresintervallen innerhalb der ersten drei Jahre nach einer Schilddrüsenoperation ausreichend sein. Je nach relevanten Risikofaktoren kann jedoch eine jährliche oder halbjährliche US-Überwachung für bis zu zehn Jahre nach einer Schilddrüsenoperation empfohlen werden [187].

KAPITEL

7 Sonografie von zervikalen Lymphknoten

7.1 Untersuchung der Lymphabflussgebiete

Ultraschall (US) ist die Methode der ersten Wahl zur Detektion und Charakterisierung von zervikalen Lymphknoten [188, 189, 190].

Anatomisch bestehen typische Lymphabflussgebiete der Schilddrüsenregion (➤ Abb. 7.1). Die Indikation für einen US der Lymphabflussgebiete der Schilddrüsenregion besteht grundsätzlich bei **Nachweis** von **Schilddrüsenknoten,** v.a. jedoch bei suspekten Knoten der Schilddrüse. Bei suspekten Knoten müssen diese subtil untersucht werden, v.a. die prätrachealen und prälaryngealen Kompartimente. Lymphknotenmetastasen können eine zentrale Lymphknotenstation überspringen und in einer weiter entfernten lateralen nachweisbar sein. Dies wird als „Skip-Metastase" bezeichnet [201] (➤ Abb. 7.28).

Zudem besteht eine Indikation regulär in der **Nachsorge** nach **Schilddrüsenkarzinom,** v.a. bei persistierend erhöhten oder ansteigenden TG-Werten sowie einer szintigrafischen Anreicherung außerhalb des Schilddrüsenbettes [191]. Postoperativer US 3–4 Monate nach OP war in einer Studie die sensitivste Methode zum Nachweis v.a. von zervikalen LK-Metastasen und dem TG-Wert überlegen [169]. Bei Patienten mit papillärem Mikrokarzinom ohne Risikofaktoren und positiven Anti-TG-Antikörpern, die sich postoperativ keiner Behandlung mit Radiojod unterzogen hatten, war US die sensitivste Methode zum Nachweis von Lymphknotenmetastasen [168]. Manche Autoren sehen die Indikation für einen US nach Thyreoidektomie und Radiojodtherapie nur für anti-TG-negative Patienten mit einem TG > 1 µg/l [184].

Die Untersuchung der Lymphabflussgebiete der Schilddrüsenregion soll in Rückenlage des Patienten mit Überstreckung des Halses erfolgen. Verwendet werden Linearschallköpfe mit mindestens 9 MHz Sendefrequenz, ggf. sind auch Linearschallköpfe mit 12 MHz notwendig.

7.2 Befunddokumentation

Es soll eine schriftliche standardisierte Befunddokumentation erfolgen. Der Befund sollte folgende Aspekte beinhalten:

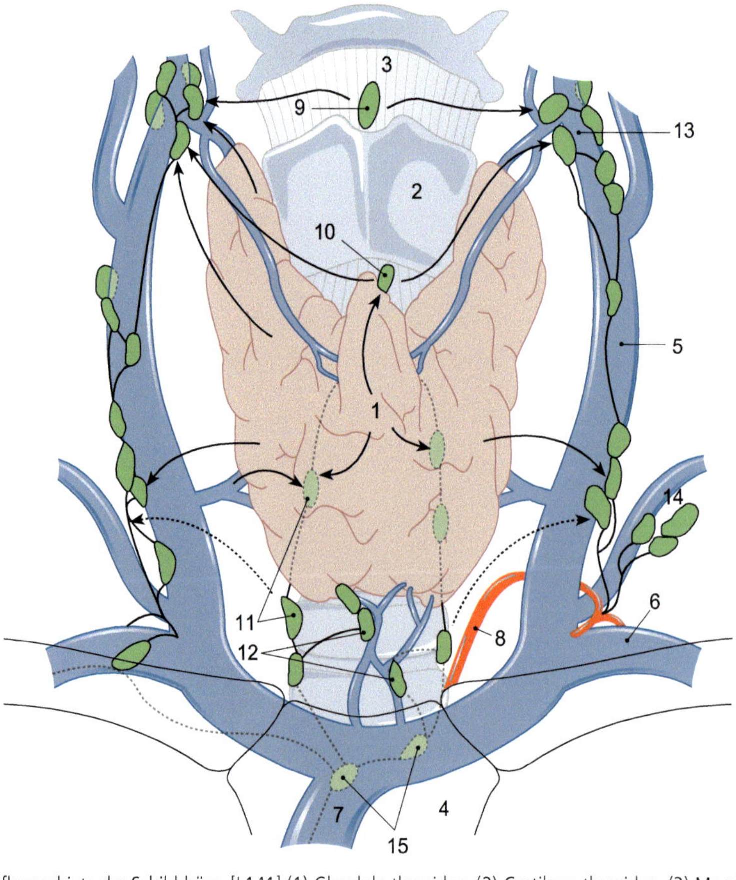

Abb. 7.1 Typische Lymphabflussgebiete der Schilddrüse. [L141] (1) Glandula thyroidea, (2) Cartilago thyroidea, (3) Membrana thyrohyoidea, (4) Manubrium sterni, (5) Vena jugularis interna, (6) Vena subclavia, (7) Vena cava superior, (8) Ductus thoracicus, (9) infrahyoidale Lymphknoten, (10) prälaryngeale Lymphknoten, (11) paratracheale Lymphknoten, (12) prätracheale Lymphknoten, (13) vordere und seitliche juguläre Lymphknoten, (14) supraklavikuläre Lymphknoten, (15) vordere mediastinale Lymphknoten

- Vollständigkeit der Erfassung aller LK-Kompartimente (I-VI)
- Beschreibung zumindest unbestimmter oder verdächtiger LK einschließlich anatomischer Lokalisation
- Größe dieser LK in drei Dimensionen
- Form (ovalär, rund, polylobuliert, unscharf begrenzt)
- Vorhandensein oder Fehlen eines Hiluszeichens
- Echogenität (schwächer bzw. stärker echogen, isoechogen)
- Vorhandensein zystischer Areale (mit Angabe eines Wertes in %)
- Vorhandensein und Lokalisation von Verkalkungen (Mikro- und Makroverkalkungen)
- Duplex-US-Merkmale der Vaskularisation (hilär, zentral, peripher, diffus, kapseldurchbrechend)

Entsprechend der anatomischen Gegebenheiten hat es sich auch klinisch bewährt, Lymphknotenstationen in Kompartimente einzuteilen. Hierzu existieren unterschiedliche Klassifikationen. Eine häufig verwandte und gut reproduzierbare Einteilung ist die **ATA-Klassifikation** mit **sechs unterschiedlichen Kompartimenten** (➤ Abb. 7.2). Diese Kompartimente sollen bei gegebener Indikation systematisch sonografisch untersucht werden.

7.2.1 Form, Echogenität, Hiluszeichen

Normale Lymphknoten (LK) sind ovalär, gering schwächer echogen mit einem stärker echogenen Hilus mit einem entsprechenden Hilusgefäß [192] (➤ Abb. 7.3, ➤ Abb. 7.4, ➤ Abb. 7.5). Nicht immer ist der Hilus in der B-Bild-Sonografie nachweisbar, kann aber aufgrund seiner Vaskularisierung unter Verwendung des Farbdopplers sichtbar gemacht werden. Einen Hilus findet man bei etwa 90 % der normalen LK [189, 192–194]. In bis zu 10 % der Fälle ist der Hilus sonografisch auch bei Gesunden nicht nachweisbar, was meist ohne klinische Bedeutung ist. Der Nachweis des Hilus schließt Malignität aber nahezu immer aus [189, 192–194].

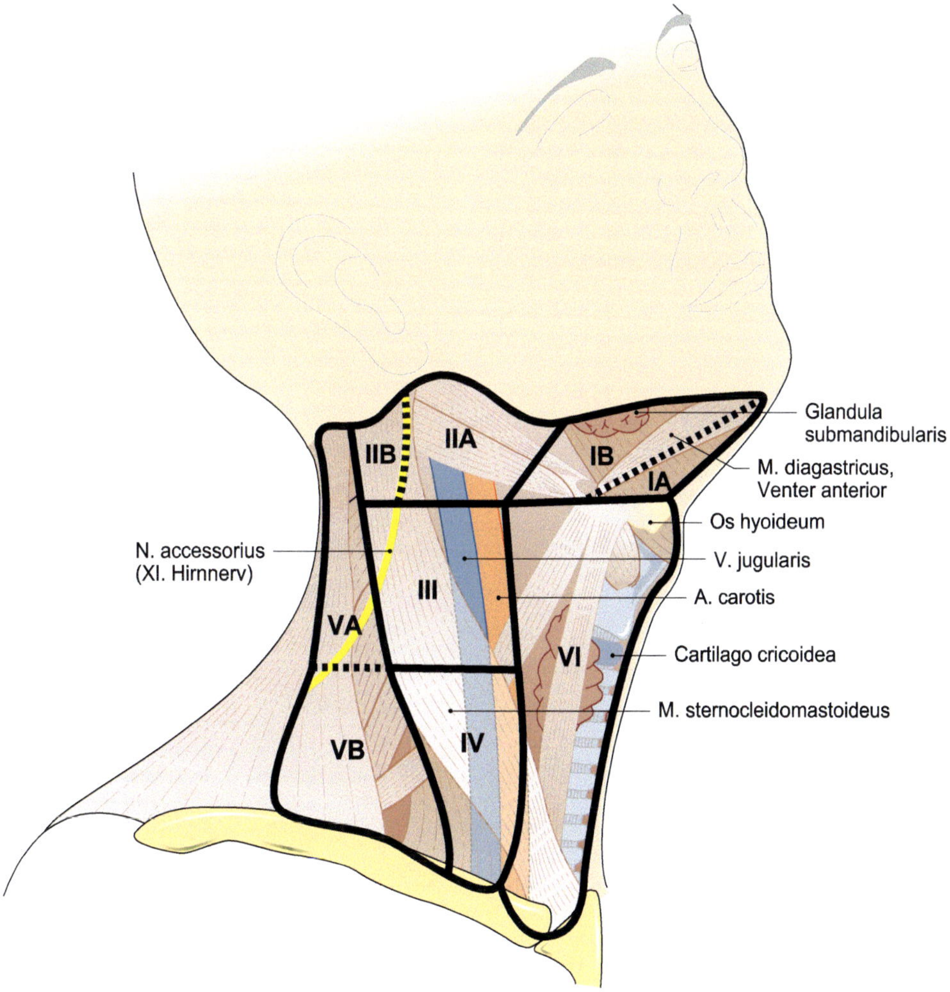

Abb. 7.2 ATA-Klassifikation der Lymphknotenkompartimente (nach [68]). [L141]

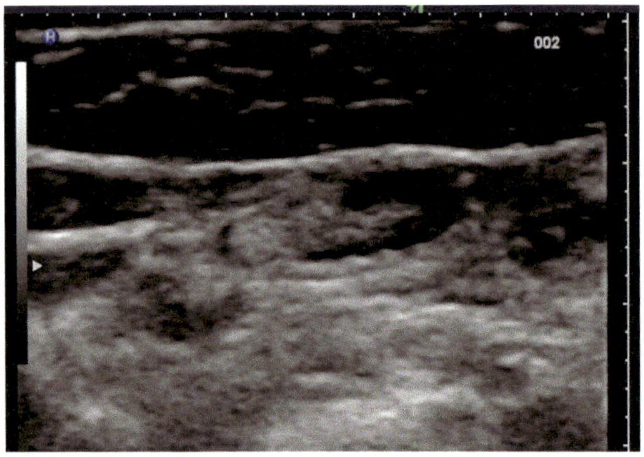

Abb. 7.3 Normaler, ovalärer Lymphknoten mit stärker echogenem Hilus.

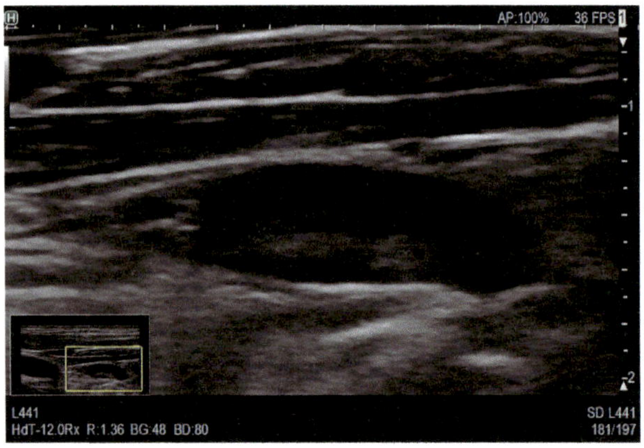

Abb. 7.4 Normaler, ovalärer Lymphknoten mit stärker echogenem Hilus.

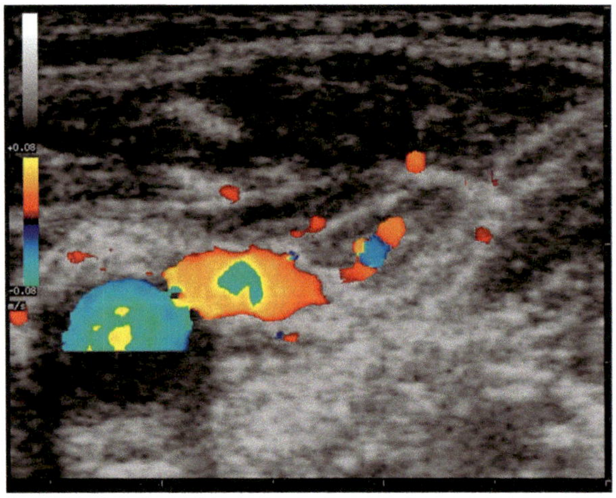

Abb. 7.5 Normalbefund eines zervikalen Lymphknotens mit typischer ovalärer Form, stärker echogenem Hilus und Hilusgefäß.

7.2.2 Durchmesser

Der Durchmesser in der langen Achse hat in der sonografischen Beurteilung nur einen geringen diagnostischen Wert für die Frage nach Malignität. Ein Längsdurchmesser > 1 cm hatte in einer Studie nur eine Sensitivität von 68 % und Spezifität von 75 % [189]. Ursachen hier sind relativ häufig vorkommende reaktive LK-Vergrößerungen. Daher ist die Verwendung der kurzen Achse bzw. des **Steinkamp-Quotienten** (L/S, Quotient von langer zu kurzer Achse im Durchmesser) zu empfehlen [195]. Allerdings findet sich eine rundliche LK-Form (L/S < 2) bei bis zu einem Drittel der gesunden Patienten [189, 192–196].

Suspekte zervikale Lymphknoten erhöhen die präoperative Wahrscheinlichkeit für die Malignität von Schilddrüsenknoten sowie für postoperativ persistierende oder rezidivierende LK-Metastasen. Der präoperative Nachweis von suspekten LK hat zudem prognostischen Wert und kann Einfluss auf die operative Strategie haben [196, 197]. Insbesondere in der Rezidivsituation kann eine US-gesteuerte Tuschemarkierung suspekter LK das operative Vorgehen und Ergebnis verbessern [198]. Es gibt Hinweise für das PTC, dass ein relevanter Anteil früher Rezidive keine echten Rezidive, sondern eine Persistenz der initialen Tumorsituation, v. a. positive LK, sind [176]; eine qualitativ hochwertige präoperative Sonografie der Lymphabflussgebiete der Schilddrüse ist daher essentiell.

7.2.3 Lymphknotenmetastasen

Lymphknotenmetastasen sind v. a. beim papillären Schilddrüsenkarzinom (PTC) häufig: Sie finden sich in bis zu 26,5 % d. F. postoperativ. Bei metastasiertem PTC finden sich bis zu 70 % der LK-Metastasen im zentralen und lateralen LK-Kompartiment [199]. Die sonografischen Kriterien für präoperativ suspekte LK unterscheiden sich dabei nicht von postoperativ suspekten LK [202]. Faktoren, welche die Sensitivität von US zum präoperativen Nachweis von zervikalen LK-Metastasen beeinflussen, sind die Expertise des Untersuchenden und – in vielen Studien – die prophylaktische Dissektion mikroskopisch positiver zentraler Halslymphknoten, die von keiner Bildgebungsmodalität präoperativ zuverlässig erfasst werden können. Die Spezifität des Ultraschalls beim Nachweis von LK-Metastasen des PTC, die von metastasiertem PTC betroffen sind, ist hoch und liegt zwischen 80 % und 95 % [203].

Ein Querdurchmesser > 8 mm in Level II und > 5 mm in Level III, IV und VI ist auffällig. Weitere typische sonografische Zeichen suspekter Lymphknoten beinhalten Mikrokalzifikationen (➤ Abb. 7.6, ➤ Abb. 7.7, ➤ Abb. 7.8, ➤ Abb. 7.10, ➤ Abb. 7.11, ➤ Abb. 7.12, ➤ Abb. 7.13, ➤ Abb. 7.14, ➤ Abb. 7.15, ➤ Abb. 7.16), teilweise zystische Anteile (➤ Abb. 7.17, ➤ Abb. 7.18, ➤ Abb. 7.19), periphere oder diffus gesteigerte Vaskularisation mit teils kapselpenetrierenden Gefäßen (➤ Abb. 7.20, ➤ Abb. 7.21,

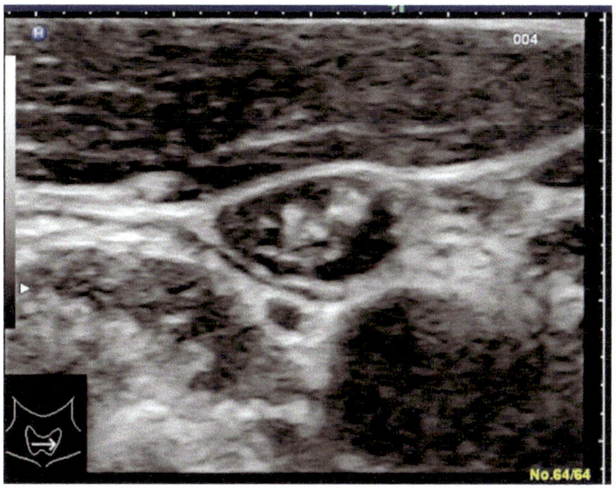

Abb. 7.6 Lymphknotenmetastasen mit Kalzifizierungen (Querschnitt): Kleine, rundliche LK-Metastase rechts ventral der A. carotis sowie des N. vagus mit mehreren Verkalkungsstrukturen.

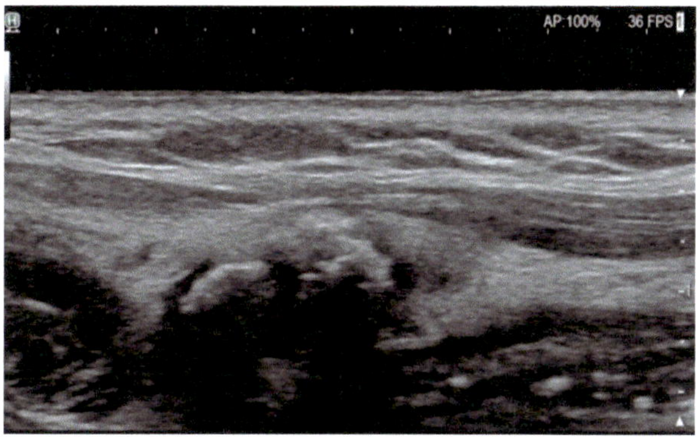

Abb. 7.7 Lymphknotenmetastasen mit Kalzifizierungen (Querschnitt): LK-Metastase links lateral des Ösophagus mit mehreren, teils konfluierenden Verkalkungsstrukturen.

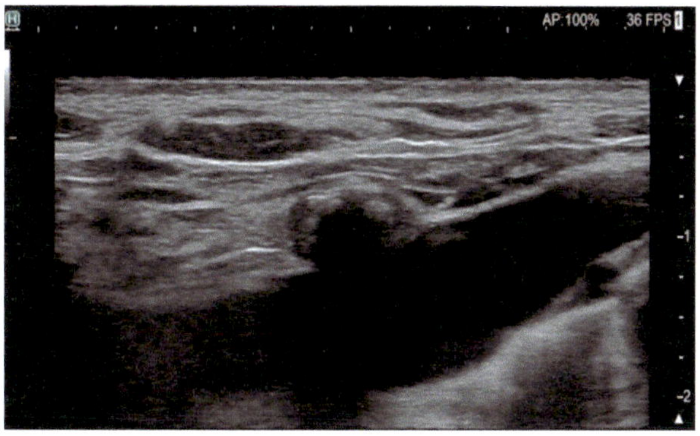

Abb. 7.8 Lymphknotenmetastasen mit Kalzifizierungen (Querschnitte): LK-Metastase links kranial der A. subclavia, am Abgang des Truncus thyrocervicalis, mit teils konfluierenden Verkalkungsstrukturen.

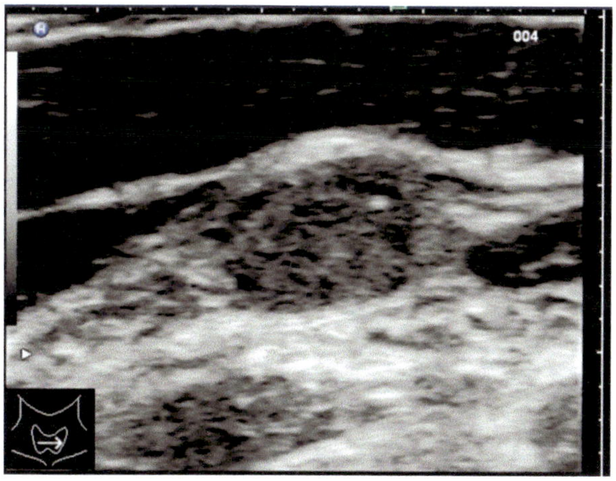

Abb. 7.9 Lymphknotenmetastasen mit Kalzifizierungen (Querschnitt): Kleine, rundliche LK-Metastase rechts ventral zwischen der A. carotis und V. jugularis mit einer einzigen Mikroverkalkung.

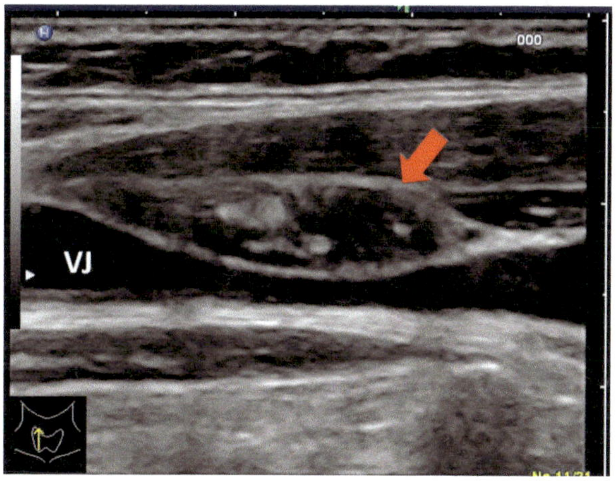

Abb. 7.10 Lymphknotenmetastase eines papillären Schilddrüsenkarzinoms ventral der Vena jugularis (VJ) rechts. Ovalärer Lymphknoten, schwächer echogen, jedoch zahlreiche Mikrokalzifizierungen.

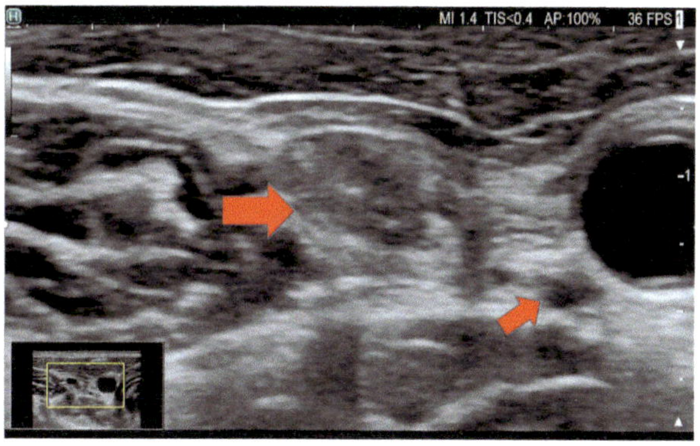

Abb. 7.11 Bei bekanntem PTC rechts sieht man im Lymphabflussgebiet in unmittelbarer Nachbarschaft im Kompartment IV rechts lateral der A. carotis communis einen suspekten ovalären Lymphknoten mit stärkerer Echogenität – an Schilddrüsengewebe erinnernd – mit mehreren Mikroverkalkungen (großer Pfeil). Beachte: in direkter Lagebeziehung sieht man die A. thyreoidea inf., die dorsal der A. carotis verläuft (kleiner Pfeil).

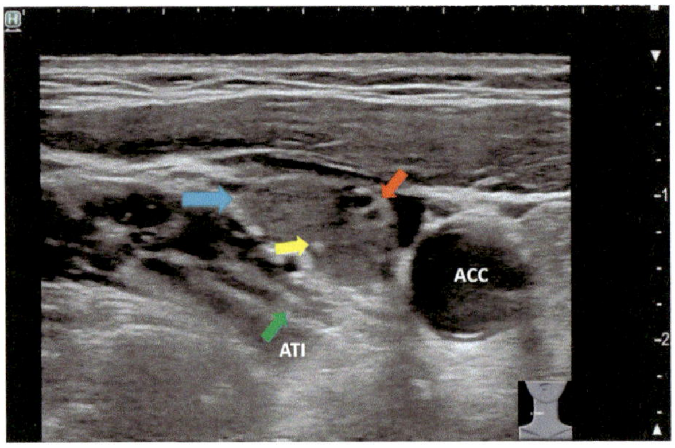

Abb. 7.12 Lymphknotenmetastase (blauer Pfeil) eines papillären Schilddrüsenkarzinoms Kompartment IV rechts lateral der A. carotis communis (ACC), direkt dorsal der V. jugularis (komprimiert). Noch ovalärer Lymphknoten mit stärkerer Echogenität – an Schilddrüsengewebe erinnernd – mit Mikroverkalkung (gelber Pfeil) und zystischem Anteil (roter Pfeil). Beachte: In direkter Lagebeziehung sieht man die A. thyreoidea inf., die dorsal der A. carotis verläuft (grüner Pfeil).

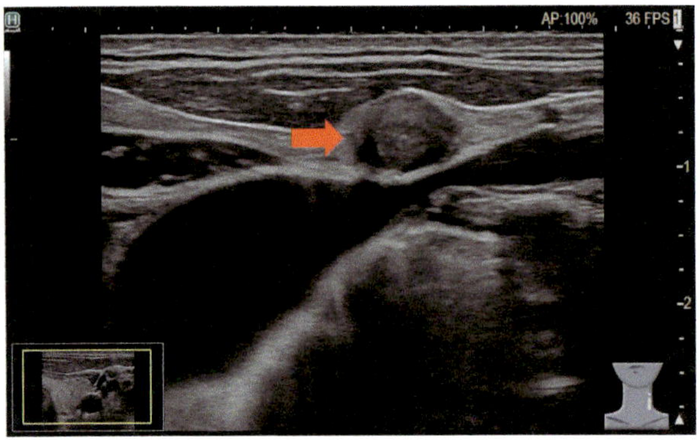

Abb. 7.13 Lymphknotenmetastase (Pfeil) eines medullären Schilddrüsenkarzinoms an der Vena jugularis links im Längsschnitt. Runder Lymphknoten mit stärkerer Echogenität – an Schilddrüsengewebe erinnernd – mit Mikroverkalkung und zystischem Anteil.

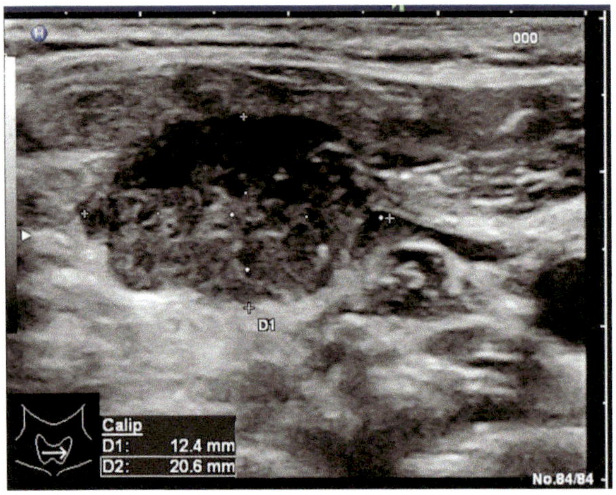

Abb. 7.14 Lymphknotenmetastase eines PTC rechts. Rundliche, stärker echogene, inhomogene, irregulär begrenzte LK-Metastase mit Mikrokalzifizierungen lateral der V. jugularis (rechts im Bild: A. carotis).

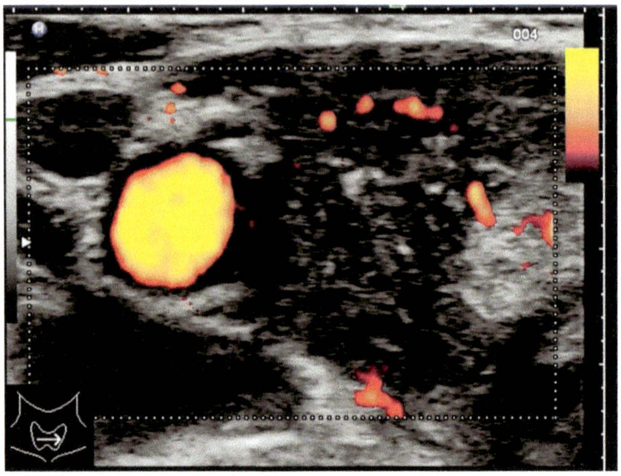

Abb. 7.15 Lymphknotenmetastase im unmittelbaren Lymphabflussgebiet eines PTC rechts. Medial der A. carotis Primärtumor, schwächer echogen, irregulär begrenzt mit Mikrokalzifizierungen. Direkt lateral der Karotis kleine LK-Metastase. Rundliche, stärker echogene, inhomogene, irregulär begrenzte LK-Metastase mit Mikrokalzifizierungen lateral der V. jugularis (Pfeil). Histologie: PTC pT3N1a.

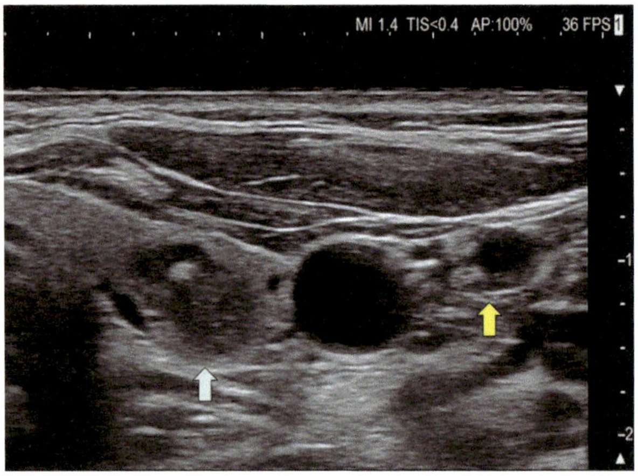

Abb. 7.16 Lymphknotenmetastase im unmittelbaren Lymphabflussgebiet eines PTC links. Zentral im linken Schilddrüsenlappen der Primärtumor (hellblauer Pfeil), schwächer echogen, unscharf begrenzt mit Kalzifizierung. Direkt lateral der A. carotis kleine LK-Metastase (gelber Pfeil). Rundliche, stärker echogene, inhomogene, irregulär begrenzte LK-Metastase, ebenfalls mit Kalzifizierungen.

➤ Abb. 7.22, ➤ Abb. 7.23), irreguläre Begrenzung (➤ Abb. 7.14, ➤ Abb. 7.15, ➤ Abb. 7.16) sowie eine im Vergleich zu normalen Lymphknoten stärker echogene Erscheinung, häufig vergleichbar der Schilddrüse [189, 204] (➤ Abb. 7.11, ➤ Abb. 7.12, ➤ Abb. 7.13, ➤ Abb. 7.14, ➤ Abb. 7.15, ➤ Abb. 7.16, ➤ Abb. 7.24, ➤ Abb. 7.25, ➤ Abb. 7.26, ➤ Abb. 7.27).

Die Prävalenz sog. „Skip-Metastasen" (➤ Abb. 7.28), d. h. lateraler LK-Metastasen ohne zentrale LK-Metastasen, wird mit 8 % [200] bis zu 20 % [201] angegeben.

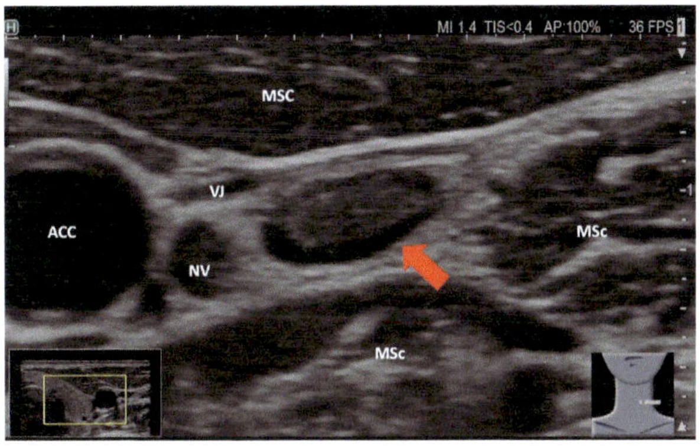

Abb. 7.17 Zur Schilddrüse isoechogene, im dorsalen Bereich saumartig zystische LK-Metastase (Pfeil) eines PTC links lateral der A. carotis (ACC). N. vagus (NV), Vena jugularis (komprimiert [VJ]), M. sternocleidomastoideus (MSC), M. scaleni (Msc).

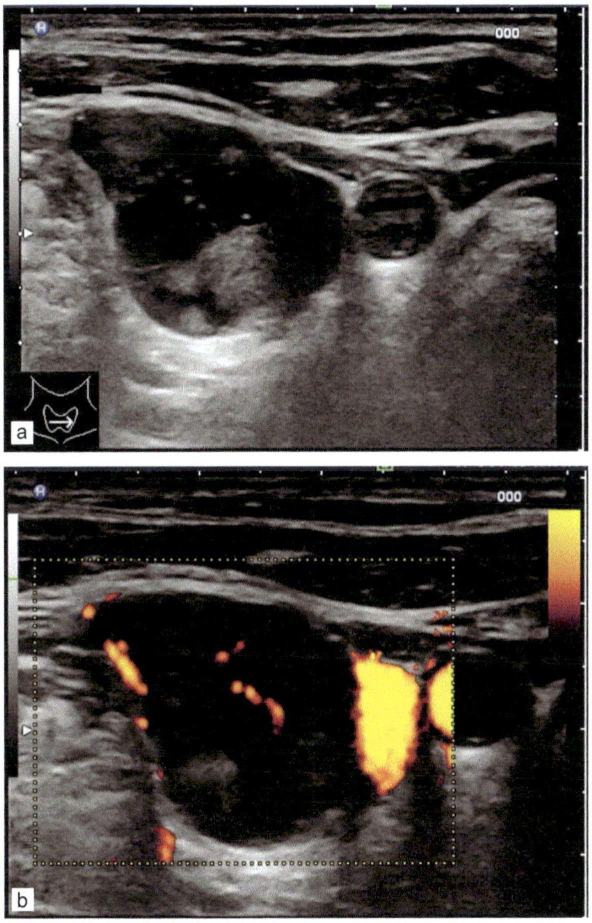

Abb. 7.18 Zystische Lymphknotenmetastase eines PTC rechts lateral der A. carotis (oben). Im Power-Doppler Nachweis einer intrazystischen Vaskularisation.

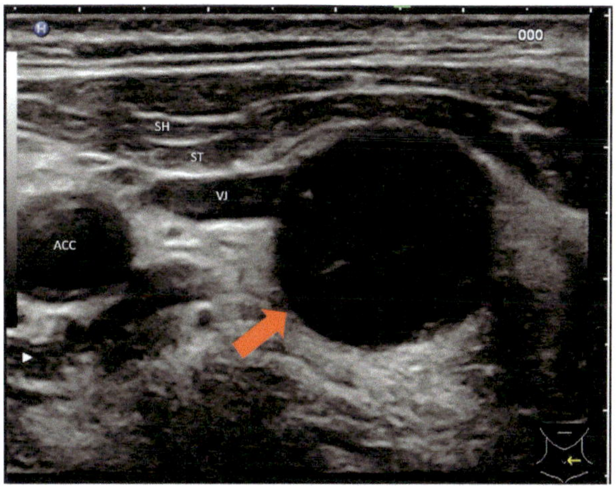

Abb. 7.19 Zystische Lymphknotenmetastase (Pfeil) eines anaplastischen Schilddrüsenkarzinoms links lateral der Vena jugularis (VJ). A. carotis communis (ACC), M. sternohyoideus (SH), M. sternothyroideus (ST).

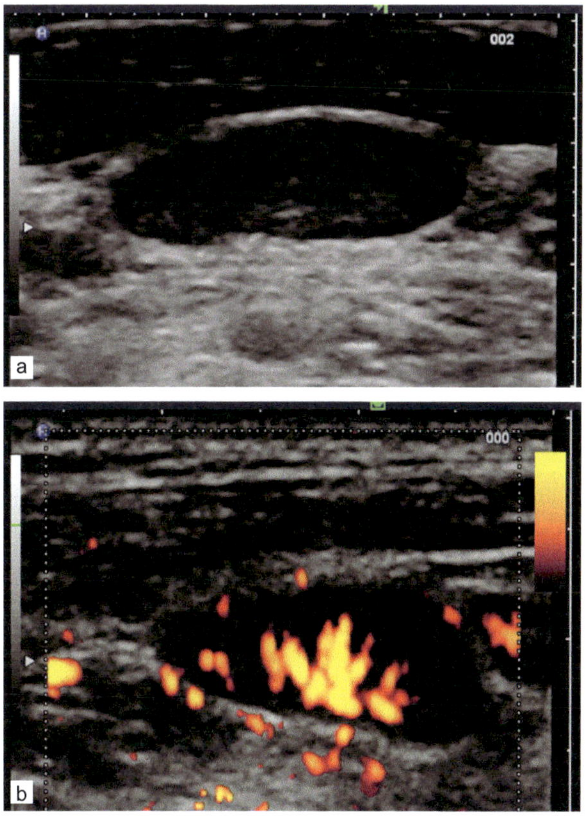

Abb. 7.20 Lymphknotenmetastase in einem ovalären, schwächer echogenen LK ohne Hilus. Im Power-Doppler sieht man zahlreiche, intranodale Gefäße sowie v. a. kapseldurchbrechende Gefäße.

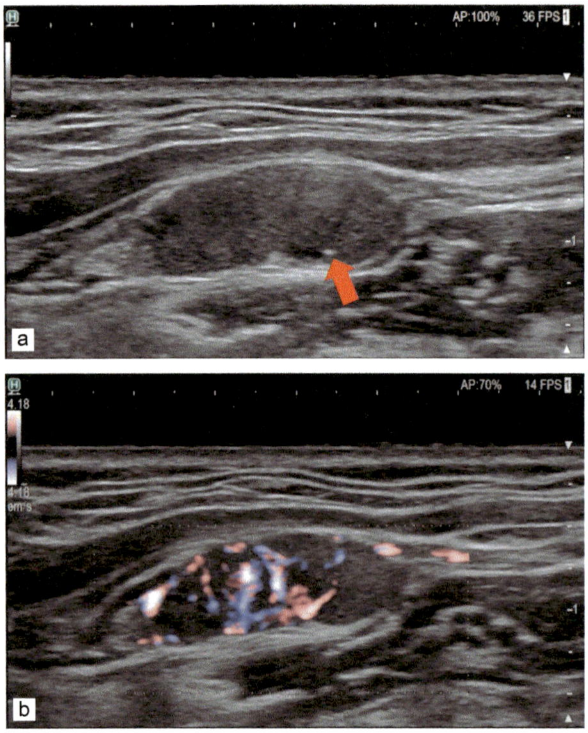

Abb. 7.21 a) Lymphknotenmetastase eines PTC in einem ovalären, schwächer echogenen LK ohne Hilus mit Mikrokalzifizierung (Pfeil). b) Im Farb-Doppler sieht man zahlreiche, intranodale Gefäße sowie v. a. kapseldurchbrechende Gefäße.

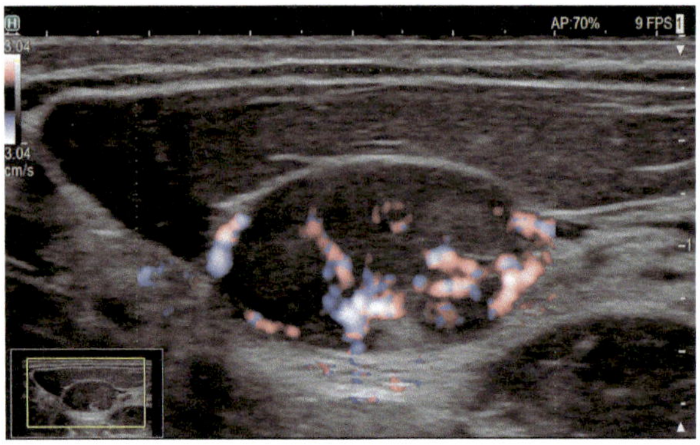

Abb. 7.22 Lymphknotenmetastase eines MTC rechts L III, unmittelbar dorsal des M. sternocleidomastoideus, ventral der Halsgefäße. Rundliche Form, stärker echogen ohne Hilus, zahlreiche, pathologische intranodale Gefäße im FKDS.

Größenwachstum

Die Größe von zervikalen Lymphknotenmetastasen eines Schilddrüsenkarzinoms kann über mehrere Jahre stabil bleiben [205], insbesondere bei älteren Menschen [158]. Fehlendes Größenwachstum im US ist daher kein valides Kriterium zum Ausschluss einer Lymphknotenmetastase. Ein Größenwachstum von Lymphknoten von > 3 mm/Jahr gilt hingegen als auffällig [205].

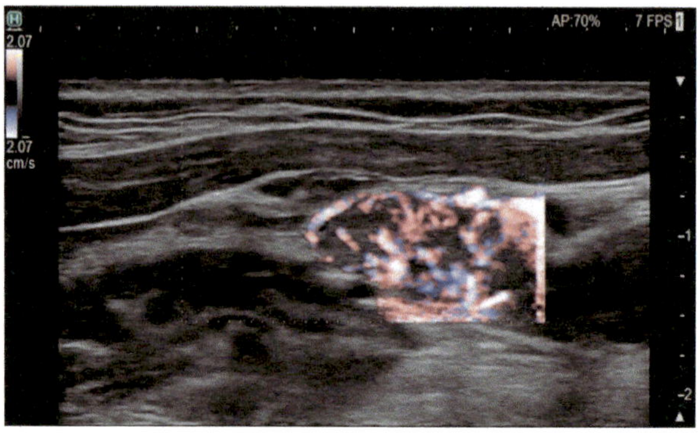

Abb. 7.23 Lymphknotenmetastase eines PTC rechts L VI zwischen M. sternocleidomastoideus (ventral) und M. scalenus (dorsal) gelegen. Ovaläre Form mit verbreiterter kurzer Achse, ohne Hilus, sehr zahlreiche, pathologische intranodale Gefäße im FKDS.

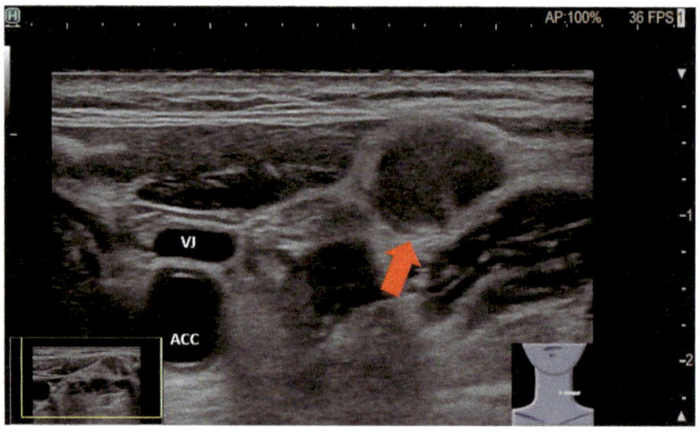

Abb. 7.24 Echogleiche, rundliche Lymphknotenmetastase (Pfeil) eines malignen Melanoms bei Struma multinodosa lateral der Vena jugularis (VJ). A. carotis communis (ACC).

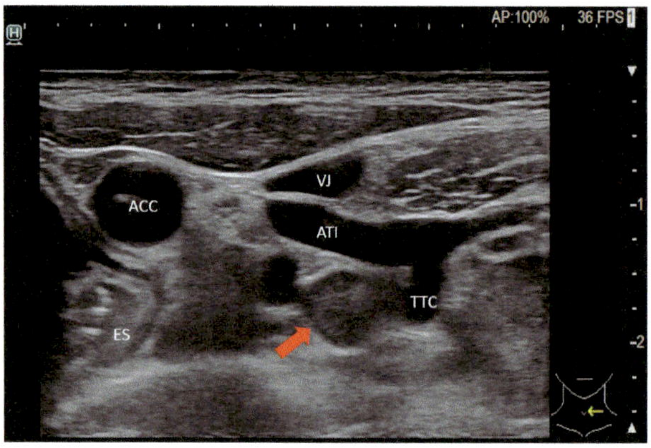

Abb. 7.25 Lymphknotenmetastase (Pfeil) eines medullären Schilddrüsenkarzinoms am Truncus thyrocervicalis (TTC) links im Querschnitt. Ovaläre Lymphknotenmetastase gering mit stärkerer Echogenität. A. thyreoidea inf (ATI)., Vena jugularis (VJ), A. carotis communis (ACC), Ösophagus (ES).

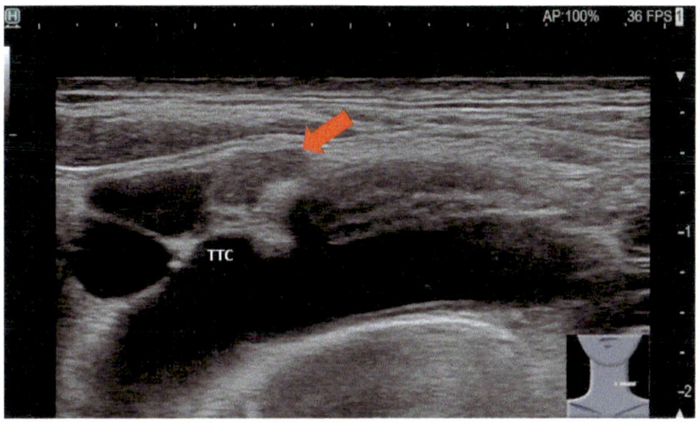

Abb. 7.26 Lymphknotenmetastase (Pfeil) eines medullären Schilddrüsenkarzinoms am Truncus thyrocervicalis (TTC) links im Querschnitt. Polylobulierte Lymphknotenmetastase mit gering stärkerer Echogenität.

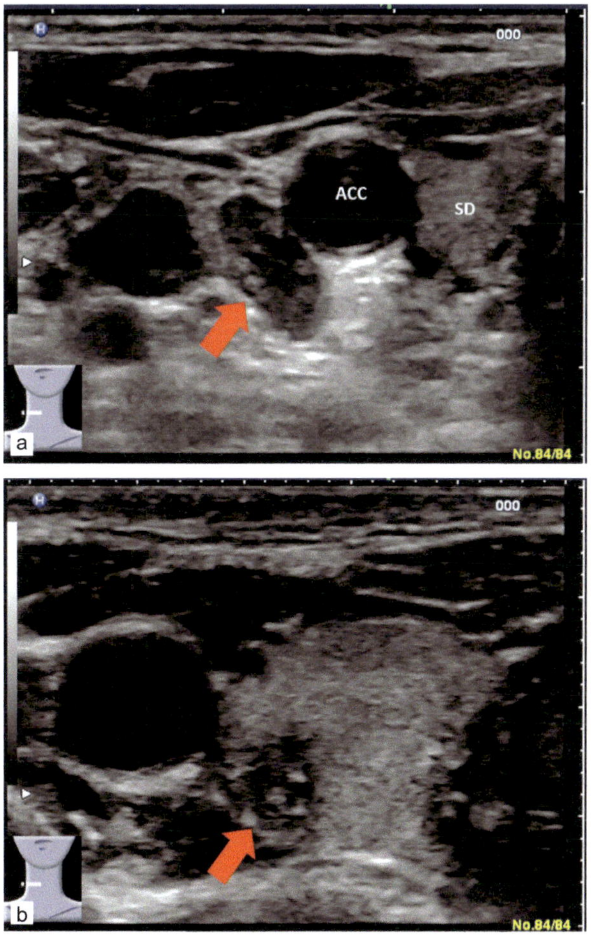

Abb. 7.27 Lymphknotenmetastase (Pfeil [a]) im Lymphabflussgebiet Kompartiment IV eines papillären Mikrokarzinoms (Pfeil [b]) rechts. Der Primärtumor in der dorsolateralen Schilddrüse liegt direkt subkapsulär und ist kleiner als die Metastase, jedoch sonografisch hochgradig suspekt (taller-than-wide, schwächer echogen, irregulär und unscharf begrenzt mit Mikrokalzifizierungen). Die Metastase weist eine ähnliche Morphologie wie der Primärtumor auf.
A. carotis communis (ACC), Schilddrüse (SD).

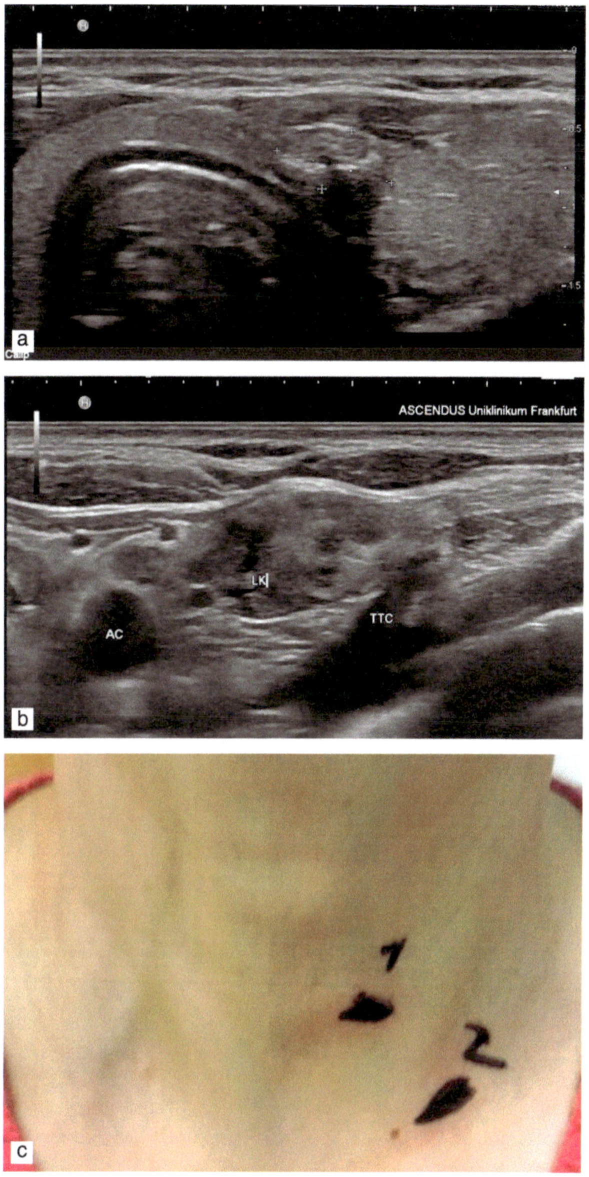

Abb. 7.28 a) Kleines PTC am Isthmus links mit b) sog. Skip-Metastase eines Lymphknotens am Truncus thyreocervicalis (TTC), direkt zwischen A. carotis communis (AC) und A. subclavia. c) Topografie des PTC [1] und der Skip-Metastase [2]).

Level bzw. Kompartiment

Nahezu die Hälfte aller Lymphknotenmetastasen findet sich im **Level III und IV,** die andere Hälfte in Level VI, meist unilateral [189, 192–196]. LK-Metastasen in Level I sind seltener [206, 207]. Die Wertigkeit des präoperativen US unterscheidet sich jedoch für zentrale und laterale LK-Metastasen [190].

Studien

In einer Metaanalyse [208] war die gepoolte Sensitivität, Spezifität, die Diagnostische Odds Ratio (DOR) und Fläche unter der Kurve (AUC) des Ultraschalls für den Nachweis **zentraler** zervikaler LK-Metastasen 0,33, 0,93, 5,63 bzw. 0,69. Für den Nachweis **lateraler** zervikaler LK-Metastasen betrugen diese Werte 0,70, 0,84, 18,7 bzw. 0,88. Die Studie zeigt damit, dass die Rate der zentralen zervikalen LK-Metastasen von PTC 48,0 % betrug bzw. 36,2 % der präparierten Lymphknoten metastatisch waren, während die Rate der lateralen zervikalen LK-Metastasen von PTC 59,2 % betrug und 46,6 % der präparierten Lymphknoten metastatisch waren. Der präoperative Ultraschall zeigte somit eine geringere Sensitivität bei der Diagnose der zentralen zervikalen LK-Metastasen und eine gute diagnostische Genauigkeit bei lateralen zervikalen LK-Metastasen bei PTC. Obwohl damit mittels US präoperativ nur „makroskopische" LK-Metastasen nachweisbar sind, ist der fehlende Nachweis von LK-Metastasen im präoperativen US mit einer sehr guten Prognose für den Patienten assoziiert [209].

Vaskularisation

Als bestes einzelnes US-Kriterium für Malignität von LK mit einer Sensitivität von 86 % und Spezifität von 82 % wurde eine **periphere** statt einer hilären **Vaskularisation** beschrieben [189]. Eine periphere Vaskularisation findet sich allerdings auch bei bis zu 20 % der benignen LK [189, 192–196].

Wichtigste Zeichen

Zusammenfassend sind die wichtigsten Zeichen für LK-Metastasen eines Schilddrüsenkarzinoms

- eine zystische Erscheinungsform,
- Mikrokalzifizierungen,
- Verlust des Hilus und periphere statt hiläre Vaskularisation.

Lymphknoten mit erhaltenem stärker echogenen Hilus können als benigne angesehen werden. Rundliche Form, Hilusverlust und schwächer echogene Erscheinung hingegen sind als einzelne Kriterien nicht ausreichend spezifisch für Malignität [189]. Zervikale LK können damit nach ihrer sonografischen Erscheinung in drei Gruppen eingeteilt werden (➤ Tab. 7.1) [191]:

Tab. 7.1 Merkmale für Metastasen der Lymphknoten (Lk).

Normaler LK	Unbestimmter LK	Verdacht auf Malignität (mindestens eines der folgenden Merkmale)
• Hilus erhalten • Ovale Form und normale Größe • Fehlende oder hiläre Vaskularisation • Keine weiteren verdächtigen Anzeichen	• Fehlen eines Hilus und mindestens einer der folgenden Eigenschaften: – Runde Form – Vergrößerte kurze Achse, ≥ 8 mm in Level II und ≥ 5 mm in Level III und IV – Vermehrte zentrale Vaskularisation	• Mikroverkalkungen • Teilweise zystische Areale • Periphere oder diffus erhöhte Vaskularisation • LK-Gewebe weist eine der Schilddrüse vergleichbare, stärkere Echogenität auf

7.3 Elastografie

Die Daten zur US-Elastografie von zervikalen Lymphknoten sind limitiert. Initiale Studien zeigten eine Sensitivität von 83–85 % und eine Spezifität von 98–100 % für Malignität [210] (➤ Abb. 7.29). Manche Autoren konnten jedoch keine Zusatzinformation für die Charakterisierung von LK durch Elastografie nachweisen [211]. Neuere Studien, v. a. mit der Shear-wave-Elastografie, zeigten hingegen einen Zusatznutzen der Elastografie bei der Charakterisierung von zervikalen LK [212], insbesondere bei LK < 1 cm [213]. Auch neuere Metanalysen weisen auf einen solchen Zusatznutzen hin [214].

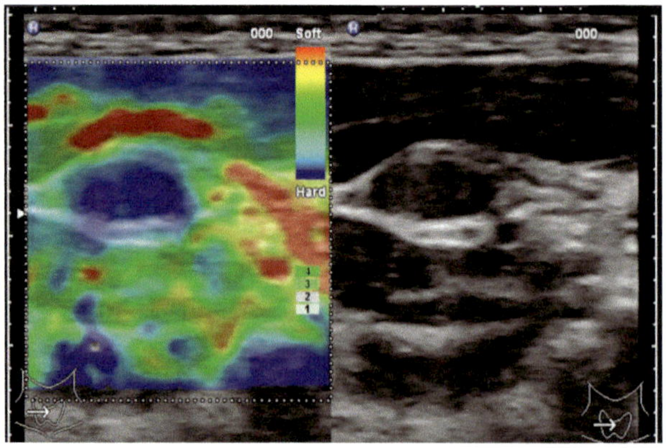

Abb. 7.29 Echtzeit-Elastografie (Realtime-Elastografie RTE) einer Lymphknotenmetastase eines PTC rechts. Kleine, isoechogene LK-Metastase ohne Hilus, elastografisch hart (blau, linke Bildhälfte).

KAPITEL

8 Seltene Schilddrüsenerkrankungen

8.1 Primäre Schilddrüsenlymphome

Primäre Schilddrüsenlymphome sind selten. Sie stellen etwa 3 % aller extranodalen Lymphome und < 5 % aller malignen Schilddrüsenerkrankungen dar [215]. Klinisch steht häufig eine rasch progrediente Raumforderung der Schilddrüse im Vordergrund, die neben lokalen Symptomen v. a. zu einer Einengung der Atemwege und oberen Einflussstauung führen kann. Betroffen sind meist Frauen in der 6. bis 7. Lebensdekade, häufig mit einer chronischen Autoimmunthyreoiditis in der Vorgeschichte [216]. Histologisch handelt es sich meist um diffus großzellige B-Zell-Lymphome (DLBCL) oder MALT (Mucosa Associated Lymphoid Tissue)-Lymphome. Aufgrund der sich teils rasch verschlechternden Klinik ist eine zügige und korrekte Diagnose notwendig [217].

8.1.1 Sonografische Merkmale

Sonografisch ist die Schilddrüse partiell oder auch als gesamtes Organ – teils stark – **vergrößert,** das Parenchym ist diffus **schwächer echogen,** teils inhomogen und polylobuliert (➤ Abb. 8.1). Auch primäre noduläre Läsionen kommen vor (➤ Abb. 8.2). Zudem zeigen sich häufig stärker echogene septenartige Strukturen, die Vaskularisation kann verstärkt und auffallend baumartig verzweigt sein (➤ Abb. 8.3, ➤ Abb. 8.4). Auch eine zervikale Lymphadenopathie kann nachweisbar sein [218, 219]. In einer Serie wurde die dorsale Schallverstärkung der solide imponierenden Läsionen als typisches Merkmal beschrieben [220].

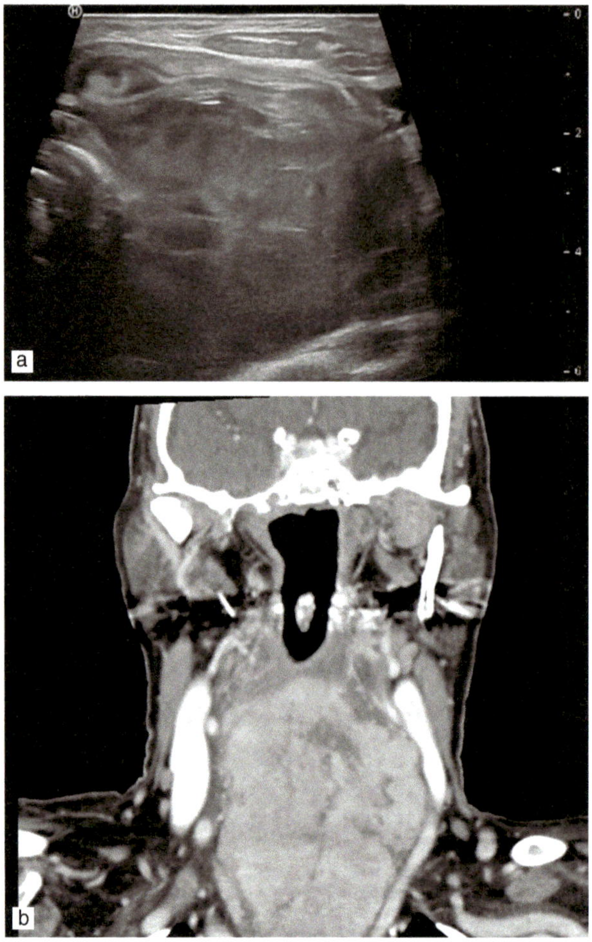

Abb. 8.1 Diffuses großzelliges B-Zell-Lymphom der Schilddrüse. a) Linker Schilddrüsenlappen, große, etwas septierte schwächer echogene Läsion mit dorsaler Schallverstärkung; die Trachea ist deutlich verdrängt. b) CT-grafisches Bild. [T1227]

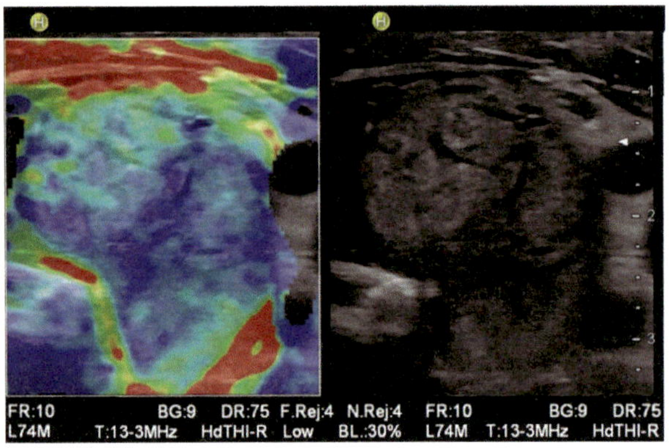

Abb. 8.2 Diffuses großzelliges B-Zell-Lymphom der Schilddrüse, nodulär septiert imponierend. Elastografisch harte Läsion.

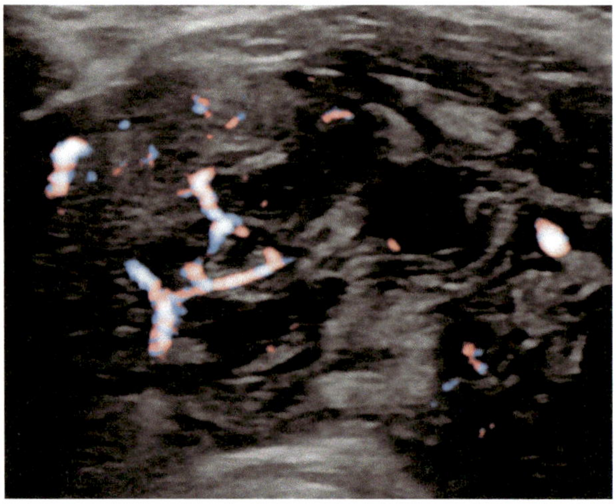

Abb. 8.3 Diffuses großzelliges B-Zell-Lymphom der Schilddrüse prätracheal, Läsion deutlich inhomogen, teils schwächer, teils stärker homogen imponierend.

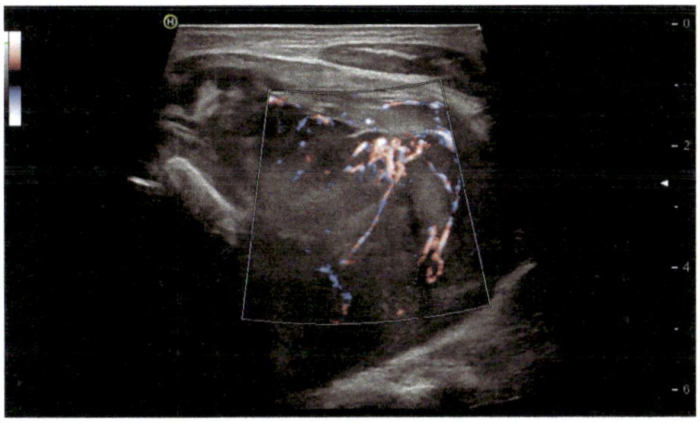

Abb. 8.4 Diffuses großzelliges B-Zell-Lymphom der Schilddrüse, links. Vaskularisation mit teils baumartig erscheinender Verteilung.

8.1.2 Histologie

Da primäre Schilddrüsenlymphome häufig nicht chirurgisch, sondern mittels Chemotherapie und/oder Radiatio behandelt werden, ist eine zügige Diagnosestellung bei klinisch-sonografischem Verdacht notwendig. Die **Feinnadelaspirationszytologie (FNAC)** hat jedoch nur eine **geringe Sensitivität** für die Detektion primärer Schilddrüsenlymphome [221]. Bei entsprechendem Verdacht sollte daher primär oder zumindest bei nicht diagnostischer bzw. suspekter Zytologie eine Stanzbiopsie (CNB) mit Gewinnung einer Histologie durchgeführt werden [222, 223].

8.2 Neuroendokrine Neoplasien der Schilddrüse

Neuroendokrine Neoplasien der Schilddrüse, bei denen es sich nicht um medulläre Schilddrüsenkarzinome oder Metastasen einer neuroendokrinen Neoplasie anderer Lokalisation handelt, kommen sehr selten vor [224, 225, 226]. Beschrieben sind Fälle mit paraneoplastischer Hormonproduktion, z. B. ACTH, mit entsprechenden klinischen Symptomen [227].

Systematische Untersuchungen zur Sonomorphologie neuroendokriner Neoplasien der Schilddrüse gibt es nicht. Aus eigener Erfahrung weisen neuroendokrine Neoplasien der Schilddrüse die gleichen sonomorphologischen Auffälligkeiten anderer Malignome der Schilddrüse auf wie schwächer echogene Erscheinung mit unregelmäßiger, teils unscharfer Begrenzung. Die Diagnose kann nur durch eine histologische Untersuchung gesichert werden (➤ Abb. 8.5). Bei Progress können diese Tumore rasch zur Trachealverdrängung und Trachealstenose führen (➤ Abb. 8.5, ➤ Abb. 8.6).

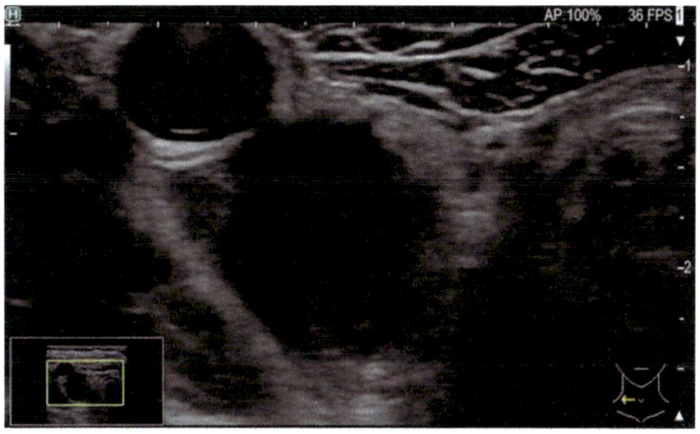

Abb. 8.5 Histologisch gesichertes (Referenzpathologie) primäres neuroendokrines Karzinom der Schilddrüse rechts, Synaptophysin und Chromogranin A pos., Ki67 30 %. Kalzitonin und CEA im Serum normwertig. Deutlich schwächer echogene, unscharf und unregelmäßig, teils spikulär begrenzte Läsion im rechten Schilddrüsenlappen.

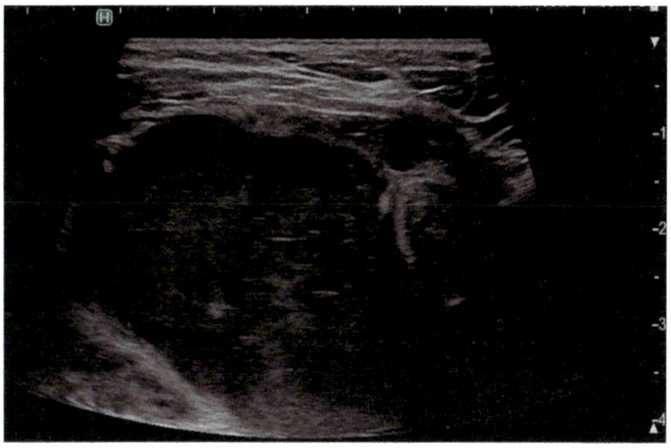

Abb. 8.6 Gleiches primäres neuroendokrines Karzinom der Schilddrüse rechts wie in Abb. 8.5, im Verlauf progredient mit Trachealstenose. TR = Trachea.

8.3 DICER1-Syndrom

Das DICER1-Syndrom ist ein seltenes autosomal erbliches Tumorsyndrom. Ihm liegt eine autosomal-erbliche Keimbahnmutationen zugrunde mit jedoch nicht vollständiger Penetranz. Das **DICER1-Gen** auf Chromosom 14q umfasst 27 Exons, die für ein Protein von 1.922 Aminosäuren kodieren [228]. Das zugehörige Protein spielt eine zentrale Rolle bei der Regulation der Genexpression über transkriptionelle und post-transkriptionelle Mechanismen. Klinisch besteht ein Tumorsyndrom mit einem erhöhten Risiko für die Entwicklung von Tumoren im Kindes- und jungen Erwachsenenalter [229]. Bis zu 50 % der weiblichen Anlageträger sollen eine Tumorerkrankung entwickeln, männliche Anlageträger in einem noch geringeren Anteil [229].

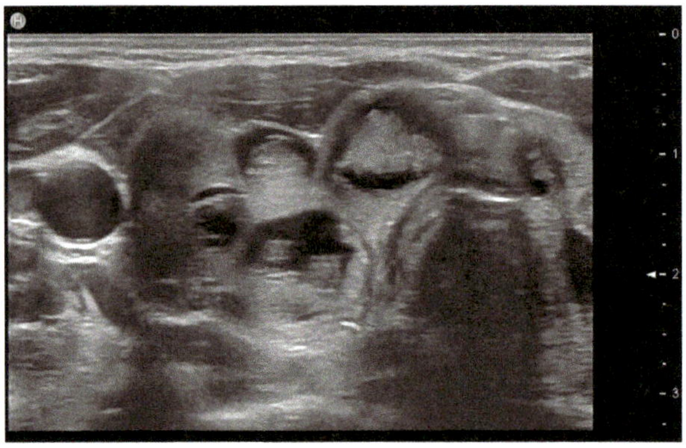

Abb. 8.7 Struma multinodosa bei einem 16-jährigen Jungen und DICER1-Syndrom. Thyreoidektomie aufgrund des signifikant erhöhten Malignomrisikos.

Das DICER1-Syndrom geht zusätzlich zum erhöhten Risiko für pleuropulmonale Blastome des Kindesalters, zystischen Nephromen der Niere, ovariellen Keimstrang-Tumoren (insbesondere Sertoli-Leydig-Zell-Tumoren [230]) und embryonalen Rhabdomyosarkomen (v. a. der Niere, der Vagina und der Cervix uteri) insbesondere einher mit Schilddrüsenknoten und -tumoren (➤ Abb. 8.7) [231, 232]. Das Risiko für die Entwicklung eines Schilddrüsenkarzinoms ist bis zu 16-fach erhöht [233]. Bei jüngeren Menschen, v. a. Jungen, mit ausgedehnten multinodösen Strumen sollte daher an ein DICER1-Syndrom gedacht und ggf. eine entsprechende Diagnostik veranlasst werden [232].

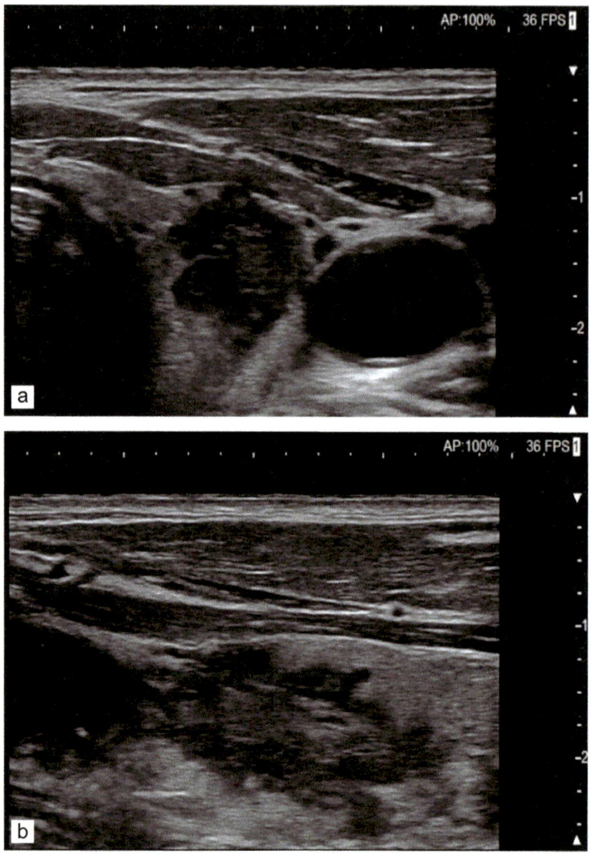

Abb. 8.8 Intrathyreoidale Metastase eines Nierenzellkarzinoms (oben Querschnitt, unten Längsschnitt); schwächer echogene, deutlich unregelmäßig begrenzte Läsion im linken Schilddrüsenlappen.

8.4 Intrathyreoidale Metastasen

Trotz der ausgeprägten arteriellen Blutversorgung der Schilddrüse sind klinisch apparente intrathyreoidale Metastasen mit einem Anteil von 0,2 % aller Schilddrüsenmalignome selten [234]. In chirurgischen Serien wird über intrathyreoidale Metastasen in 1,4–3 % der Fälle, die primär aufgrund eines Schilddrüsenkarzinoms operiert wurden, berichtet [235]. Am häufigsten handelt es sich dabei um Metastasen von **Nierenzellkarzinomen** (➤ Abb. 8.8), **kolorektalen Karzinomen** (➤ Abb. 8.9, ➤ Abb. 8.10), **Mammakarzinomen, Bronchialkarzinomen** (➤ Abb. 8.11), **Sarkomen** sowie **malignen Melanomen** (➤ Abb. 8.12) [235, 236]. Aber auch andere Entitäten wie Metastasen neuroendokriner Neoplasien (➤ Abb. 8.13) können vorkommen.

Frauen sind mit einem Verhältnis von 1,4:1 häufiger betroffen als Männer, der Altersgipfel liegt in der 6. Lebensdekade; zudem findet sich in annähernd 50 % d. F. eine Struma multinodosa. Das mediane Zeitintervall zwischen Diagnose des Primärtumors und der intrathyreoidalen Metastasen beträgt ca. 50 Monate, kann jedoch wie z. B. beim Nierenzellkarzinom mit bis zu 10 Jahren deutlich länger sein. In 20 % d. F. handelt es sich um synchrone Metastasen [237].

Grundsätzlich muss bei allen insbesondere neu aufgetretenen Schilddrüsenknoten auch an die Möglichkeit einer Metastase gedacht werden, v. a. bei Patienten mit einem Malignom in der Vorgeschichte. Die **Feinnadelaspirationszytologie (FNAC)** ist dabei der **Goldstandard** für die Diagnose intrathyreoidaler Metastasen [238]. Um Überdiagnostik und -therapie zu reduzieren, wurden in den vergangenen Jahren standardisierte Befunderhebungen entwickelt und evaluiert, die sog. TIRADS (➤ Kap. 5). Diese wurden primär jedoch nicht für die Charakterisierung und Risikostratifizierung intrathyreoidaler Metastasen entwickelt und evaluiert. Kleinere Fallserien legen jedoch nahe, dass häufig angewandte TIRAD-Systeme (ATA, K-TIRADS, EU-TIRADS, AACE) ebenso intrathyreoidale Metastasen als höher- oder hochgradig suspekte Läsionen mit Indikation zur weiteren Diagnostik und Therapie klassifizieren [239].

Sonografisch sind die Läsionen meist schwächer echogen, solide, teils inhomogen, teils unregelmäßig oder unscharf begrenzt (entsprechend ATA 4–5, EU-TIRADS 4–5). Nicht selten finden sich suspekte zervikale Lymphknoten. Die Indikation zur FNP sollte in das onkologische Gesamtkonzept eingebettet werden. Häufiger ist dann eine FNP verzichtbar und stattdessen eine sonografische Verlaufskontrolle z. B. unter einer systemischen Chemotherapie gerechtfertigt.

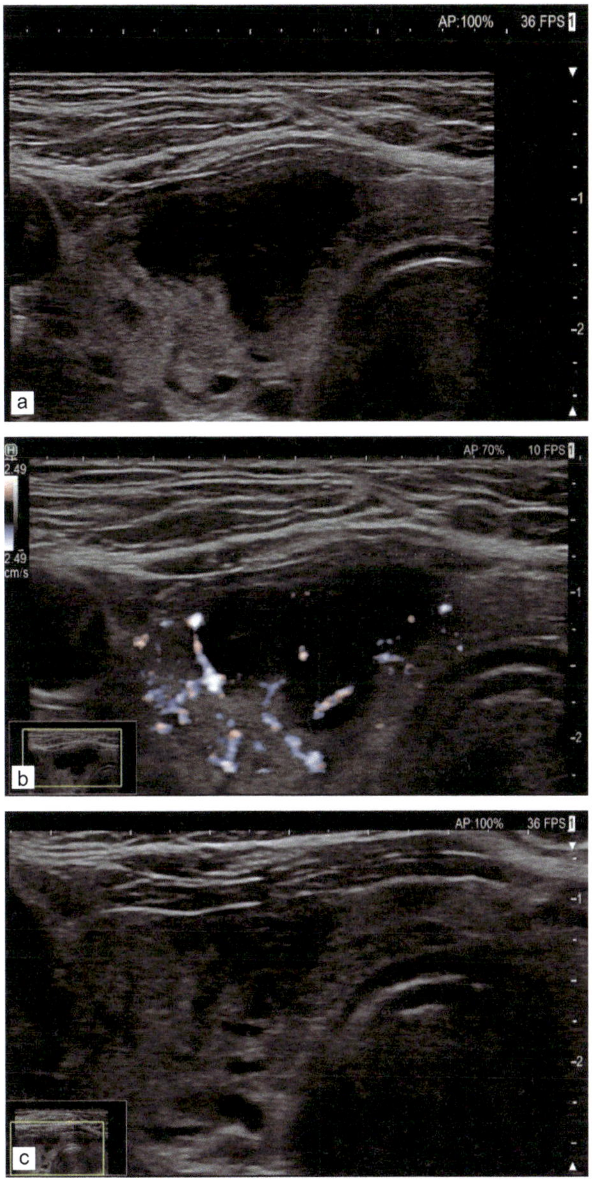

Abb. 8.9 Intrathyreoidale Metastase eines Kolonkarzinoms im rechten Schilddrüsenlappen. a) Querschnitt, b) Vaskularisationsmuster; c) deutliche Größenabnahme nach 1. Zyklus FOLFOX + Panitumumab. Schwächer echogene, unregelmäßig begrenzte, lobulierte Läsion im rechten Schilddrüsenlappen.

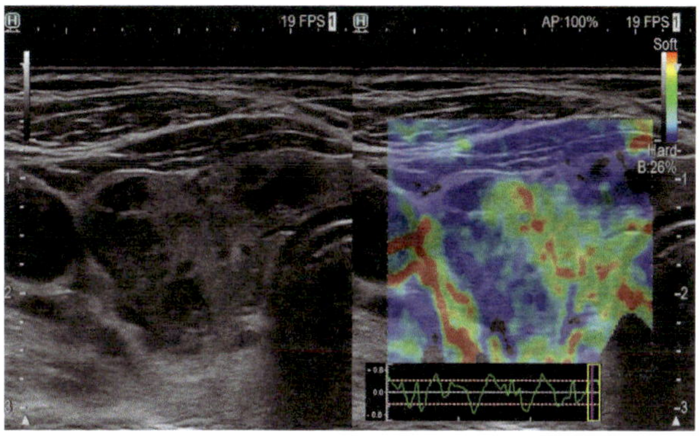

Abb. 8.10 Intrathyreoidale Metastase eines Kolonkarzinoms im rechten Schilddrüsenlappen. Multilokuläre, schwächer echogene, unregelmäßig begrenzte, lobulierte Läsionen im rechten Schilddrüsenlappen, elastografisch hart.

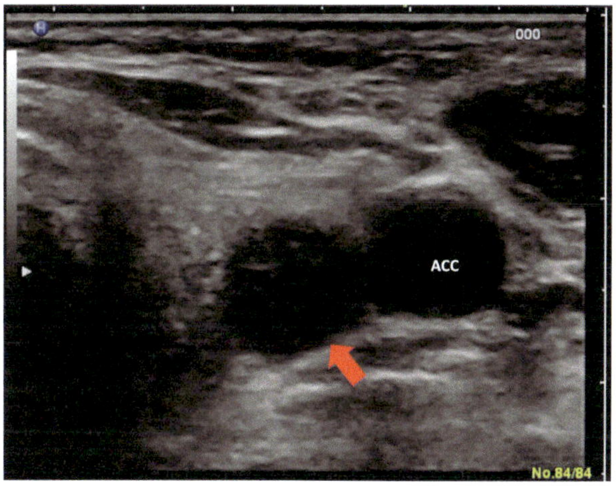

Abb. 8.11 Intrathyreoidale Metastase (Pfeil) eines Bronchialkarzinoms im linken Schilddrüsenlappen. Schwächer echogene, unscharf begrenzte Läsionen dorsal im linken Schilddrüsenlappen (ACC: A. carotis communis).

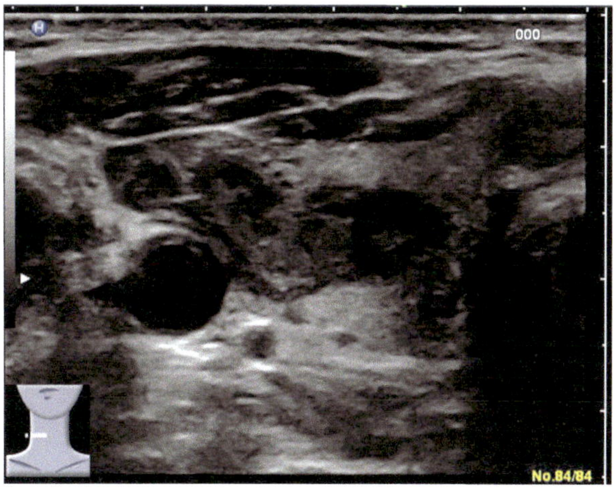

Abb. 8.12 Intrathyreoidale Metastase eines malignen Melanoms; schwächer echogene, inhomogene, deutlich unregelmäßig begrenzte Läsion im rechten Schilddrüsenlappen.

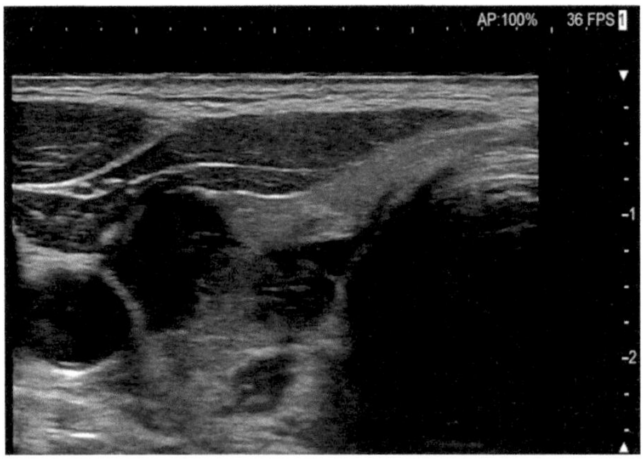

Abb. 8.13 Intrathyreoidale Metastasen eines neuroendokrinen Tumors G1 im rechten Schilddrüsenlappen. Multilokuläre, schwächer echogene, unregelmäßig begrenzte, lobulierte Läsionen im rechten Schilddrüsenlappen.

KAPITEL

9 Schilddrüsenelastografie

9.1 Elastografie der Schilddrüse – Rationale und Methoden

Zu den klassischen Kriterien der Malignität von Schilddrüsenknoten zählt eine **harte Konsistenz.** Palpatorisch ist die Konsistenz jedoch nur bei größeren Knoten [240] sowie intraoperativ valide zu ermitteln. Moderne Ultraschallverfahren ermöglichen mittlerweile die exakte Messung der Gewebehärte. Hierbei unterscheidet man eine sog. Dehnungs-bzw. Kompressions- oder Strain-Elastografie von der Scherwellen- oder Shear-wave-Elastografie.

9.1.1 Strain-Elastografie/Dehnungs- bzw. Kompressionselastografie

Bei der Strain-Elastografie, die inzwischen in unterschiedlicher Ausarbeitung von fast allen größeren Ultraschallfirmen angeboten wird, wird die **relative Gewebehärte** durch Unterschiede in der Schallausbreitung zwischen nichtkomprimiertem und komprimiertem Gewebe ermittelt. Dabei bleibt die Schallausbreitung in nicht komprimierbaren Gewebeabschnitten während eines Kompressionsmanövers weitgehend gleich, während sie sich in komprimierbaren Anteilen ändert. Der applizierte Druck, der nur sehr gering und für den Patienten nicht belastend ist, wird dabei angezeigt, z. B. auf einer Skala von 0–6 und sollte idealerweise bei 3–4 liegen.

Das Verfahren funktioniert in Echtzeit während der Untersuchung, wobei man in der rechten Hälfte des Ultraschallbildes das gewohnte B-Bild sieht, während im linken Bildteil das elastografische Bild über das B-Bild projiziert wird. Weiche Gewebeabschnitte werden auf einer arbiträren Skala rot, harte in blau, dazwischenliegende in gelb und grün dargestellt. Zusätzlich ist die quantitative Messung der Komprimierbarkeit eines definierten Areals als Prozentwert als sog. Strain-value möglich.

Das Verfahren ermöglicht eine sehr gute Detailauflösung, so dass auch sehr kleine Strukturen valide untersucht werden können. Die Begriffe Dehnungs- bzw. Kompressionselastografie werden synonym verwendet.

9.1.2 Shear-wave-Elastografie/Scherwellenelastografie

Bei der Shear-wave-Elastografie wird eine mechanische oder akustische Welle ins Gewebe ausgesandt und die **Ausbreitungsgeschwindigkeit** von **Scherwellen** im Gewebe gemessen. Je steifer das Gewebe umso schneller ist die Ausbreitungsgeschwindigkeit. Manche Verfahren messen die Gewebehärte in einer wählbaren „region of interest“ von meist 5 × 5 mm, andere messen diese an jedem Ort über das Parenchym verteilt. Dabei wird die Ausbreitungsgeschwindigkeit je nach Verfahren entweder in m/s angegeben oder die Steifheit durch eine Formel aus Gewebedichte und Ausbreitungsgeschwindigkeit berechnet und in kPa angegeben.

Der direkte Vergleich unterschiedlicher Elastografiemethoden (> Abb. 9.1, > Abb. 9.2, > Abb. 9.3) zeigt für alle Verfahren eine sehr gute Anwendbarkeit, möglicherweise mit geringen, im Alltag mutmaßlich nicht relevanten Vorteilen für die Shear-wave-Verfahren [241].

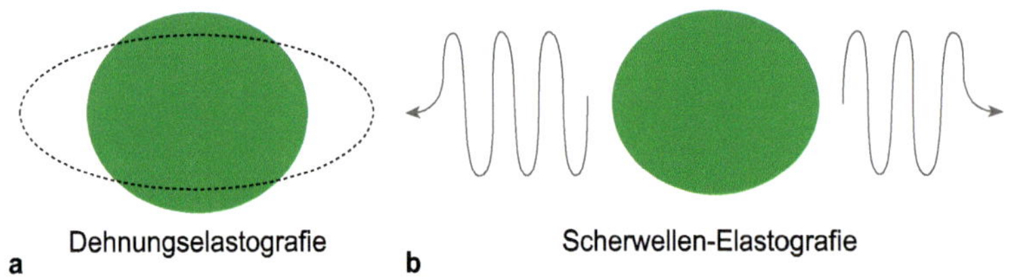

Abb. 9.1 Schematische Übersicht über unterschiedliche Elastografieverfahren (nach [242]). a) Die Dehnungselastografie beurteilt die Elastizität der Gewebe durch die durch Kompression induzierte Gewebeverschiebung. b) Die Scherwellenelastografie beurteilt die Gewebeelastizität durch Messung der Ausbreitungsgeschwindigkeit von transversalen Scherwellen. [H236/L141]

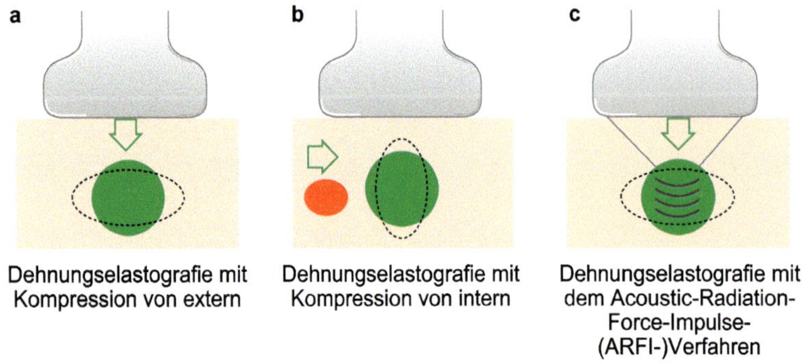

Abb. 9.2 Schematische Übersicht über unterschiedliche Elastografieverfahren (nach [242]). Prinzipien verschiedener Dehnungs-Elastografietechniken mit unterschiedlichen Methoden. [H236/L141]

a) Das elastografische Bild wird durch eine Gewebeverschiebung durch Freihandkompression mit einem Schallkopf gewonnen.
b) Das Dehnungsbild wird durch eine Gewebeverschiebung erzeugt, die durch eine Kompression verursacht wird, die durch Pulsation der Halsschlagader verursacht wird.
c) Der Wandler wird verwendet, um einen Stoßimpuls der akustischen Strahlungskraft zu erzeugen, um das Zielgewebe anzuregen und die Gewebeverformung zu überwachen.

9

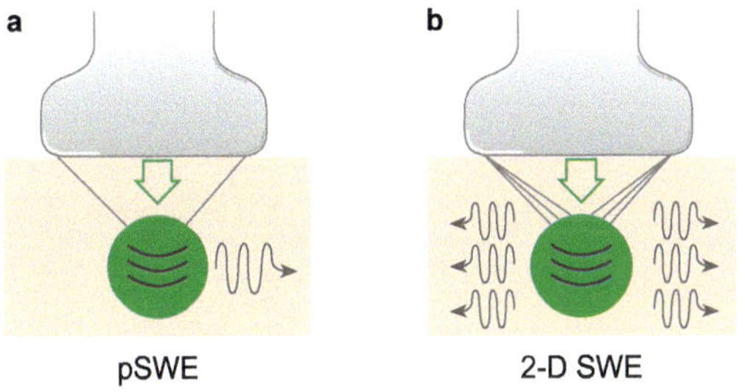

Abb. 9.3 Schematische Übersicht über unterschiedliche Elastografieverfahren (nach [242]). Prinzip der Punktscherwellen-Elastografie (pSWE) und der 2-dimensionalen Scherwellen-Elastografie (2-D-SWE). [H236/L141]

a) pSWE verwendet die akustische Energie (ARF), um das Zielgewebe an einem einzigen Brennpunkt mechanisch anzuregen, wodurch eine seitliche Scherwelle erzeugt wird.
b) Im Gegensatz dazu verwendet 2-D-SWE ARF-Strahlen, um Scherwellen in einem vollen Sichtfeld zu erzeugen.

9.2 Anwendung der Strain-Elastografie bei Schilddrüsenknoten

Bei der systematischen elastografischen Untersuchung von Schilddrüsenknoten lassen sich unterschiedliche Elastizitätsmuster (➤ Abb. 9.7, ➤ Abb. 9.8, ➤ Abb. 9.9, ➤ Abb. 9.11, ➤ Abb. 9.12, ➤ Abb. 9.13, ➤ Abb. 9.14, ➤ Abb. 9.15, ➤ Abb. 9.16) erkennen. Hierzu gibt es unterschiedliche Klassifikationen. Die in Studien am häufigsten angewandte Klassifikation unterscheidet **vier Elastizitätsmuster** (ES) [243].

9.2.1 Elastizitätsmuster

Bei der Verwendung von 4 Elastizitätsmustern (ES1–ES4) steht ES 1 für einen ausschließlich weichen („grünen") Knoten; ES 2 für einen **überwiegend** weichen („grünen") Knoten mit harten („blauen") Anteilen; ES 3 für einen **überwiegend** harten („blauen") Knoten mit weichen („grünen") Anteilen und ES 4 für einen ausschließlich harten („blauer") Knoten (➤ Abb. 9.4).

Beispielbilder zeigen die die Härtegrade ES1 (➤ Abb. 9.9, ➤ Abb. 9.11, ➤ Abb. 9.13, ➤ Abb. 9.14), ES2 (➤ Abb. 9.15), ES3 (➤ Abb. 9.7, ➤ Abb. 9.12) sowie ES4 (➤ Abb. 9.8, ➤ Abb. 9.18, ➤ Abb. 9.19). Da sich auch Gefäße – im Gegensatz zu Zysten – komprimieren lassen, gelingt mittels Elastografie häufig auch eine Gefäßdarstellung, die derjenigen im B-Bild überlegen sein wird. (➤ Abb. 9.16).

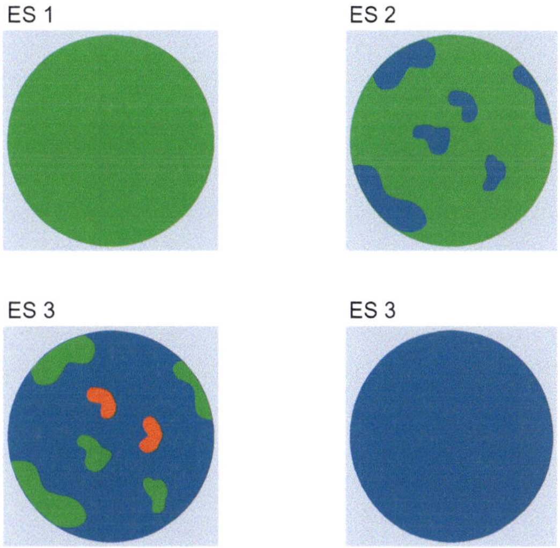

Abb. 9.4 Elastizitätsmuster nach [243]. [L141]
ES 1: ausschließlich weicher („grüner") Knoten; ES 2: überwiegend weicher („grüner") Knoten mit harten („blauen") Anteilen; ES 3: überwiegend harter („blauer") Knoten mit weichen („grünen") Anteilen; ES 4: ausschließlich harter („blauer") Knoten.

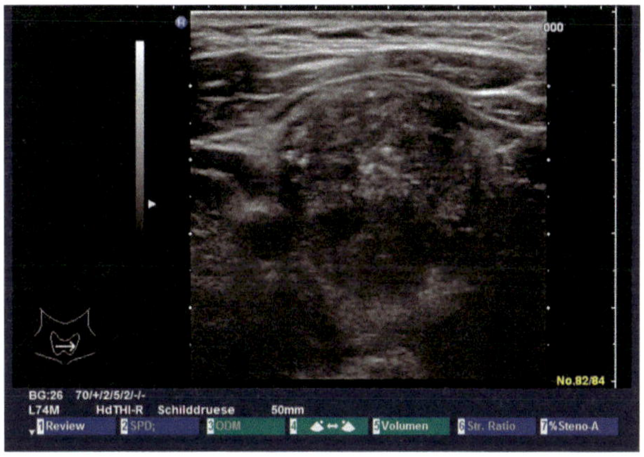

Abb. 9.5 B-Bild-Sonografie des rechten Schilddrüsenlappens mit Nachweis des 3 × 2,8 cm messenden Knoten mit Mikroverkalkungen.

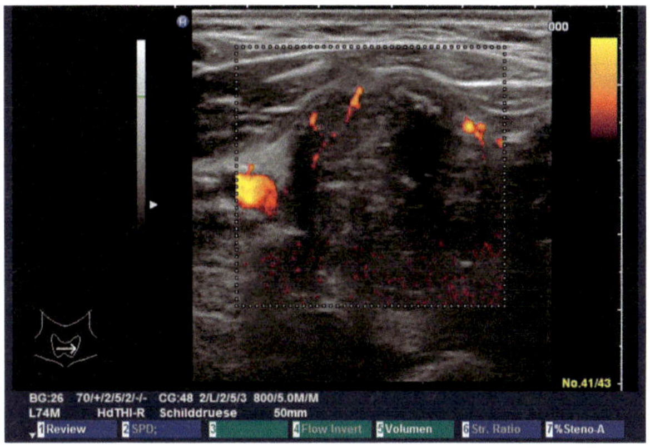

Abb. 9.6 Power-Doppler-Sonografie des Schilddrüsenknoten in ➤ Abb. 9.5 mit Nachweis einer Pattern-2-Vaskularisation.

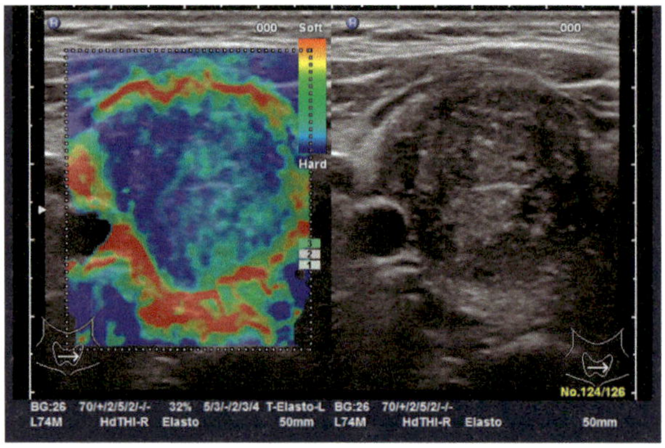

Abb. 9.7 Realtime-Elastografie des Schilddrüsenknotens in ➤ Abb. 9.5 mit Nachweis eines Elastizitätsmuster 3 (überwiegend blau = hart).

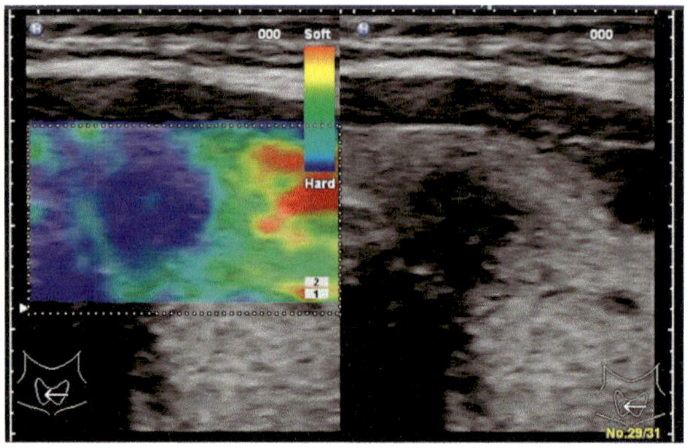

Abb. 9.8 Schwächer echogener, irregulär und unscharf begrenzter Knoten links, elastografisch vollständig hart, ES 4. Histologie: papilläres Schilddrüsenkarzinom.

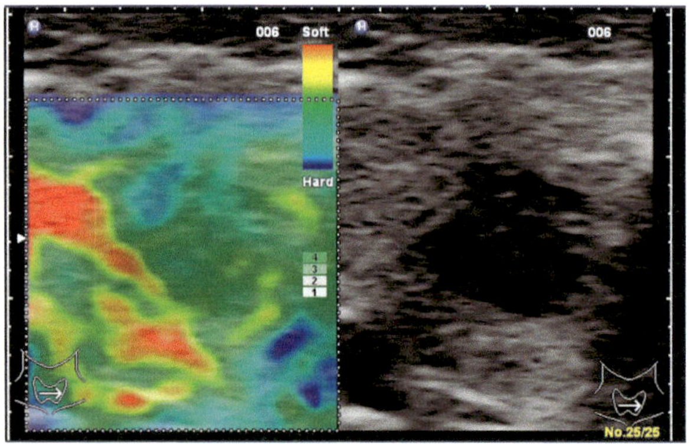

Abb. 9.9 Schwächer echogener, irregulär und unscharf begrenzter Knoten rechts, elastografisch vollständig weich. Zytologie und Verlauf: benigner Knoten.

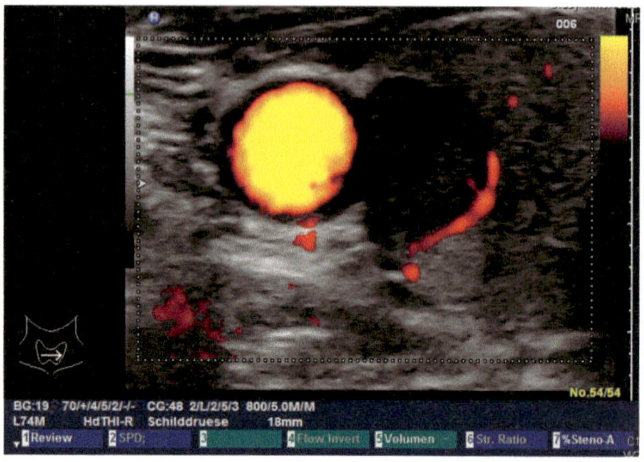

Abb. 9.10 Schwächer echogener Knoten „taller than wide" ohne Halo, direkt der A. carotis anliegend.

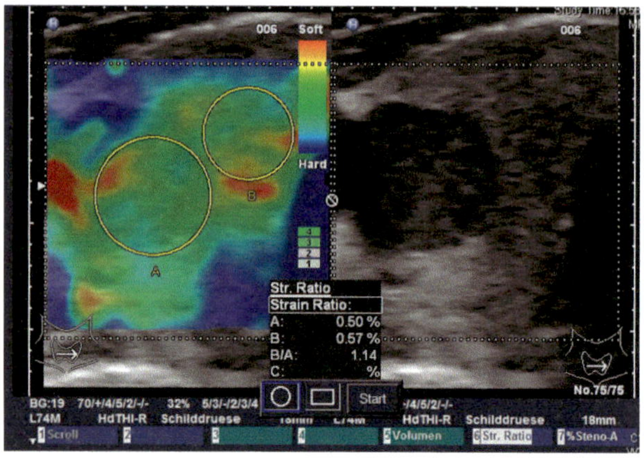

Abb. 9.11 Die Elastografie des Knotens in ➤ Abb. 9.10 zeigt die vollständig weiche Konsistenz (strain values 0,5 % und 0,57 %, entsprechend einer Ratio von 1,14). Histologie: benigner Knoten.

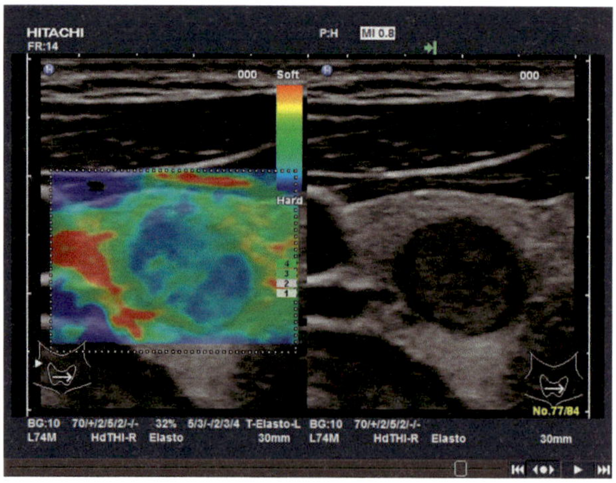

Abb. 9.12 Schwächer echogener Knoten rechts ohne Halo, elastografisch überwiegend hart. Histologie: papilläres Schilddrüsenkarzinom

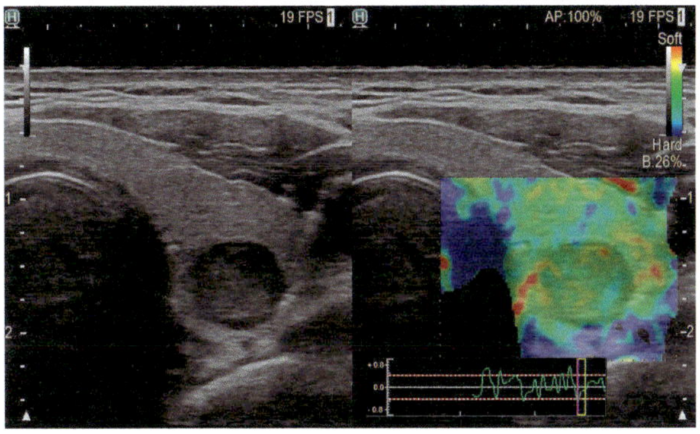

Abb. 9.13 Kleine, schwächer echogene, vollständig weiche Läsion dorsal im linken Schilddrüsenlappen. Zytologie und Verlauf: kein Anhalt für Malignität.

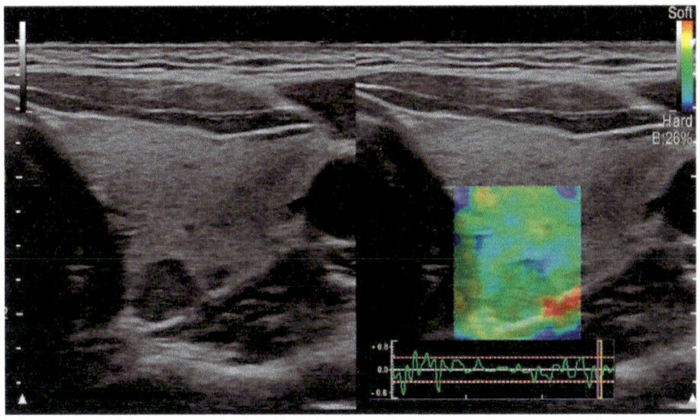

Abb. 9.14 Kleine, schwächer echogene, vollständig weiche Läsion dorsal im linken Schilddrüsenlappen. Zytologie und Verlauf: kein Anhalt für Malignität.

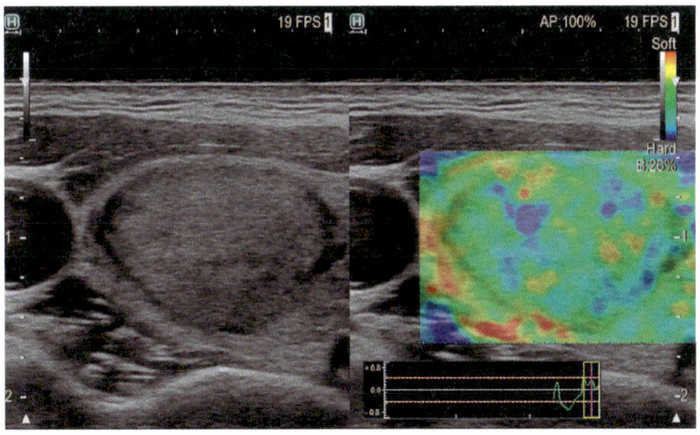

Abb. 9.15 Großer, nahezu echogleicher scharf begrenzter Knoten mit Halo im rechten Schilddrüsenlappen, elastografisch fast vollständig weich. Zytologie und Verlauf: kein Anhalt für Malignität

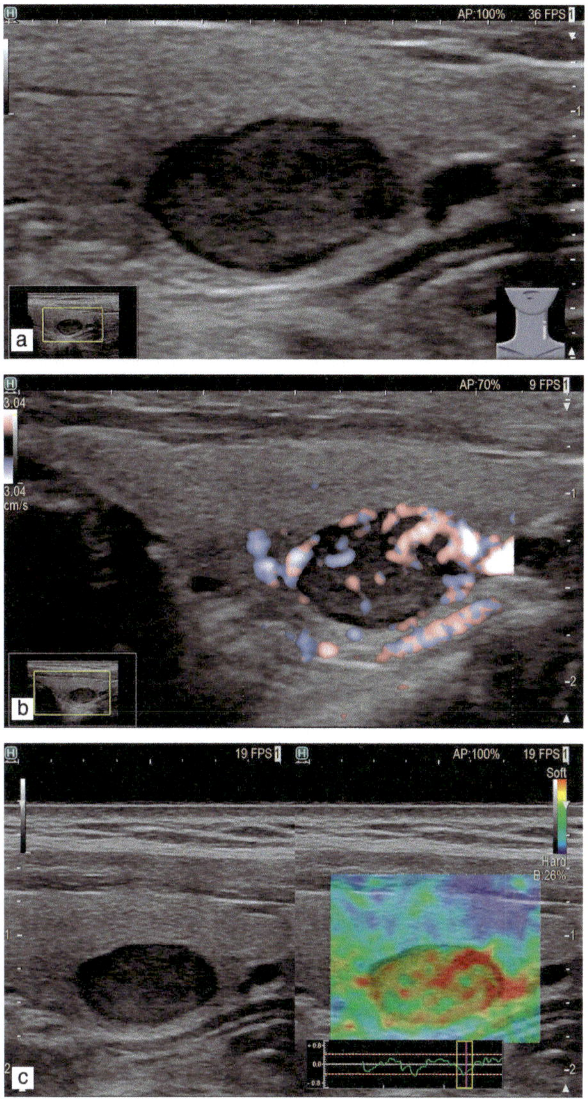

Abb. 9.16 Kleiner, schwächer echogener, etwas unregelmäßig begrenzter Knoten links kaudal (a). Im Farbduplex starke Vaskularisation des Knotens (b). In der Elastografie vollständig weicher Knoten, die kleinen Gefäße lassen sich stark komprimieren und stellen sich daher rot dar (c). FNAC und Verlauf benigner Knoten.

9.2.2 Kriterien für Malignität

Initiale Studien konnten zeigen, dass der Nachweis einer **harten Knotenkonsistenz (ES3** und **ES4)** signifikant häufiger mit der Malignität der Schilddrüsenknoten assoziiert ist, während eine weiche Konsistenz eher für Benignität spricht [244]. Insbesondere im Vergleich mit etablierten Malignitätskriterien wie Hypoechogenität, Mikrokalzifikationen, fehlender Halo, unscharfe Begrenzung oder ovale Form hatte der **elastografische Nachweis** eines harten oder überwiegend harten Knotens die höchste **Sensitivität und Spezifität für Malignität.**

Studien

Eine Metaanalyse untersuchte die Realtime-Elastografie (RTE) für die Differenzierung von Schilddrüsenknoten, Zytologie (FNA) oder Histologie (Operation) als Referenzmethode sowie zur Beurteilung von Sensitivität und Spezifität der RTE. Eingeschlossen waren acht Studien mit insgesamt 639 Schilddrüsenknoten. Die mittlere Sensitivität und Spezifität für die Diagnose eines malignen Schilddrüsenknotens betrug 92 % und 90 % [245], vergleichbar denen der Feinnadelaspirationszytologie. In die überwiegende Zahl der Studien zur RTE der Schilddrüsen wurden zunächst nur Patienten mit dominanten Knoten > 1 cm einbezogen. Die RTE besitzt jedoch eine deutliche höhere Auflösung und kann auch Knoten von 2–3 mm auflösen (➤ Abb. 9.17). In einer Studie [246] wurden daher 51 Patienten mit dominanten Knoten der Schilddrüse von 3–10 mm untersucht. Bei insgesamt 32 papillären Mikrokarzinomen zeigte die Elastografie eine Sensitivität von 91 %, eine Spezifität von 89 % und eine diagnostische Genauigkeit von 90 % für die Diagnose papillären Schilddrüsenkarzinoms. Der positive bzw. negative prädiktive Wert betrugen 94 % bzw. 85 %. Diese Ergebnisse sind vergleichbar mit bisherigen Studien unter Einschluss von Knoten > 1 cm. Somit ist die RTE valide einsetzbar bei Schilddrüsenknoten ab einer Größe von 3 mm (➤ Abb. 9.18, ➤ Abb. 9.19, ➤ Abb. 9.20), auch wenn diese dorsal in der Schilddrüse liegen (➤ Abb. 9.13, ➤ Abb. 9.14, ➤ Abb. 9.16, ➤ Abb. 9.21, ➤ Abb. 9.22, ➤ Abb. 9.23).

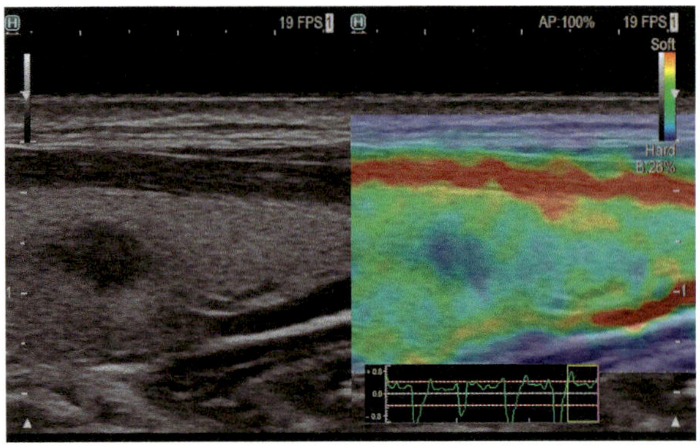

Abb. 9.17 Kleiner, schwächer echogener, unscharf begrenzter, im B-Bild erschwert abgrenzbarer Knoten links kaudal. In der Elastografie deutlich abgrenzbarer harter Knoten. Im Gegensatz zum B-Bild sind in der Elastografie auch Gefäße gut erkennbar (dargestellt in rot). Histologisch papilläres Schilddrüsenkarzinom.

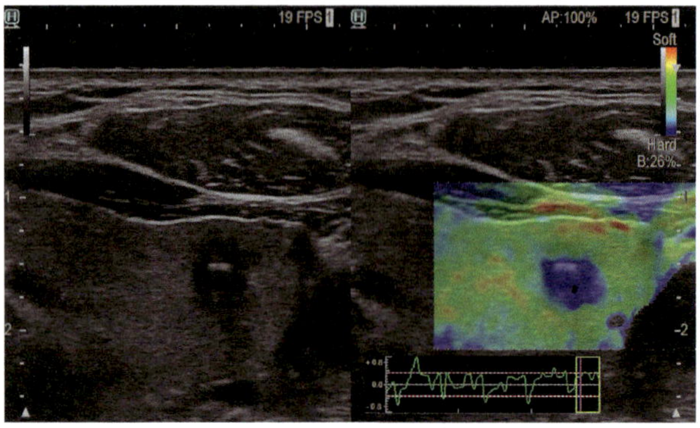

Abb. 9.18 Kleine, schwächer echogene, vollständig harte Läsion mit Mikrokalzifizierungen im linken Schilddrüsenlappen. Histologie: medulläres Schilddrüsenkarzinom.

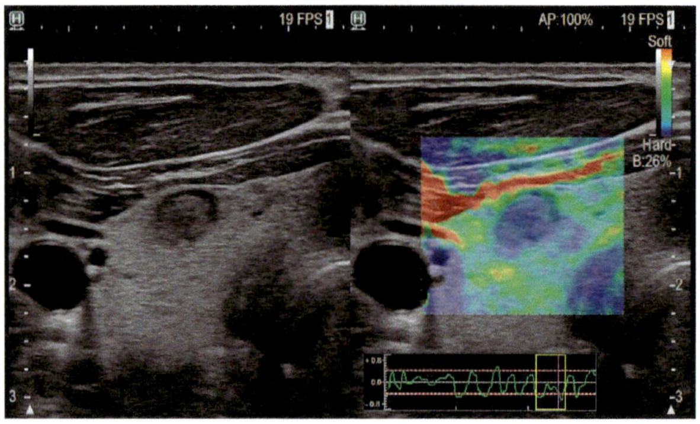

Abb. 9.19 Kleine, schwächer echogene, vollständig harte Läsion im rechten Schilddrüsenlappen. Histologie: medulläres Schilddrüsenkarzinom.

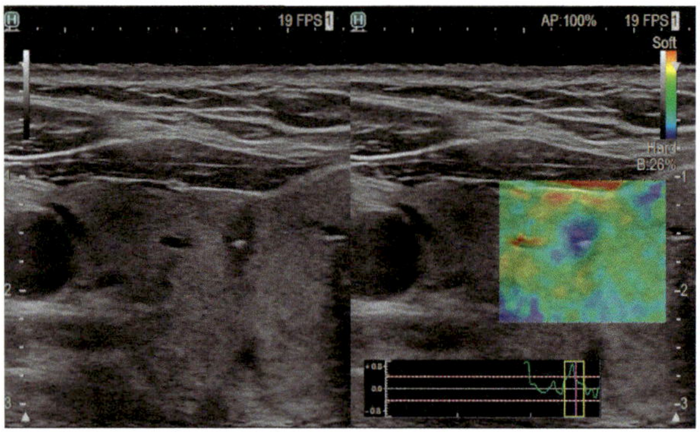

Abb. 9.20 Kleiner, unscharf begrenzter, schwächer echogen, Knoten mit einer einzelnen Mikrokalzifizierung. Calcitonin: 450 ng/l. Histologische Diagnose: medulläres Schilddrüsenkarzinom.

9

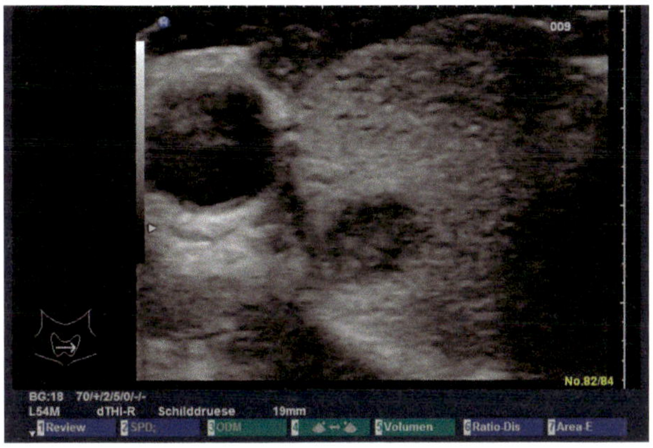

Abb. 9.21 B-Bild-Sonografie des rechten Schilddrüsenlappens mit Nachweis eines 6 × 4 mm messenden schwächer echogenen Knoten dorsolateral. Histologie: medulläres Schilddrüsenkarzinom.

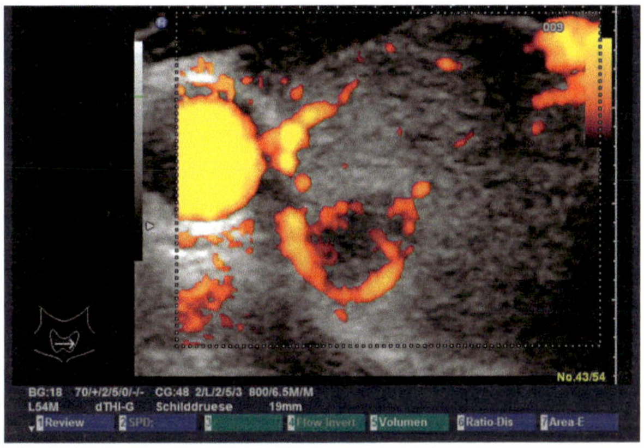

Abb. 9.22 Power-Doppler-Sonografie des Schilddrüsenknotens in ➤ Abb. 9.21 mit Nachweis einer Pattern-2-Vaskularisation.

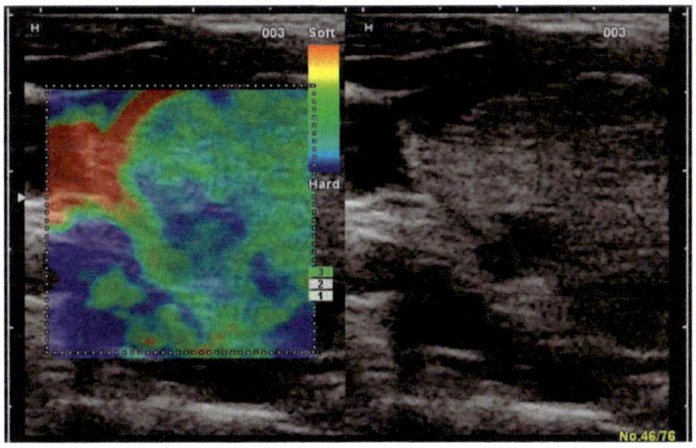

Abb. 9.23 Realtime-Elastografie des Schilddrüsenknotens in ➤ Abb. 9.21 mit Nachweis eines Elastizitätsmuster 4; das harte Areal ist zudem größer als der B-Bildsonografisch sichtbare Knoten. Histologisch zeigte sich hier eine desmoplastische Reaktion.

9.2.3 Klinische Anwendung der Elastografie

Die Elastografie ist eine Zusatzinformation sowohl zum B-Bild [251] als auch in Ergänzung von TIRAD-Systemen wie ACR-TIRADS [252]. Sinnvoll ist ihre Anwendung bei ausgewählten Knoten, insbesondere solchen, die nicht eindeutig benigne oder eindeutig maligne sind, sondern ein intermediäres Malignitätsrisiko aufweisen. Ein typisches Beispiel sind schwächer echogene Knoten (➤ Abb. 9.10, ➤ Abb. 9.14), die für eine FNP infrage kommen. Sind diese weich (➤ Abb. 9.11, ➤ Abb. 9.14), so sind sie in einem hohen Prozentsatz von > 97–99 % benigne [247]. Diesen hohen NPV erreichen weder FNP noch molekulare Marker. Bei gleicher B-Bildmorphologie ist bei nicht-weichen Knoten (➤ Abb. 9.12) weitere Diagnostik sinnvoll, auch wenn sie < 1 cm sind (➤ Abb. 9.8). Auch eignet sich die Elastografie besonders für Knoten mit ungünstiger Lage für eine Punktion z. B. direkt an der A. carotis (➤ Abb. 9.10, ➤ Abb. 9.11) oder dorsal gelegen (➤ Abb. 9.13, ➤ Abb. 9.14, ➤ Abb. 9.16). Obwohl heute bei Knoten < 1 cm eine gewisse Zurückhaltung bzgl. weiterer Diagnostik besteht kann die Elastografie bei diesen kleinen Knoten die Therapiestrategie v. a. bei jüngeren Menschen beeinflussen. Je nach Härte und topografischer Risikolage (subkapsulär, tracheal, dorso-medial im Bereich des N. recurrens) ist im Einzelfall auch bei Knoten < 1 cm eine FNP oder ggf. Operation indiziert. B-Bildsonografisch suspekte Knoten < 1 cm können neben papillären Karzinomen (➤ Abb. 9.8, ➤ Abb. 9.17) auch medulläre Karzinome (➤ Abb. 9.18, ➤ Abb. 9.19, ➤ Abb. 9.20, ➤ Abb. 9.21, ➤ Abb. 9.22, ➤ Abb. 9.23) sein. Falls die Bestimmung von Calcitonin im Serum nicht ohnehin standardmäßig durchgeführt wird ist sie in diesen Fällen unbedingt empfohlen. Elastografisch stellen sich insbesondere medulläre Schilddrüsenkarzinome häufig größer als im B-Bild dar (➤ Abb. 9.23), was auf eine sog. desmoplastische Reaktion zurückgeführt werden kann.

Studien

Das Verfahren der Strain-Elastografie wurde zur Charakterisierung von Schilddrüsenknoten ausgiebig wissenschaftlich untersucht. Eine Metaanalyse zeigt, dass der negative Vorhersagewert (negative predictive value NPV) der Elastografie bei Nachweis eines weichen oder überwiegend weichen Knotens – d. h. Ausschluss von Malignität – mit 97–99 % höher ist als derjenige der FNP und diese laut Schlussfolgerung der Autoren in diesen Fällen ersetzen kann [247]. In der Praxis bedeutet dies: Weiche

Knoten sind meist gutartig. Der positiv prädiktive Wert (PPV) ist hingegen mit 30–50 % geringer, nicht zuletzt, da auch regressiv-fibrotische Knoten hart sein können. In der Praxis bedeutet dies: Das Kriterium harter Knoten ist für die Malignitätsprädiktion weniger geeignet. In Leitlinien ist die Elastografie wegen ihres hohen NPV zur Auswahl für weitere Diagnostik von Schilddrüsenknoten in den Empfehlungen der europäischen Schilddrüsengesellschaft ETA [69], der europäischen Gesellschaft für Ultraschall in der Medizin EFSUMB [248] und der der World Federation for Ultrasound in Medicine and Biology (WFUMB) [254] aufgenommen worden. Zudem verwenden publizierte Verfahren unter Verwendung künstlicher Intelligenz die Elastografie von Schilddrüsenknoten als zusätzliches Kriterium zur Malignitätsprädiktion.

9.3 Beurteilung der Elastografie: Farb-Skala oder Strain Value?

Die Realtime-Elastografie (RTE) ergibt in Echtzeit ein dem B-Bild überlagertes Farbbild eines **Farbverlaufs von Rot nach Blau.** Zur Einteilung der gemessenen Gewebehärte wird meist eine Farbvergleichsskala wie oben erwähnt verwendet. Hierfür gibt es unterschiedliche Einteilungen, teils in **vier-** teils auch in **sechsstufigen Skalen.** Die Bewertung der Gewebehärte im RTE-Bild ist damit in gewissem Maße untersucherabhängig. Neben der Darstellung der Farbverlaufsskala können jedoch in definierten Arealen (region of interest) Messwerte für die Komprimierbarkeit von Gewebe in Prozent als sog. **strain value** (➤ Abb. 9.11) herausgegeben werden. Dieser Wert kann auch ins Verhältnis zum strain value gesunden Schilddrüsengewebes gesetzt werden und wird dann als **strain ratio** (➤ Abb. 9.11) bezeichnet.

Studie

Eine größere Studie an ausschließlich chirurgisch therapierten Patienten mit Schilddrüsenerkrankungen hat unter der Verwendung des strain values und Einteilung in die Kategorien „hart", „mittel" und „weich" [249] v. a. einen sehr guten negativ prädiktiven Wert der Methode nachgewiesen. In einer Studie an 99 Patienten mit 32 Schilddrüsenmalignomen [250] zeigte der Vergleich von strain value mit einem semiquantitativen Elastizitätsscore eine vergleichbare Sensitivität bei etwas besserer Spezifität des strain values gegenüber dem ES (AUROC 0,88 vs. 0,79).

9.4 Elastografie – eine Zusatzinformation zum B-Bild?

Zahlreiche Studien haben die Frage untersucht, ob die Ultraschall-Elastografie (USE) überhaupt eine Zusatzinformation zum qualifizierten konventionellen B-Bild im Ultraschall (US) bietet. In einer größeren prospektiven Studie konnten mittels konventionellem US 84,9 % der Knoten richtig als maligne erkannt werden. Durch Hinzunahme der Elastografie wurde die Sensitivität auf 96,8 % gesteigert, d. h. es wurden 12 % mehr Karzinome durch die Hinzunahme der USE diagnostiziert [251]. Auch die diagnostische Aussagekraft von ACR-TIRADS konnte durch die Hinzunahme der Elastografie verbessert werden [252]. Obwohl nicht alle Studien dieses Ergebnis reproduzieren konnten [56], bestätigt eine große Metaanalyse den **Zusatznutzen** der **USE** zur **B-Bild-Sonografie** [253].

Studien

In einer Auswertung von 24 Studien mit mehr als 2624 Patienten und 3531 Schilddrüsenknoten (927 bösartige und 2604 gutartige) wurden sechs Ultraschall-Kriterien (Echogenität, Verkalkungen, Ränder, Halozeichen, Form und Farbduplex) mit der USE verglichen. Die Sensitivitäten und Spezifitäten waren wie folgt: strain ratio 82 % und 82 %; strain value 89 % und 82 %; echoarm 78 % und 55 %; Mikroverkalkungen 50 % und 80 %; unregelmäßige Ränder 66 % und 81 %; fehlendes Halozeichen 56 % und 57 %; „taller than wide" 46 % und 77 %; und intranoduläre Vaskularisierung 40 % und 61 %. Die Autoren folgerten, dass USE sowohl sensitiver als auch spezifischer als jedes der konventionellen Ultraschall-Kriterien ist [253].

Auch in einer weiteren Metaanalyse zeigt sich, dass mittels USE gemessene Knotenelastizität zu einem der vier wichtigsten US-Kriterien für Malignität zählt [42].

Auch im Vergleich zu standardisierten US-Befunderhebungen wie TIRADS [39] ist die USE vergleichbar sensitiv, jedoch deutlich spezifischer [99]. In der Praxis bedeutet dies, dass mehr benigne Knoten richtigerweise als benigne eingestuft werden. Zudem zeigt die USE gegenüber TIRADS eine bessere Interobserver-Reproduzierbarkeit [99].

!

Die Schilddrüsenelastografie ist zweifellos eines der wissenschaftlich am besten evaluierten Ultraschallkriterien. Die WFUMB hat hierfür eigene Empfehlungen und Leitlinien herausgebracht [254]. Auch die europäischen Leitlinien empfehlen die Schilddrüsenelastografie wegen des hohen NPV als zusätzliches Verfahren zur Auswahl der Knoten, die weiterer Diagnostik zugeführt werden sollen [69].

9.5 Elastografie bei nicht-diagnostischer oder unklarer Zytologie

Nicht-diagnostische Punktionen sowie Zytologien mit unklarer Dignität sind wichtige Limitierungen der FNP.

In Knoten mit einer **Thy3a-/Bethesta-III-Zytologie** war ein Elastizitätsscore (ES-score) von 1 hoch prädiktiv für gutartige Läsionen, dieser fand sich in 102 von 111 gutartigen Knoten und nur in einem von 31 Karzinomen [255]. Durch die Kombination der ES-scores 2 und 3 hatte die USE eine Sensitivität von 96,8 % und eine Spezifität von 91,8 %.

In Knoten mit **nicht-diagnostischer Zytologie** zeigte sich ein ES-Score von in 39 von 45 gutartigen Knoten und in nur einer der acht Karzinome. Durch die Kombination der ES-scores 2 und 3 hatte die USE eine Sensitivität von 87,5 % und eine Spezifität von 86,7 % [255].

Auch eine weitere Studie wies einen Zusatznutzen der Elastografie bei Thy3/Bethesda-III-Zytologie nach [256]. Höhere strain ratios wurden in bösartigen Knoten gefunden mit einem optimalen Cut-Off von 2,09 in der ROC-Analyse. USE mit strain ratio zeigte eine 90,6 % Sensitivität, 93 % Spezifität 82,8 % positiver Vorhersagewert (PPV), NPV 96,4 %, während der US eine Sensitivität von 52,9 %, eine Spezifität von 84,3 %, einen PPV von 55,6 % und NPV von 82,9 % ergab. Der diagnostische Gewinn durch Elastografie war statistisch signifikant mit einer ROC von 0,9182 für die strain ratio gegenüber 0,6864 für den konventionellen US. Unter Verwendung der 2D-Shear-wave-Elastografie zeigen neuere Studien auch eine Anwendbarkeit der Methode nach nicht-diagnostischer oder Thy3-Zytologie [257].

9.6 Limitierungen der Elastografie

Limitierungen der Elastografie betreffen sowohl technische als auch inhaltliche Aspekte.

Da Flüssigkeiten nicht komprimierbar sind, ist die Elastografie bei **überwiegend zystischen Knoten** nicht valide anwendbar; für zystische Knotenanteile kann keine Härte angegeben werden (➤ Abb. 9.25). Dies gilt ebenso für grobschollige Verkalkungen, die ebenfalls immer hart sind. Allerdings ist das Malignitätsrisiko zystischer Knoten als gering bis sehr gering einzuschätzen, wenn es keine Hinweise für ein zystisches papilläres Karzinom gibt; Ähnliches gilt für grobschollige Verkalkungen [68]. Eine relevante inhaltliche Limitierung betrifft die Art der untersuchten Karzinomentitäten: Die überwiegende Anzahl der Studien hat papilläre Karzinome sowie einige medulläre Karzinome untersucht.

Die Datenlage zu follikulären Karzinomen ist deutlich geringer und es ist bisher nicht ausreichend untersucht, ob mittels Elastografie eine **Unterscheidung** von **follikulären Adenomen** und **Karzinomen** möglich ist. Eigene Verfahren zeigen, dass follikuläre Karzinome elastografisch weich sein können (➤ Abb. 9.24). Der Anteil der follikulären Karzinome beträgt in Zeiten einer v. a. durch Ultraschall deutlich sensitiveren Diagnostik jedoch nur noch zwischen 1–2 % aller Schilddrüsenmalignomen in Studien aus Nordamerika und 11–14 % in Deutschland (RKI, Zentrum für Krebsregisterdaten 2016). Damit ist der Anteil follikulärer Karzinome niedriger als die früher in Zeiten überwiegend klinischer Diagnosen berichteten 20 % [258]. Bisher ist es allerdings nicht gelungen, den Stellenwert der Elastografie bei der Diagnose eines follikulären Schilddrüsenkarzinoms sowie zur zytologischen Differenzialdiagnose „follikuläre Neoplasie" (follikuläres Adenom vs. follikuläres Karzinom, definiert u. a. durch eine nur histologisch valide nachweisbare Gefäßinvasion) eindeutig zu bestimmen.

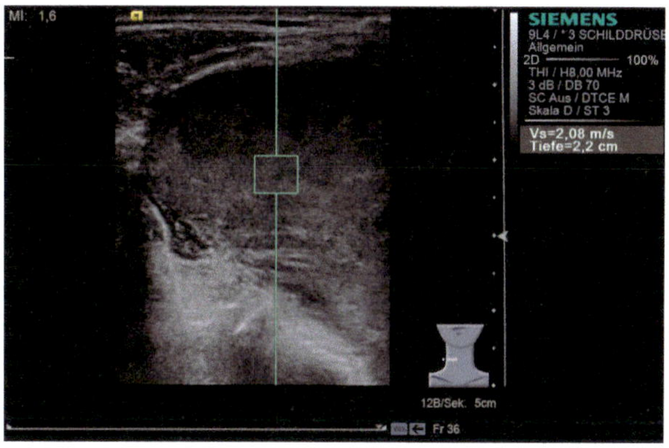

Abb. 9.24 Großer, schwächer echogener, unregelmäßig begrenzter Knoten im rechten Schilddrüsenlappen. Die Elastografie (ARFI) zeigt mit 2,08 m/s einen weichen Knoten. Histologie: grob invasives follikuläres Karzinom

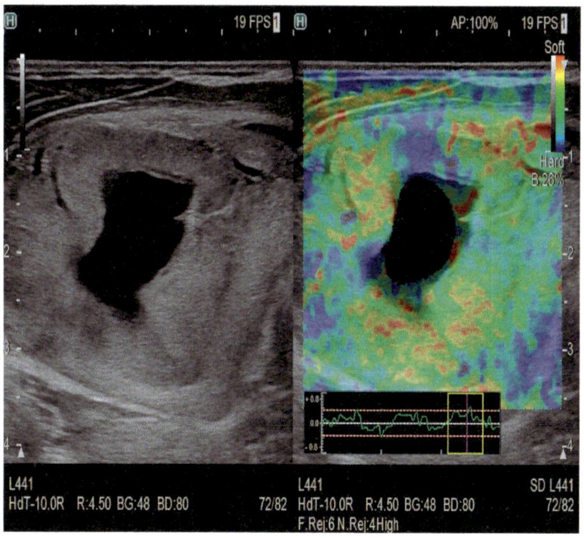

Abb. 9.25 Großer, überwiegend weicher, zentral zystischer Knoten. Für den zystischen Anteil kann keine Härte angegeben werden.

9.7 Anwendung der qualitativen Elastografie bei multinodösen Strumen

Die sehr positiven Daten zur Elastografie aller bisher publizierten Studien beziehen sich auf die Anwendung der Methode auf dominante Schilddrüsenknoten. Größere, prospektive Studien zur Anwendbarkeit der USE bei multinodösen Strumen liegen bislang nicht vor. Aus eigener Erfahrung ist eine Anwendung denkbar z. B. bei vollständig nodös umgebauten Strumen, um mögliche Areale zur Durchführung einer FNP zu identifizieren. Unter sonografischer Sicht ist dann eine gezielte Platzierung der Punktionsnadel in den zuvor als „hart" identifizierten Arealen möglich (➢ Abb. 9.26).

Eine weitere denkbare Anwendung der RTE bei multinodösen Strumen ist die Identifizierung multilokulärer Karzinome. Auch hier existieren bisher keine Daten. ➢ Abb. 9.27 zeigt ein multilokuläres papilläres Schilddrüsenkarzinom: der schwächer echogene, harte Knoten medioventral wurde präoperativ feinnadelpunktiert, es zeigten sich Zellen eines papillären Schilddrüsenkarzinoms. In der finalen Histologie ergab sich, dass es sich auch bei einem dorsolateralen, isoechogenen Knoten um ein papilläres Karzinom handelt. Dieser Befund zeigte sich präoperativ elastografisch ebenfalls „hart".

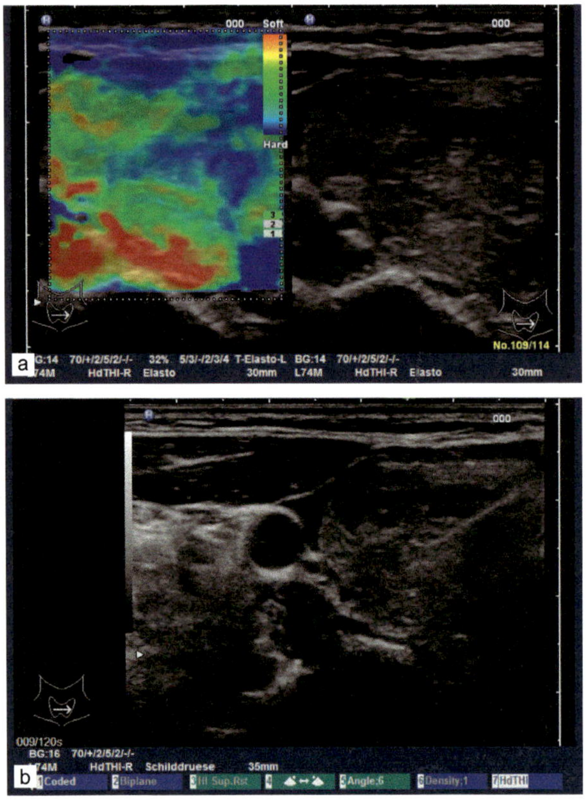

Abb. 9.26 a) Nodös umgebaute Struma, harte Areale im rechten Seitenlappen. b) Gezielte Platzierung der Punktionsnadel unter sonografischer Sicht im als „hart" identifizierten Areal.

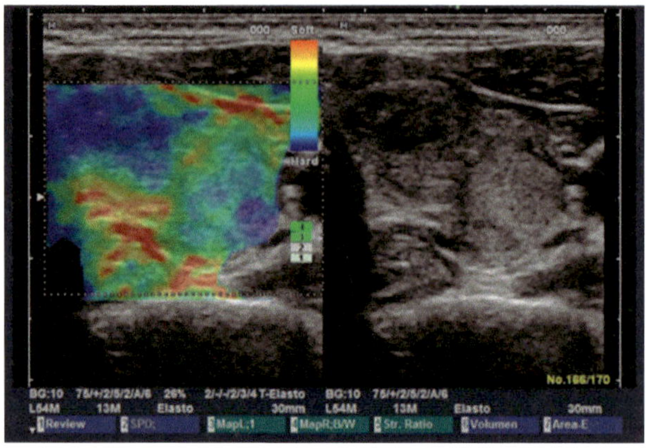

Abb. 9.27 Multilokuläres papilläres Schilddrüsenkarzinom: sowohl beim schwächer echogenen, harten Knoten medioventral als auch dem dorsolateralen, isoechogenen Knoten handelt es sich um Anteile eines papillären Schilddrüsenkarzinoms.

9.8 Anwendung der Shear-wave-Elastografie bei Schilddrüsenknoten

Eine erste Pilotstudie zur Shear-wave-Elastografie bei dominanten Schilddrüsenknoten wurde mit der Acoustic Radiation Force Impulse (ARFI)-Imaging-Technik (Virtual Touch Tissue Quantification) an der Schilddrüse durchgeführt [259]. Maligne Knoten wiesen dabei eine größere Härte schnellere Ausbreitungsgeschwindigkeit mit Median 4,30 m/s (Abb. 9.30, ➢ Abb. 9.31) auf als gutartige (Median 2,02 m/s, ➢ Abb. 9.32), deren Härte sich von gesundem Schilddrüsengewebe (Median 1,98 m/s ➢ Abb. 9.29) nicht signifikant unterschied.

Bei der ARFI wird auf Knopfdruck vom Gerät ein akustischer Stoßpuls, ausgesandt. Hierdurch werden im Gewebe, das als „region of interest" definiert werden kann, senkrecht zum Stoßpuls Scherwellen erzeugt, die mit einem Detektionspuls erfasst werden können. Die ermittelte Geschwindigkeit der Scherwellenausbreitung korreliert invers mit der Elastizität des Gewebes, in der die Scherwellen erzeugt wurden. Je härter das Gewebe, umso schneller die Ausbreitungsgeschwindigkeit. Der Wert wird als Geschwindigkeit in m/s angegeben.

Der Vergleich von ARFI mit der o. g. Strain-Elastografie zeigte, dass mit beiden Verfahren vergleichbar gute Resultate bei der Charakterisierung von Schilddrüsenknoten erzielt werden [260]. Inzwischen haben mehrere Metaanalysen die sehr gute Anwendbarkeit und Aussagekraft der Shear-Wave-Elastografie bei der Charakterisierung von Schilddrüsenknoten bestätigt [261–264].

Bei der sog. 2D-Shear-Wave-Elastografie (➢ Abb. 9.28) wird die Gewebehärte an allen Punkten im Messfeld angegeben, meist mit Überlagerung eines Farbbildes. Hier können zusätzlich Parameter wie mediane und mittlere Härte sowie

Standardabweichungen gemessen werden. Im direkten Vergleich zu Strain-Elastografieverfahren zeigt dieses Verfahren gemeinsam mit der Punkt-Shear-Wave-Elastografie geringe Vorteile [241].

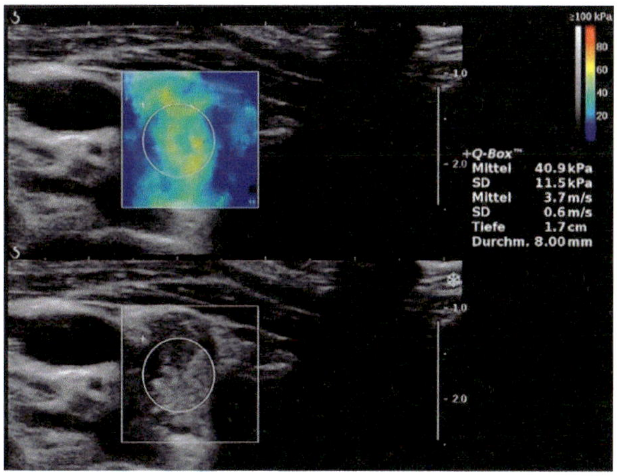

Abb. 9.28 2D-shear-wave-Elastografie eines harten Knoten, histologisch papilläres Karzinom (nach [241]).

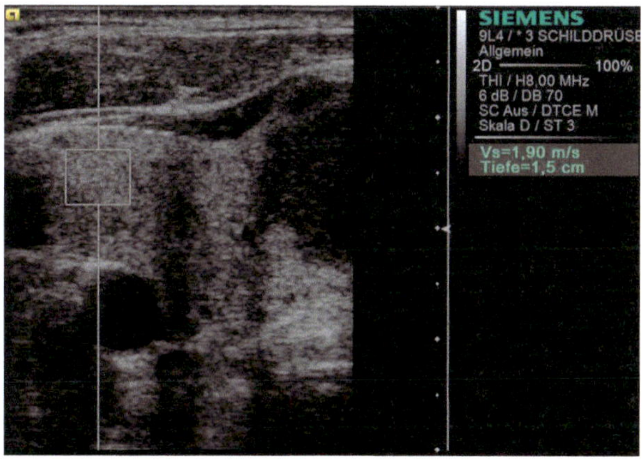

Abb. 9.29 ARFI von normalem Schilddrüsengewebe V = 1,9 m/s (Normalbefund).

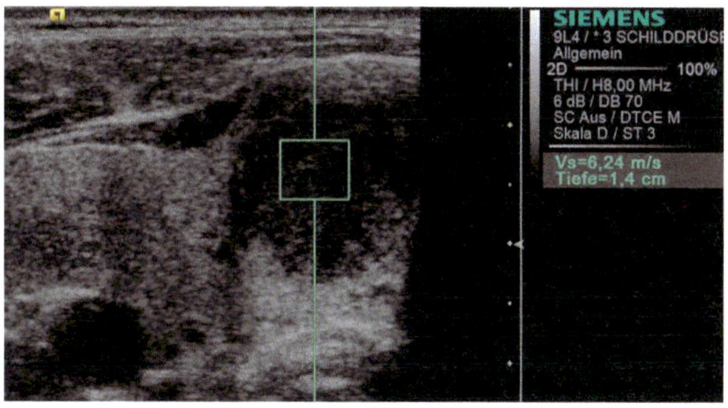

Abb. 9.30 ARFI eines harten Knotens V = 6,24 m/s, histologisch papilläres Schilddrüsenkarzinom.

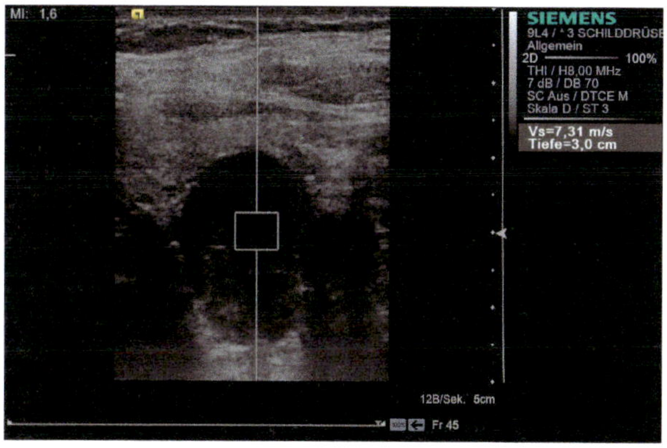

Abb. 9.31 Acoustic-Radiation-Force-Impulse (ARFI)-Imaging mit der ROI in einem schwächer echogenen Schilddrüsenknoten. Die ARFI Messung im Knoten zeigt eine Ausbreitungsgeschwindigkeit von 7,31 m/s. Histologisch lag hier ein papilläres Schilddrüsenkarzinoms vor.

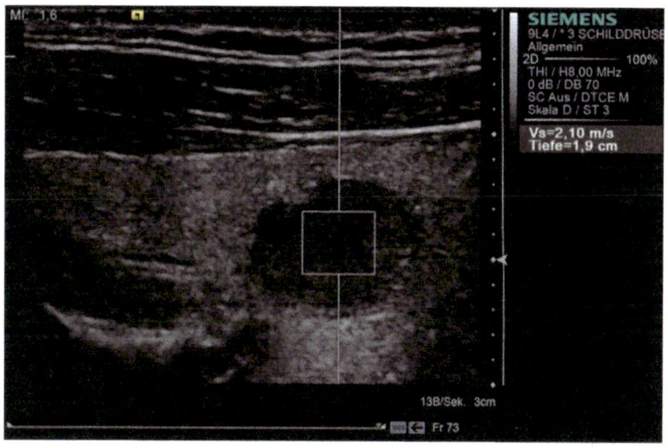

Abb. 9.32 ARFI-Imaging bei dem einem Patienten mit einem schwächer echogenen Knoten ohne Halo. Hier liegt die ROI im Knoten bei 2,1 m/s, der Knoten ist damit weich. FNAC und Verlaufskontrolle zeigten einen benignen Knoten.

9.9 Inter-Observer-Variabilität

Die Genauigkeit insbesondere der Strain-Elastografie hängt in gewissem Umfang von Geschick und Erfahrung des Untersuchers ab. Daher ist eine Einarbeitung in die Methode unerlässlich. Bereits nach einer relativ kurzen Einarbeitungszeit zeigt die Methode eine große Verlässlichkeit [265]. Erste Studien zeigten zunächst eine im Vergleich mit der B-Bild-Sonografie eine geringe Interobserver-Übereinstimmung der Elastografie [266]. Der Hauptgrund für diese eher schlechten Daten ist jedoch in technischen Aspekten zu sehen: Ältere Ultraschallgeräte hatten beispielsweise keinen objektiven Indikator, der die vom Untersucher erzeugte Druckkraft anzeigte. Mit der technischen Weiterentwicklung zeigt die Elastografie eine sehr gute bis exzellente Interobserver-Übereinstimmung [99, 267].

9

9.10 Elastografie bei diffusen Schilddrüsenerkrankungen

Obwohl die Hauptanwendung der Elastografie in der Charakterisierung fokaler Schilddrüsenläsionen zu sehen ist, gibt es auch Berichte über Elastografieverfahren bei diffusen Schilddrüsenerkrankungen. Eine Studie [268] untersuchte bei 67 Patienten die Bedeutung der qualitativen Realtime-Elastografie bei subakuter Thyreoiditis und konnte hier jedoch keinen diagnostischen Zugewinn berichten. Die Messungen bei subakuter Thyreoiditis unterschieden sich zwar signifikant von den Messungen bei multinodösen Strumen, jedoch war es mit der Methode nicht möglich zwischen einer subakuten Thyreoiditis und malignen Schilddrüsenknoten zu differenzieren (beide Messungen waren hart). Eine weitere Studie [269] untersuchte 75 Patienten mit benignen Schilddrüsenknoten mittels der quantitativen Shear-wave-Elastografie. Dreiunddreißig dieser Patienten litten an einer Autoimmunthyreoiditis. Es zeigte sich kein signifikanter Unterschied des Elastizitätsindex in den Knoten von Patienten mit und ohne Autoimmunthyreoiditis. Allerdings war auch hier das extranoduläre Gewebe bei den Patenten mit Autoimmunthyreoiditis härter als bei Patienten ohne Entzündung. Dieser Unterschied war allerdings nicht statistisch signifikant. Die Autoren schlussfolgern, dass eine Beurteilung von Schilddrüsenknoten unabhängig davon, ob eine Autoimmunthyreoiditis vorliegt, valide erfolgen kann. In Anbetracht der erst genannten Studie kann die Untersuchung dann Schwierigkeiten bereiten, wenn die Schilddrüsenknoten bei einer Autoimmunthyreoiditis nicht sicher vom entzündeten Parenchym B-Bild sonografisch unterschieden werden können.

Eine weitere Studie [270] untersuchte bei 74 Patienten die Bedeutung der quantitativen Elastografie unter Verwendung der Acoustic-Radiation-Force-Impulse (ARFI)-Imaging bei diffusen Schilddrüsenerkrankungen (29 Patienten mit Morbus Basedow, 22 mit chronischer Autoimmunthyreoiditis und 23 Probanden ohne Schilddrüsenerkrankung). Die Steifheit des Schilddrüsengewebes (Ausbreitungsgeschwindigkeit der Scherwellen) in der gesunden Schilddrüse war mit im Mittel 2,07 m/s signifikant niedriger als im Schilddrüsengewebe von Patienten mit Morbus Basedow (2,82 m/s) oder Autoimmunthyreoiditis (2,49 m/s). Die Autoren schlussfolgern, dass ARFI bei der Diagnose von diffusen Schilddrüsenerkrankungen hilfreich sein kann. Trotz auch neuerer Berichte über die Anwendbarkeit der Elastografie bei diffusen Schilddrüsenerkrankungen [271, 272] bleibt der klinische Nutzen für diese Indikation weiter fraglich.

!

- Sowohl mit der qualitativen Strain-Elastografie als auch mit der der quantitativen Shear-Wave-Elastografie kann in Ergänzung zur B-Bild-Sonografie die Differenzierung von benignen und malignen Schilddrüsenknoten deutlich verbessert werden.
- Die Kombination aus B-Bildsonografie und Elastografie erreicht bei der Dignitätsbeurteilung von Schilddrüsenknoten Sensitivitäten und Spezifitäten, die der klassischen Feinnadelaspirationszytologie mindestens vergleichbar sind.
- Zudem ist die Elastografie eine sehr nützliche Methode für die Selektion von Patienten für eine FNP bzw. Schilddrüsenoperation.

Der Stellenwert der Elastografie-Verfahren bei diffusen Parenchymerkrankungen der Schilddrüse muss in weiteren Studien untersucht werden.

KAPITEL

10 Sonografische Darstellung autonomer Adenome

10.1 Klinische und szintigrafische Aspekte

Als autonomes Adenom wird ein Schilddrüsenknoten mit vom TSH unabhängiger Schilddrüsenhormonproduktion und unabhängigem Wachstum bezeichnet. Schilddrüsenautonomien finden sich vermehrt in Regionen mit bestehendem oder zurückliegendem Jodmangel und treten bei älteren Menschen häufiger als bei jungen auf.

Sonografisch ist keine sichere Aussage im Hinblick auf die Funktionalität von Schilddrüsenknoten möglich. Hierfür ist weiterhin eine Schilddrüsenszintigrafie notwendig [273]. Auch die Vaskularisation in der Duplexsonografie ist kein valides Kriterium einer Autonomie. Einige Studien zeigen eine Korrelation zwischen Autonomie und systolischer Blutflussgeschwindigkeit (peak systolic velocity PSV) in der A. thyroidea im pw-Doppler. Hierfür ist jedoch eine Optimierung des Messfensters, der Winkelkorrektur sowie der Pulsrepetitionsfrequenz PRF notwendig. Im Alltag wird dieses Verfahren wenig angewandt.

Die untere Ortsauflösung der Szintigrafie beträgt dabei ca. 1 cm. Szintigrafisch lassen sich in 40 % der euthyreoten Strumen einer Jodmangelregion autonome Areale identifizieren, die synonym auch als **hyperfunktionelle** oder „heiße" **Knoten** bezeichnet werden.

Liegt der TSH-Wert im Referenzbereich bezeichnet man autonome **Schilddrüsenadenome** als **kompensiert.** Für den klinischen Alltag relevant ist die Tatsache, dass ein normaler TSH-Wert ein autonomes Adenom keineswegs ausschließt.

Studien

Studien haben nachgewiesen, dass bei einer Schilddrüsenautonomie der TSH-Wert in durchschnittlich 50 % der Fälle normwertig war [274], in Studien aus Deutschland sogar bis 80 % [275].

10.2 Sonomorphologische Merkmale

Sonografisch ist nicht nur keine Aussage über die Funktionalität von Schilddrüsenknoten möglich, vielmehr zeigen autonome Adenome auch keine einheitliche Sonomorphologie.

Autonome Adenome können daher sowohl zystisch, spongiform (➤ Abb. 10.1), solide (➤ Abb. 10.2, ➤ Abb. 10.3) als auch schwächer echogen, unscharf begrenzt mit Verkalkungen (➤ Abb. 10.4, ➤ Abb. 10.5) und taller-than-wide, schwächer echogen und unscharf begrenzt (➤ Abb. 10.6) mit Kriterien für suspekte Knoten in TIRAD-Systemen aufweisen [276]. Autonome Adenome können eine vermehrte (➤ Abb. 10.2b, ➤ Abb. 10.3b) oder auch atypische (➤ Abb. 10.5b) Vaskularisation zeigen, diese kann jedoch ebenso normal sein. Noch am besten evaluiert, wenn auch wenig gebräuchlich ist eine Erhöhung der maximalen Blutflussgeschwindigkeit (PSCV; peak systolic velocity) im pw-Doppler in der A. thyroidea bei bestehender Hyperthyreose, die dann meist deutlich > 30 cm/s liegt (➤ Abb. 10.3d). Auch mittels Elastografie ist keine genauere Zuordnung von Knoten zu autonomen Adenomen möglich [277], auch wenn die Adenome häufig weich imponieren (➤ Abb. 10.1c, ➤ Abb. 10.2c, ➤ Abb. 10.3c).

Bei **euthyreoten Patienten** zeigt die Schilddrüsenszintigrafie bei bis zu 6,9 % der Knoten, die nach ultraschallbasierten Klassifikationen (ATA, ACR-TIRADS, EU-TIRADS) auffällig sind und eine FNA benötigen, eine Autonomie, die nicht durch Ultraschall vorhergesagt werden kann. Angesichts des zu vernachlässigenden Malignitätsrisikos bei hyperfunktionellen Knoten kann die Schilddrüsenszintigrafie die Häufigkeit von FNP und möglicherweise die Häufigkeit diagnostischer Operationen bei euthyreoten Patienten senken [278].

Studien

Studien bestätigen, dass die gebräuchlichen Klassifikationssysteme zur Risikostratifizierung von Schilddrüsenknoten bei Vorliegen eines autonomen Adenoms in bis zu 90 % die Indikation zur Feinnadelpunktion sehen, obwohl dies nicht durchgeführt werden soll (➤ Abb. 10.7). Die Studie bestätigt zudem, dass mehr als 30 % der Menschen mit autonomem Adenom einen TSH-Wert im Referenzbereich aufweisen [107].

!

B-bildsonografische sowie elastografische Verfahren sind also nicht geeignet, autonome Knoten zur weiteren Diagnostik mittels FNP auszuwählen. Vielmehr zeigt der zytologische Befund eines mittels FNP diagnostizierten autonomen Adenoms typischerweise eine „follikuläre Neoplasie" und damit eine OP-Indikation.

Autonome Adenome sind bei Erwachsenen jedoch immer (> 99 %) benigne [279, 280]. Ausnahmen hiervon könnten Kinder darstellen [281]. Bei Knoten > 1 cm sollte daher heute immer eine Autonomie mittels Szintigrafie ausgeschlossen sein. Eine FNP eines hyperfunktionellen Knoten soll heute ohne expliziten Grund nicht mehr durchgeführt werden.

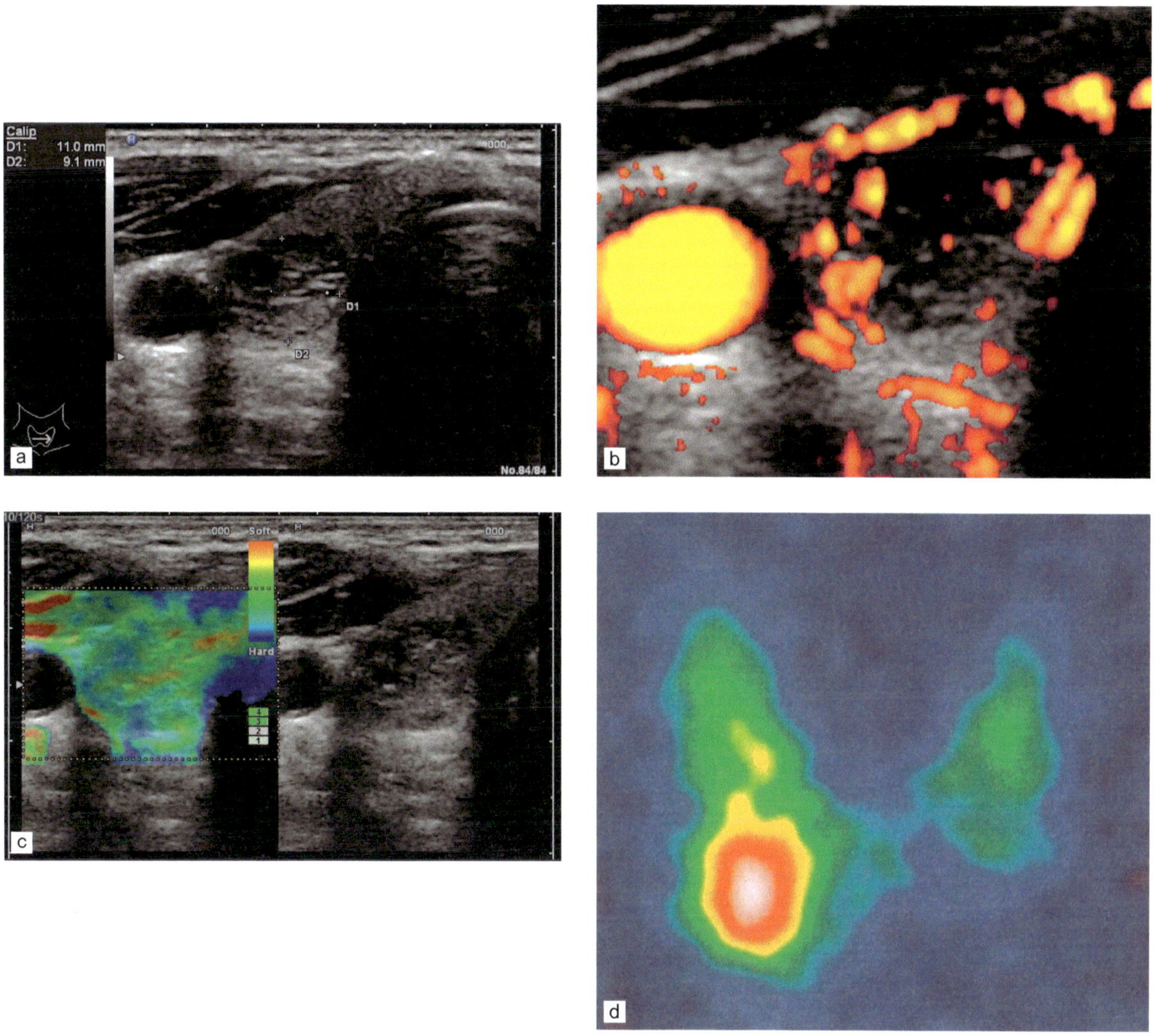

Abb. 10.1 a) Spongiformer Knoten von max. 11 mm Durchmesser im rechten Seitenlappen, TSH 2,2mU/l. b) Unauffällige Vaskularisation, c) elastografisch weich. d) Die Szintigrafie zeigt ein autonomes Adenom [P1072].

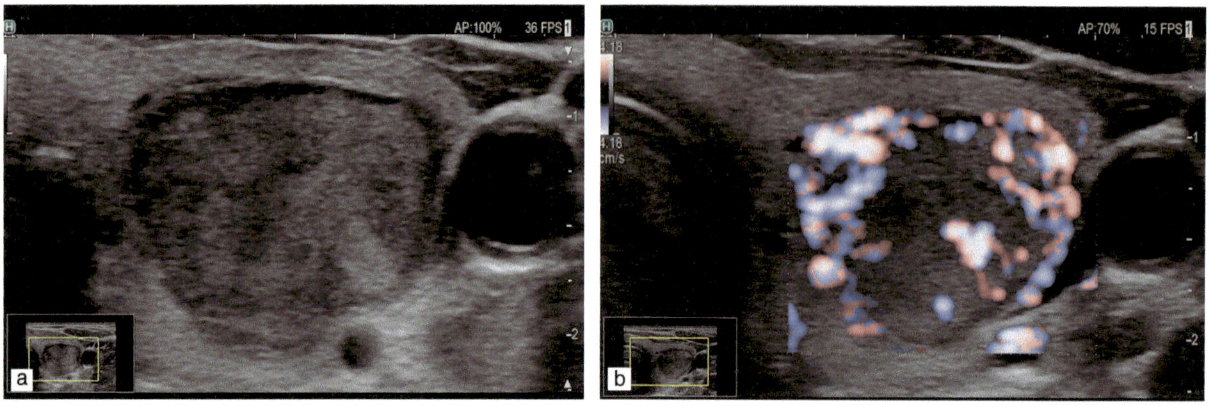

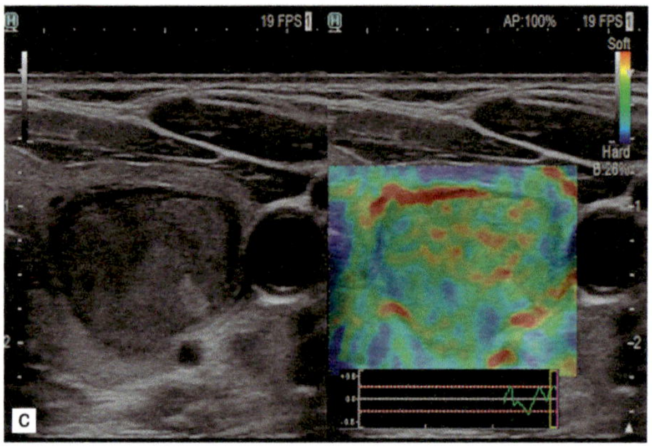

Abb. 10.2 a) Schwächer echogener Knoten mit Halo im linken Seitenlappen, ATA 4, TSH 2,2mU/l. b) In der Duplex-Sonografie gesteigerte, auch intranoduläre Vaskularisation, c) elastografisch überwiegend weicher Knoten. Szintigrafie: hyperfunktioneller Knoten.

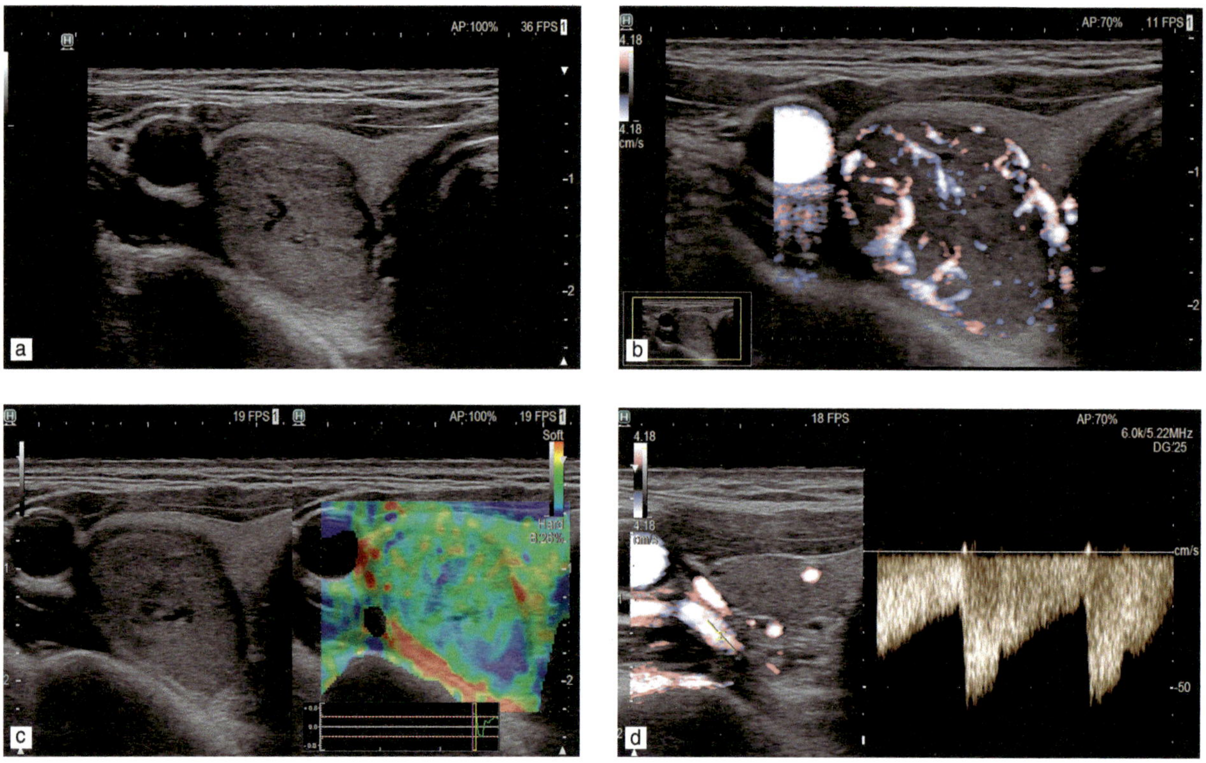

Abb. 10.3 a) Großer, schwächer echogener, etwas inhomogene Knoten rechts, scharf begrenzt, mit Halo, TSH < 0,01mU/l und erhöhtem fT3 und fT4. b) In der Duplex-Sonografie vermehrte Vaskularisation. c) Elastografisch überwiegend weicher Knoten. d) Erhöhung des maximalen Blutflusses PSV in der A. thyreoidea inf. > 50 cm/s (Norm < 30 cm/s) bei manifester Hyperthyreose. Szintigrafie: hyperfunktioneller Knoten.

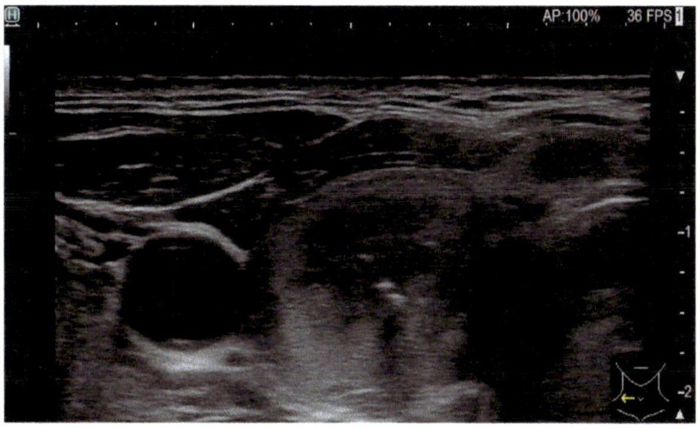

Abb. 10.4 Schwächer echogener Knoten rechts, teils unscharf und unregelmäßig begrenzt, stärker echogene Foci < 1 mm, vereinbar mit Mikrokalzifizierungen, kein Halo. TSH 3,2mU/l. Szintigrafie: hyperfunktioneller Knoten.

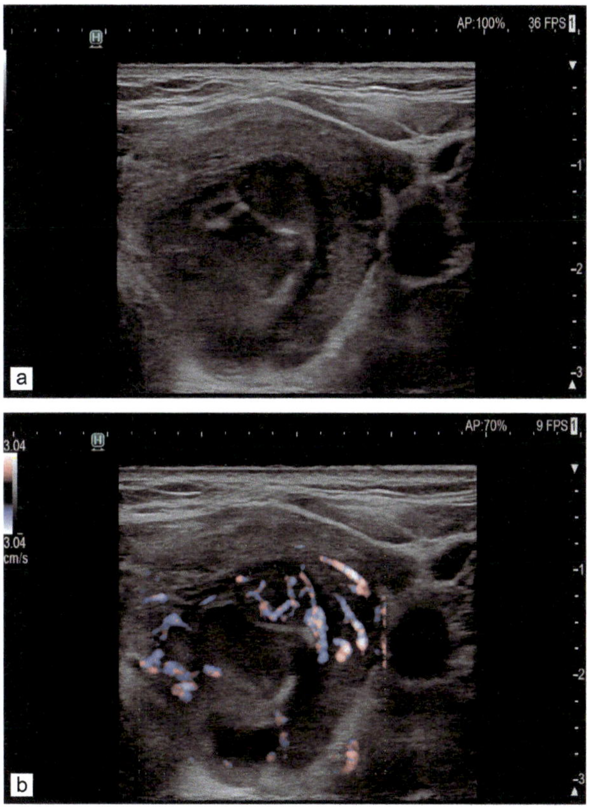

Abb. 10.5 Schwächer echogener Knoten, teils unscharf begrenzt, mit Halo und Verkalkung im linken Seitenlappen, TSH 0,6mU/l (a). In der Duplex-Sonografie atypische intranoduläre Vaskularisation (b). Szintigrafie: hyperfunktioneller Knoten.

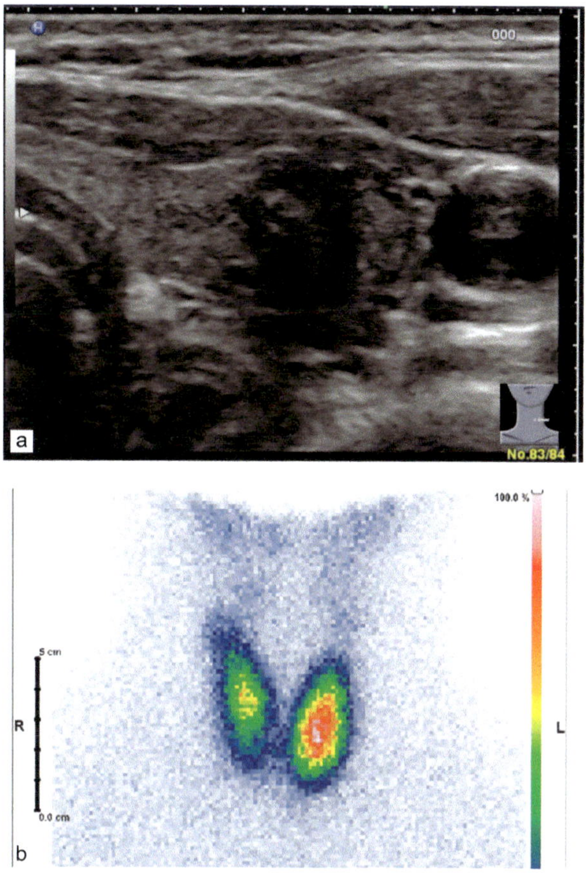

Abb. 10.6 a) Schwächer kleiner echogener Knoten links, teils unscharf begrenzt, kein Halo, Schilddrüsenkapsel nicht sicher abgrenzbar. TSH 0,9mU/l. b) Szintigrafie: hyperfunktioneller Knoten. [P1072]

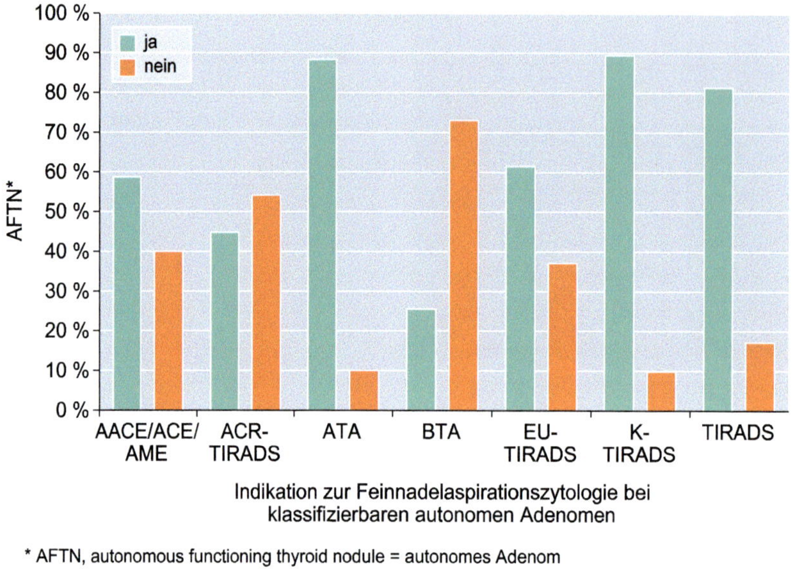

Abb. 10.7 Häufigkeit der Empfehlung zur Feinnadelpunktion nachgewiesener autonomer Adenome in Gegenüberstellung gebräuchlicher Klassifikationssysteme (nach [107]). [H235-001/L141]

KAPITEL

11 FDG-PET und Schilddrüsenknoten

11.1 FDG-PET und Schilddrüseninzidentalome

Die FDG-Positronen-Emissions-Tomografie (FDG-PET) weist einen erhöhten Glukosemetabolismus nach und ist ein sehr genaues Verfahren, mit dem Tumoren und Metastasen sichtbar gemacht werden können. Typische Indikationen sind z. B. das Bronchialkarzinom (➤ Abb. 11.1) und Lymphome, jedoch auch das kolorektale Karzinom (➤ Abb. 11.2), das Mammakarzinom, Schilddrüsenkarzinom und Prostatakarzinom.

In einer prospektiven Studie an über 10.000 Patienten, die eine FDG-PET erhielten (meist aufgrund eines Malignoms, ausgeschlossen waren Patienten mit bekanntem Schilddrüsenkarzinom), war bei 1,3 % der PET-Untersuchungen ein FDG-PET-positives Schilddrüseninzidentalom nachweisbar. Als **Inzidentalom** werden dabei Tumoren bezeichnet, die im Rahmen einer Bildgebung aus anderen Gründen zufällig aufgefallen sind. Die Malignitätsrate dieser Läsionen lag bei 16 % [282]. Zur weiteren Risikostratifizierung dieser Knoten können ebenso sonografische TIRAD-Systeme, z. B. EU-TIRADS valide angewandt werden [283]. Ob bei Nachweis PET-positiver Schilddrüsenknoten in dieser Situation weitere Diagnostik durchgeführt werden sollte, z. B. eine FNP, sollte im Einzelfall v. a. im Hinblick auf therapeutische oder prognostische Konsequenzen besprochen werden. In den meisten Fällen ist die Grunderkrankung und nicht der PET-positive Schilddrüsenknoten prognosebestimmend. Für die Schilddrüse ist daher meist zunächst eine Verlaufsuntersuchung sinnvoll [284]. Da auch autonome Adenome FDG-PET positiv sind, sollte immer eine Autonomie mittels Tc-Szintigrafie nach Abklingen einer ggf. vorliegenden Jodkontamination ausgeschlossen werden. ➤ Abb. 11.1 und ➤ Abb. 11.2 zeigen jeweils ein FDG-PET-positives Schilddrüseninzidentalom, jeweils einer intrathyreoidalen Metastase entsprechend.

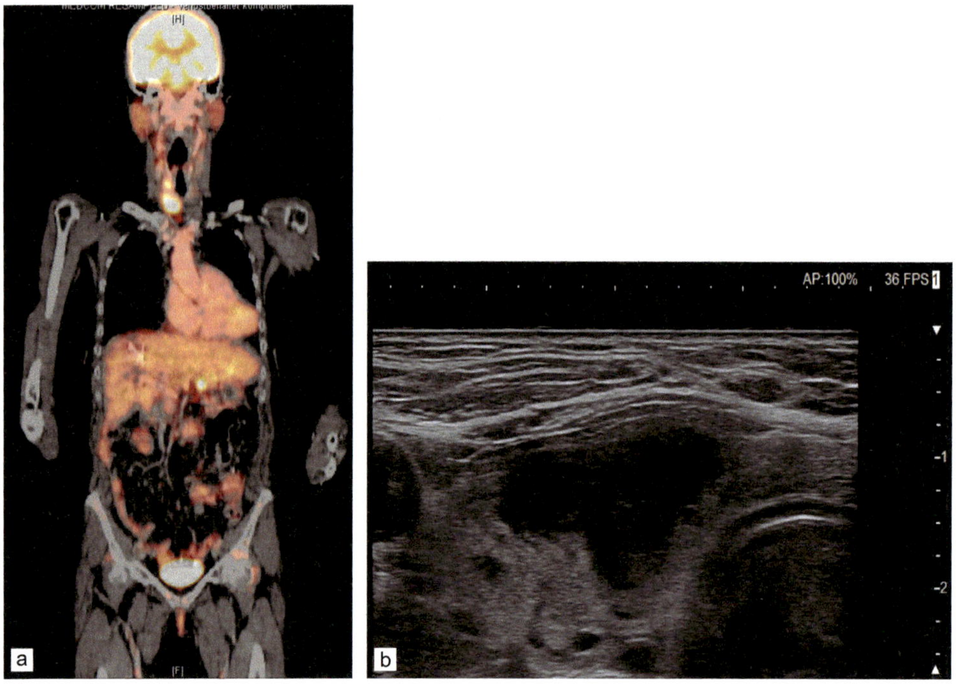

Abb. 11.1 FDG-PET zum Staging eines metastasierten kolorektalen Karzinoms. a) Neben den PET-positiven hepatischen Filiae Nachweis einer PET-positiven Schilddrüsenläsion. [P1072/T1227] b) Sonografisch sieht man einen schwächer echogenen, polylobulierten Knoten. Diagnose im Verlauf: intrathyreoidale Metastase.

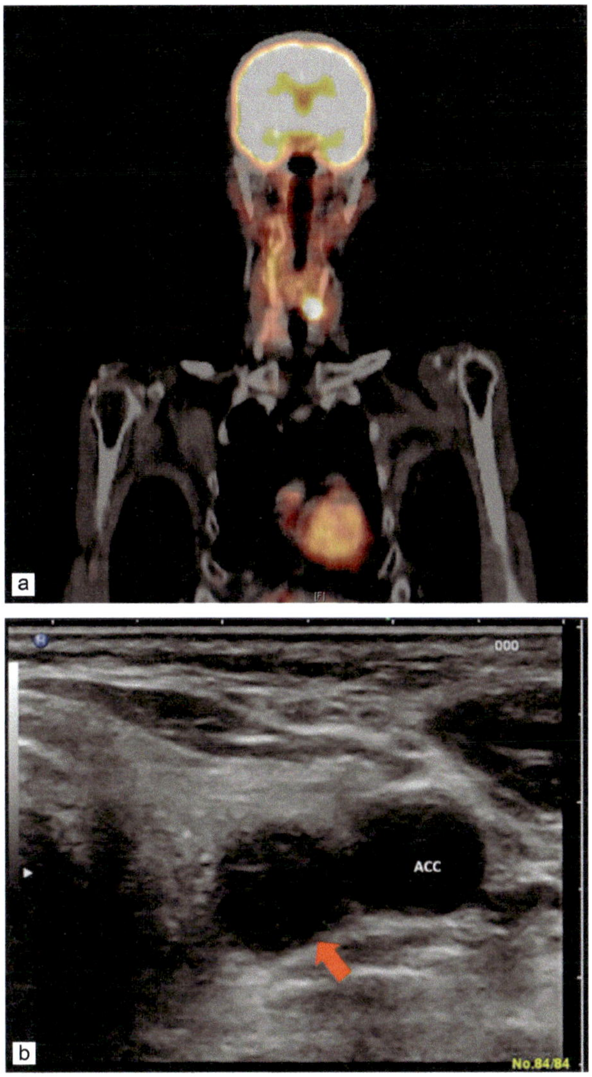

Abb. 11.2 a) FDG-PET zum Staging eines metastasierten Bronchialkarzinoms. Nachweis einer PET-positiven Schilddrüsenläsion links. [P1072/T1227] b) Sonografisch intrathyreoidale Metastase (Pfeil) des Bronchialkarzinoms im linken Schilddrüsenlappen. Schwächer echogene, unscharf begrenzte Läsionen dorsal im linken Schilddrüsenlappen (ACC: A. carotis communis).

11.2 Weitere diagnostische Einsatzgebiete des FDG-PET

Neben der Situation des FDG-PET positiven Schilddrüseninzidentaloms wird die Frage diskutiert, ob eine FDG-PET-CT auch die Diagnostik bzgl. Malignität bei bereits bekannten Schilddrüsenknoten verbessert. Eine Studie hat hierzu gezeigt, dass **sonografisch suspekte Schilddrüsenknoten** EU-TIRADS 4 und 5 praktisch immer benigne sind, wenn sie im FDG-PET nicht anreichern [285].

Zudem besteht die Frage, ob man eine **FDG-PET bei auffälliger Zytologie** in der FNAC anwenden sollte. Die ATA-Leitlinie empfiehlt, dass bei unklarer Zytologie (Thy3/Bethesda III) routinemäßig kein ^{18}FDG-PET durchgeführt werden soll (Empfehlung 18 aus [68]). Für das FDG-PET werden Sensitivität und Spezifität mit 89 % und 55 % angegeben, bei einem PPV von 41 % und NPV von 93 %.

Ein bisher nicht gelöstes Problem ist auch weiterhin der Befund einer **„follikulären Neoplasie"** in der Studie Zytologie (Thy 3 f., Bethesda IV), bei der aufgrund der fehlenden Möglichkeit des histologischen Nachweises einer Gefäßinvasion nicht zwischen häufigerem follikulärem Adenom und deutlich seltenerem follikulären Karzinom unterschieden werden kann. In diesen Fällen kann bei in der Tc-Szintigrafie hypofunktionellen Knoten eine **MIBI-Szintigrafie** – die hierfür allerdings bisher keine Zulassung hat – aufgrund ihres hohen negativ prädiktiven Werten (NPV) zwischen 95–100 % erwogen werden [286].

Es existieren auch Studien zum PET-CT zur Knotencharakterisierung bei Nachweis einer „follikulären Neoplasie" in der Zytologie. Sie zeigen ebenfalls einen hohen NPV – d. h. nicht mehrspeichernde Knoten sind in der Regel benigne. Der PPV ist allerdings gering, so dass bei mehrspeichernden Knoten keine valide Aussage zur Dignität gemacht werden kann [287, 288]. Die Strahlenbelastung, Zulassung und Kostenübernahme der PET-Untersuchungen sollte immer beachtet werden. ➤ Abb. 11.3 zeigt einen szintigrafisch hypofunktionellen, suspekten Schilddrüsenknoten ATA 4 links, zytologisch Nachweis einer follikulären Neoplasie. Im FDG-PET ist dieser Knoten nicht mehrspeichernd und in der mehrjährigen Nachsorge stabil. Beachte die Mehranreicherung rechts bei autonomem Adenom.

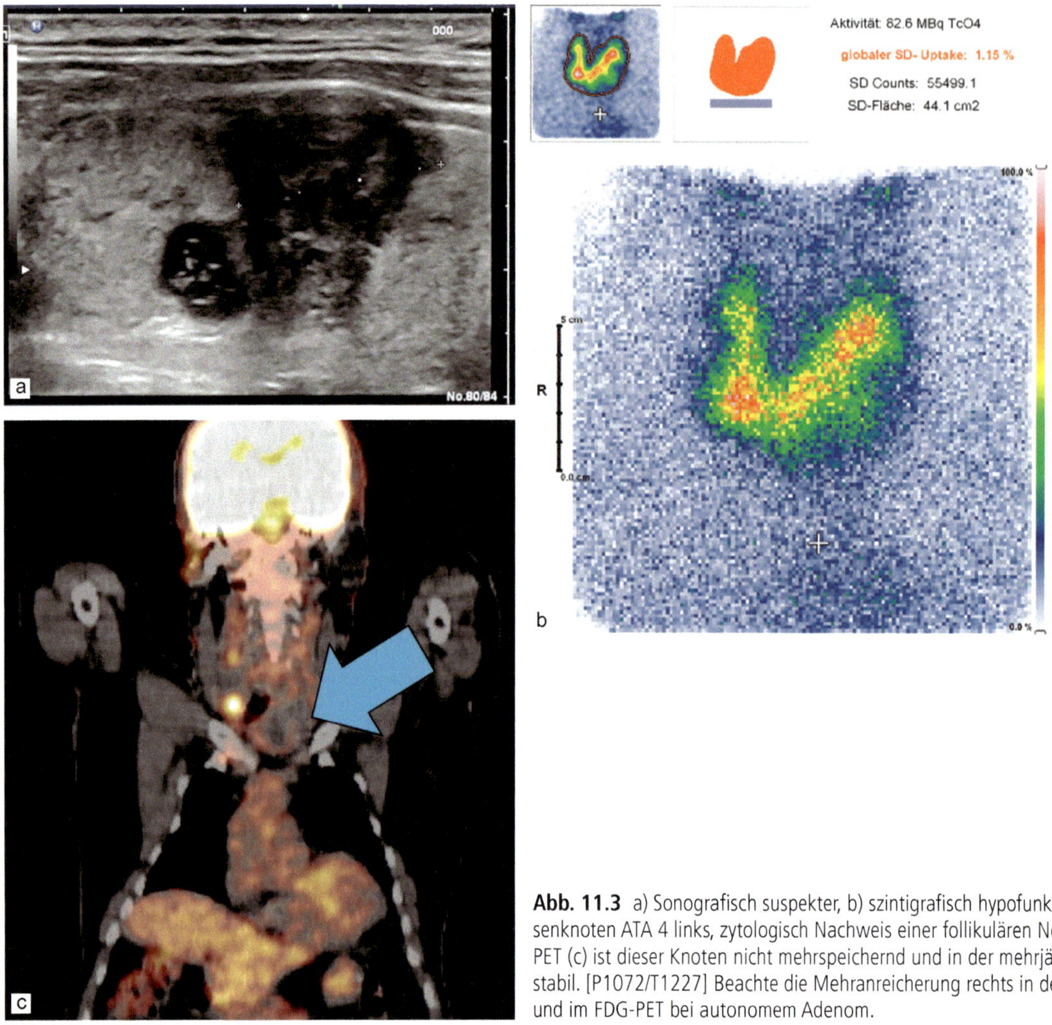

Abb. 11.3 a) Sonografisch suspekter, b) szintigrafisch hypofunktioneller Schilddrüsenknoten ATA 4 links, zytologisch Nachweis einer follikulären Neoplasie. Im FDG-PET (c) ist dieser Knoten nicht mehrspeichernd und in der mehrjährigen Nachsorge stabil. [P1072/T1227] Beachte die Mehranreicherung rechts in der Tc-Szintigrafie und im FDG-PET bei autonomem Adenom.

KAPITEL

12 Sonografie der Nebenschilddrüsen

12.1 Nachweis normaler Nebenschilddrüsen

Ultraschall ist die Methode der Wahl zum Nachweis und zur Lokalisierung von Nebenschilddrüsenadenomen bei Patienten mit primärem, aber auch sekundärem und tertiärem Hyperparathyreoidismus. Obwohl normale Nebenschilddrüsen auch mit hochauflösendem Ultraschall nicht immer visualisiert werden können, lassen sich häufig auch normale oder vergrößerte hyperzelluläre Nebenschilddrüsen bei zervikaler Lokalisation meist sicher nachweisen (➤ Abb. 12.1, ➤ Abb. 12.2, ➤ Abb. 12.3, ➤ Abb. 12.4, ➤ Abb. 12.5).

Die meist vier Nebenschilddrüsen weisen eine relevante Lagevariabilität auf.

- Die **kranialen Nebenschilddrüsen** finden sich meist dorsal der Schilddrüse zwischen den beiden Blättern der Kapsel kranial der Kreuzungsstelle von A. thyreoidea inferior und N. laryngeus recurrens. Häufig kann man einen Ast der A. thyreoidea inferior in der Umgebung darstellen.

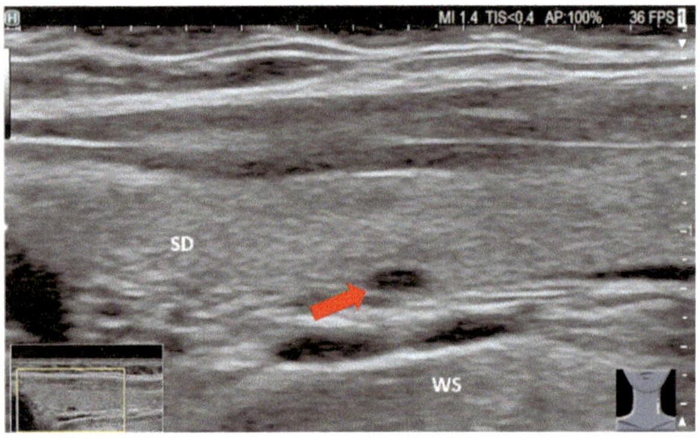

Abb. 12.1 Normale linsenförmige schwächer echogene Nebenschilddrüse links kranial, unmittelbar dorsal der Schilddrüse (Längsschnitt der Schilddrüse = SD; WS = Wirbelsäule). Beachte die Lage im mittleren Drittel der Schilddrüse.

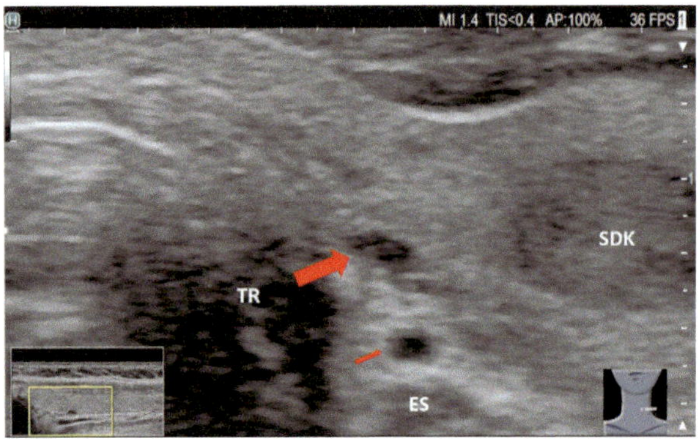

Abb. 12.2 Normale linsenförmige schwächer echogene Nebenschilddrüse mit medialer Lage links kranial, unmittelbar dorsal der Schilddrüse (Querschnitt; NB: Schilddrüsenknoten SDK). Beachte die Lagebeziehung zur Trachea TR sowie Ösophagus ES. Kleiner Pfeil: Ast der A. thyreoidea inferior. Kleines Bild: gleicher Befund im Längsschnitt.

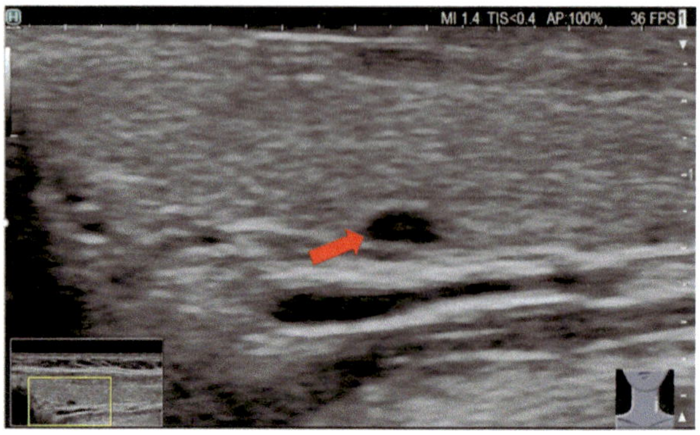

Abb. 12.3 Normale linsenförmige schwächer echogene Nebenschilddrüse links kranial (Pfeil), unmittelbar dorsal der Schilddrüse (Längsschnitt der Schilddrüse). Beachte die Lage im mittleren Drittel der Schilddrüse. Kleines Bild: Übersichtsaufnahme mit geringerer Vergrößerung.

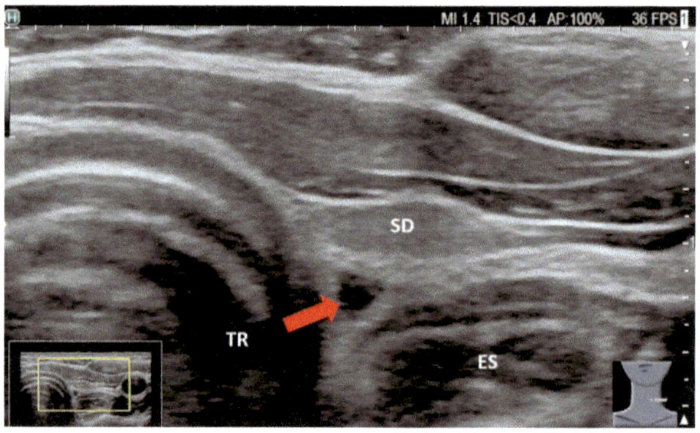

Abb. 12.4 Normale linsenförmige schwächer echogene Nebenschilddrüse links kaudal mit medialer Lage (Pfeil), unmittelbar dorsal des unteren Schilddrüsenpols (SD). Beachte die Lagebeziehung zur Trachea (TR) sowie Ösophagus (ES). Kleines Bild: Übersichtsaufnahme mit geringerer Vergrößerung.

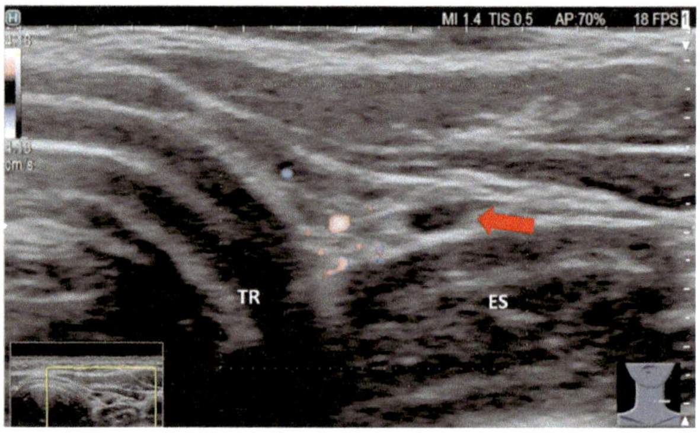

Abb. 12.5 Normale linsenförmige schwächer echogene Nebenschilddrüse links kaudal (Pfeil), unmittelbar dorsal der Schilddrüse, die nicht mehr mit abgebildet ist. Beachte die Lagebeziehung zur Trachea (TR) sowie Ösophagus (ES). In unmittelbarer Nähe kleiner Ast der A. thyreoidea inferior im richtungskodierten Power-Doppler. Kleines Bild: Übersichtsaufnahme mit geringerer Vergrößerung.

Sie liegen damit meist im mittleren Drittel dorsal der Schilddrüse – und nicht am oberen Pol. Im Querschnitt ist die Orientierung an der Trachea und v. a. links am Ösophagus hilfreich.

- Die **kaudalen Nebenschilddrüsen** liegen meist direkt am oder kaudal des unteren Schilddrüsenpols, ventral der Kreuzung von Nerv und Arterie. Weitere Lagen wie retropharyngeal, intrathyreoidal, mediastinal, intrathymisch können vorkommen. Die typische Nebenschilddrüse ist dabei schwächer echogen und linsenförmig von wenigen Millimetern.

12.2 Sonografische Merkmale von Nebenschilddrüsenadenomen

Das typische Nebenschilddrüsenadenom ist **schwächer echogen, länglich** oder **eiförmig** mit einer **gleichmäßigen Echogenität** (➤ Abb. 12.6, ➤ Abb. 12.7, ➤ Abb. 12.8, ➤ Abb. 12.9, ➤ Abb. 12.10, ➤ Abb. 12.11). Gelegentlich sind zystische Anteile zu erkennen. Bei chronischer Autoimmunthyreoiditis und schwächer echogener Schilddrüse kann die Identifizierung eines Nebenschilddrüsenadenoms aufgrund des geringeren Echogenitätsunterschieds erschwert sein (➤ Abb. 12.12). Elastografisch sind Nebenschilddrüsen meist weich (➤ Abb. 12.6, ➤ Abb. 12.14, ➤ Abb. 12.15). Mittels Elastografie ist auch eine Darstellung von Polgefäßen möglich (➤ Abb. 12.15). Die Elastografie zur Differenzialdiagnose von NSD ist jedoch nicht etabliert. Zur Identifizierung von Nebenschilddrüsen ist eine genaue anatomische Kenntnis des Halses notwendig, mit der alle sonografisch dargestellten Strukturen sicher zugeordnet werden können.

Die sonografischen Charakteristika sind in ➤ Tab. 12.1 zusammengefasst.

Die Hinzunahme der Duplexsonografie kann hilfreich sein, da Nebenschilddrüsenadenome typischerweise stärker vaskularisiert sind, insbesondere um die Kapsel herum, und häufig ein Polgefäß aufweisen, das typischerweise in Richtung des Adenoms verläuft (➤ Abb. 12.6, ➤ Abb. 12.13, ➤ Abb. 12.16). Der Nachweis eines Polgefäßes hat eine diagnostische Genauigkeit für das Vorliegen eines Nebenschilddrüsenadenoms von 93 % im Vergleich zu 38 % ohne Nachweis eines Polgefäßes [289].

Der Ultraschall hat eine 90-prozentige Sensitivität für die Lokalisierung der Nebenschilddrüse im Vergleich zu etwa 70 % für Sestamibi-Szintigrafie. Insbesondere bei kleinen Adenomen ist die Sonografie überlegen [290].

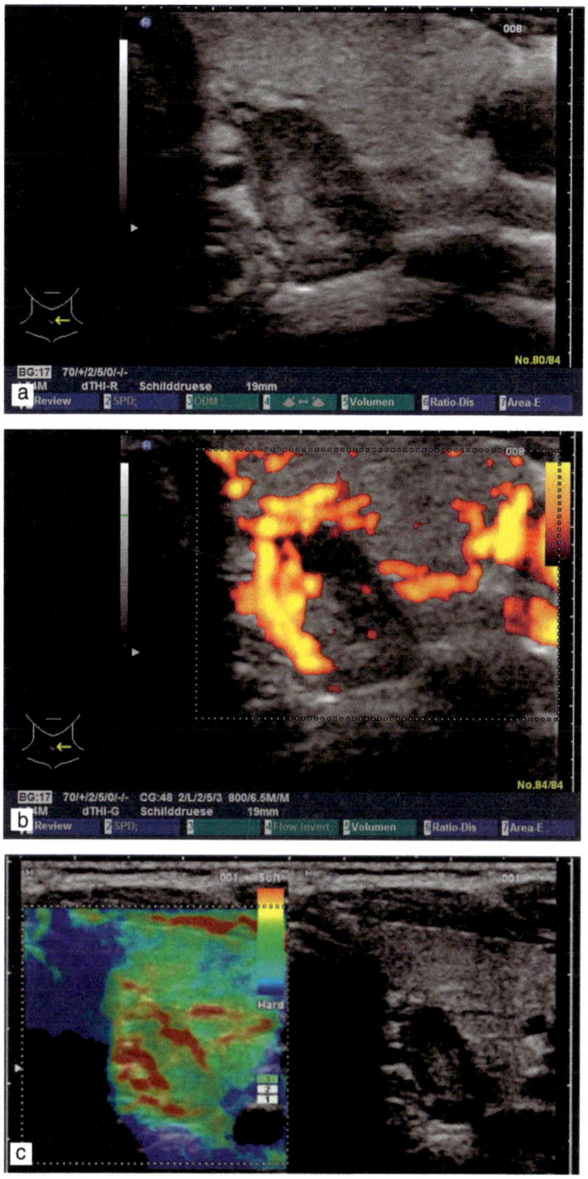

Abb. 12.6 a) Schwächer echogene, ovaläre, scharf begrenzte Läsion dorsal des mittleren Schilddrüsendrittels im Querschnitt links. Dorsomedial der Ösophagus, dorsal bzw. dorsolateral die Wirbelsäule bzw. der M. longus colli. b) Histologisch bestätigtes NSD-Adenom links kranial. b) Darstellung der charakteristischen starken Vaskularisation mit Nachweis von Polgefäßen. c) Elastografisch weiches Nebenschilddrüsenadenom.

Tab. 12.1 Sonografische Charakteristika von NSD-Adenomen

Charakteristika	Merkmale
Volumen	Meist wenige Milliliter
Parenchym	Deutlich schwächer echogen, scharf begrenzt, ovalär
Vaskularisierung	Polgefäß
Weitere Diagnostik	Klinik und Labor! Kraniale NSD liegen regelhaft im mittleren Drittel, Cave: MEN-Kompression sinnvoll

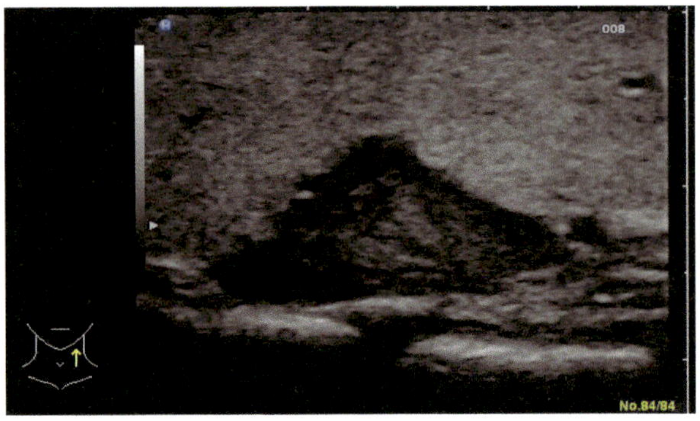

Abb. 12.7 Gleiche Läsion wie oben (Abb. 12.6) im Längsschnitt links. Nicht selten imponiert eine buckelförmige Erscheinung.

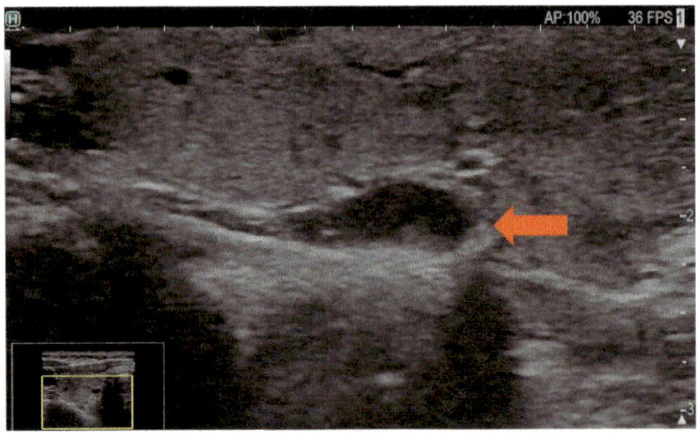

Abb. 12.8 Schwächer echogene, ovaläre, scharf begrenzte etwas gebuckelte Läsion dorsal des mittleren Schilddrüsendrittels rechts im Längsschnitt, dorsal Wirbelsäule, ventral Schilddrüse. Beachte die Lagebeziehung zur Schilddrüsenkapsel. Histologisch bestätigtes NSD-Adenom rechts kranial.

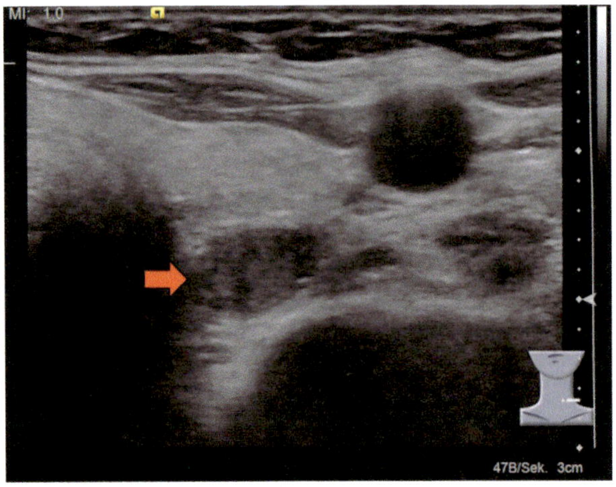

Abb. 12.9 Schwächer echogene, ovaläre, scharf begrenzte Läsion dorsal des mittleren Schilddrüsendrittels im Querschnitt links (roter Pfeil). Medial Trachea, dorsal Wirbelsäule, lateral der M. longus colli. Histologisch bestätigtes NSD-Adenom links kranial.

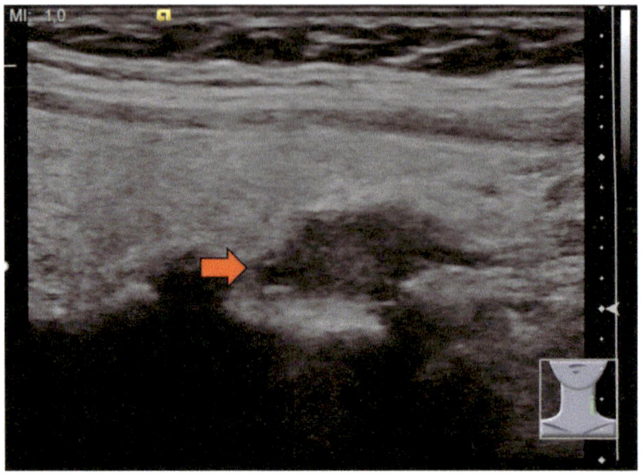

Abb. 12.10 Gleiche Läsion wie ➤ in Abb. 12.9 im Längsschnitt links (roter Pfeil). Nicht selten imponiert eine buckelförmige Erscheinung.

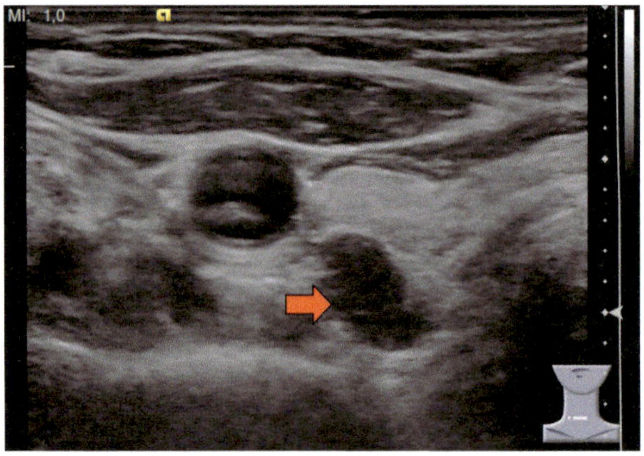

Abb. 12.11 Schwächer echogene, ovaläre, scharf begrenzte Läsion dorsal des mittleren Schilddrüsendrittels im Querschnitt rechts (roter Pfeil). Medial Trachea, dorsal Wirbelsäule, lateral der M. longus colli. Histologisch bestätigtes NSD-Adenom rechts kranial.

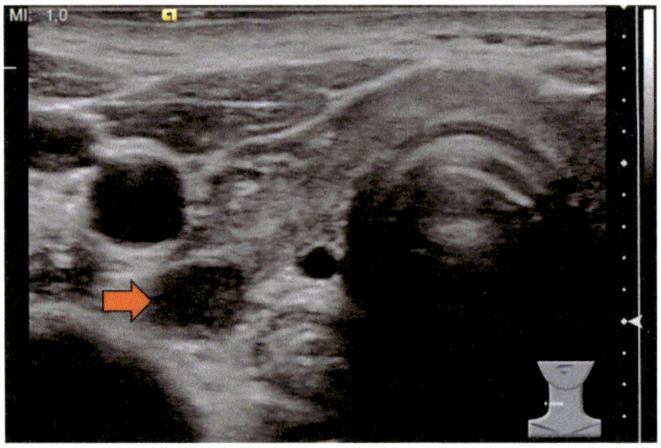

Abb. 12.12 Schwächer echogene, ovaläre, scharf begrenzte Läsion dorsal des mittleren Schilddrüsendrittels im Querschnitt rechts (roter Pfeil) bei zusätzlich kleiner, schwächer echogener Schilddrüse bei chronischer Autoimmunthyreoiditis. Dorsomedial der Ösophagus (seltene Lokalisation!), dorsal bzw. dorsolateral die Wirbelsäule bzw. der M. longus colli. Histologisch bestätigtes NSD-Adenom rechts kranial.

Nebenschilddrüsenkarzinome sind sehr selten. Es existieren keine systematischen Untersuchungen zur Sonomorphologie von Nebenschilddrüsenkarzinomen. Aus den eigenen Erfahrungen unterschieden sich Nebenschilddrüsenkarzinome sonografisch nicht von Adenomen, insbesondere ist lokal meist kein infiltratives Wachstum nachweisbar. Die Diagnose wird histologisch bzw. durch Nachweis von Metastasen gestellt. Verdächtig auf das Vorliegen eines Nebenschilddrüsenkarzinoms können exzessiv erhöhte PTH-Werte sein.

12.2.1 Sonografische Identifizierung

Bei der Sonografie der Nebenschilddrüsen sind einige wichtige Punkte zu beachten: Bei den meisten Menschen sind vier Nebenschilddrüsen vorhanden, bei einem kleinen Teil jedoch weniger als 4, bei bis zu 20 % sollen mehr als 4 Nebenschilddrüsen angelegt sein. Die **häufigste Lokalisation** von 4 angelegten Nebenschilddrüsen findet sich jeweils kranial und kaudal beidseits der Schilddrüse. Während sich die kaudalen Nebenschilddrüsen häufig direkt kaudal des unteren Schilddrüsenpols finden (➤ Abb. 12.4, ➤ Abb. 12.5), sind die kranialen häufig dorsal des mittleren Schilddrüsendrittels lokalisiert (➤ Abb. 12.1, ➤ Abb. 12.2, ➤ Abb. 12.3).

Entsprechend dieser Lokalisation der Nebenschilddrüsen finden sich auch Nebenschilddrüsenadenome in kranialer (➤ Abb. 12.6, ➤ Abb. 12.7, ➤ Abb. 12.8, ➤ Abb. 12.9, ➤ Abb. 12.10, ➤ Abb. 12.11, ➤ Abb. 12.12, ➤ Abb. 12.17, ➤ Abb. 12.19, ➤ Abb. 12.20) oder kaudaler (➤ Abb. 12.13, ➤ Abb. 12.14, ➤ Abb. 12.15) Lokalisation. Sehr große kraniale Nebenschilddrüsenadenome können auch fälschlicherweise einer kaudalen Lokalisation zugeordnet werden. Eine besondere Herausforderung können kleine Nebenschilddrüsenadenome sein, die nicht unmittelbar an die Schilddrüse angrenzen. So kann ein kaudales Nebenschilddrüsenadenom einige Millimeter kaudal des unteren Schilddrüsenpols lokalisiert sein (➤ Abb. 12.18) oder auch ein kraniales Nebenschilddrüsenadenom etwas lateral zwischen Gefäßen zu finden sein (➤ Abb. 12.20). Die Identifizierung gelingt dann oft nur mit einer subtilen Untersuchung und Charakterisierung aller im Bild sichtbaren Strukturen.

Nebenschilddrüsen und Nebenschilddrüsenadenome weisen zudem noch weitere relevante Lagevariabilitäten auf (➤ Abb. 12.21).

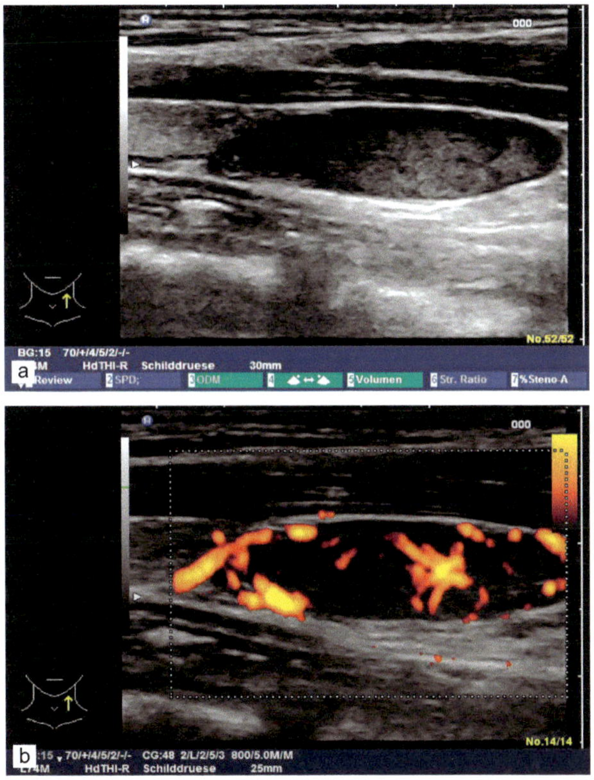

Abb. 12.13 a) Gleiche Läsion wie in ➤ Abb. 12.14 im Längsschnitt links. Die Läsion liegt unmittelbar kaudal des unteren Schilddrüsenpols, dorsal Ösophagus, ventral M. sternothyroideus. b) Darstellung der charakteristischen starken Vaskularisation mit Nachweis von Polgefäßen.

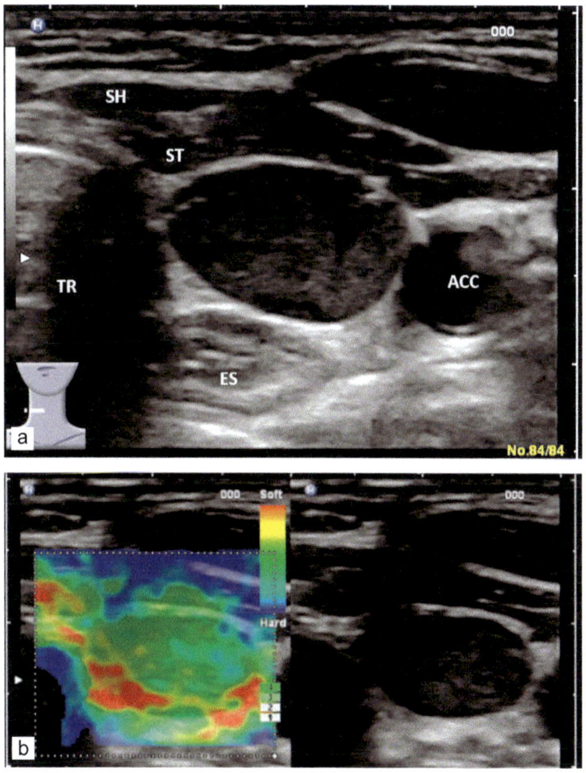

Abb. 12.14 a) Schwächer echogene, ovaläre, scharf begrenzte Läsion kaudal des unteren Schilddrüsenpols im Querschnitt links. Medial Trachea, dorsal Ösophagus, lateral A. carotis communis, ventral M. sternothyroideus. b) Histologisch bestätigtes NSD-Adenom links kaudal.

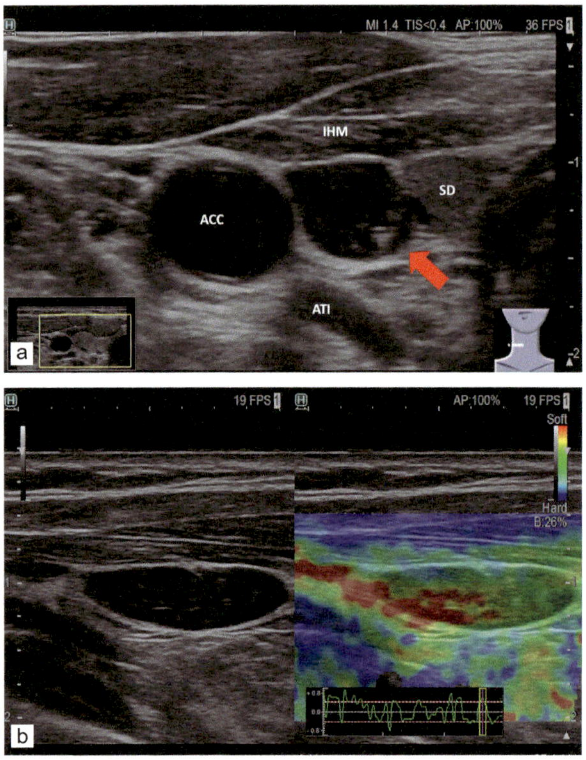

Abb. 12.15 a) Schwächer echogene, im Querschnitt rundliche, scharf begrenzte Läsion latero-kaudal des rechten Schilddrüsenpols (SD), medial der A. carotis communis (ACC), ventral der A. thyreoidea inferior (ATI), dorsal der infrahyalen Muskulatur (IHM). b). Elastografisch stellt sich die Läsion weich dar, im Längsschnitt typische ovaläre Form, elastografisch auch gute Darstellung der Polgefäße (rot). c) Histologisch bestätigtes NSD-Adenom rechts kaudal.
A. carotis communis (ACC), A. thyreoidea inferior (ATI).

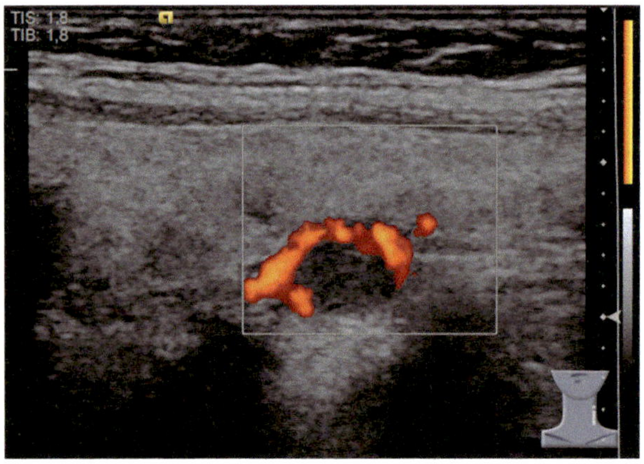

Abb. 12.16 Gleiche Läsion wie in ➤ Abb. 12.10 im Längsschnitt links, Darstellung einer typischen Vaskularisation mit Nachweis eins Polgefäßes.

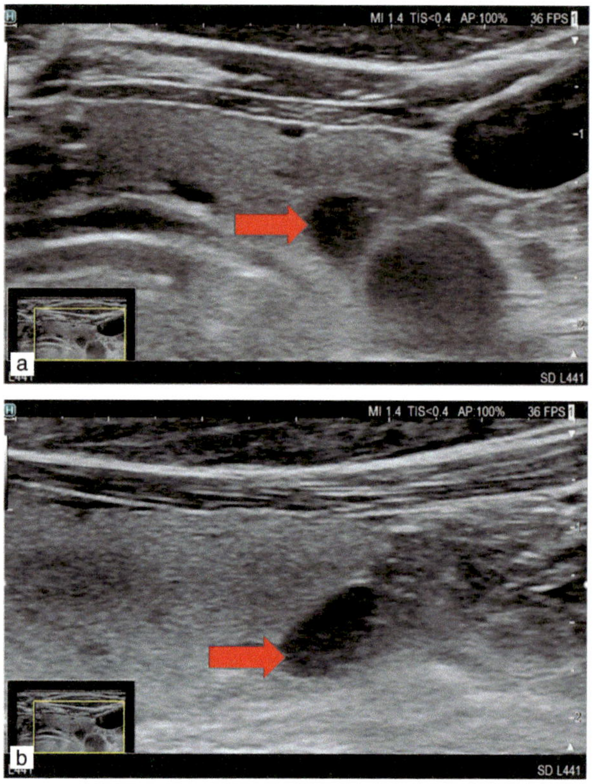

Abb. 12.17 a) Kleine, schwächer echogene, rundliche, scharf begrenzte Läsion dorsal des mittleren Schilddrüsendrittels im Querschnitt links (roter Pfeil) bei pHPT. Dorsomedial Trachea, lateral A. carotis communis. b) Gleiche Läsion im Längsschnitt. Histologisch bestätigtes kleines NSD-Adenom links kranial.

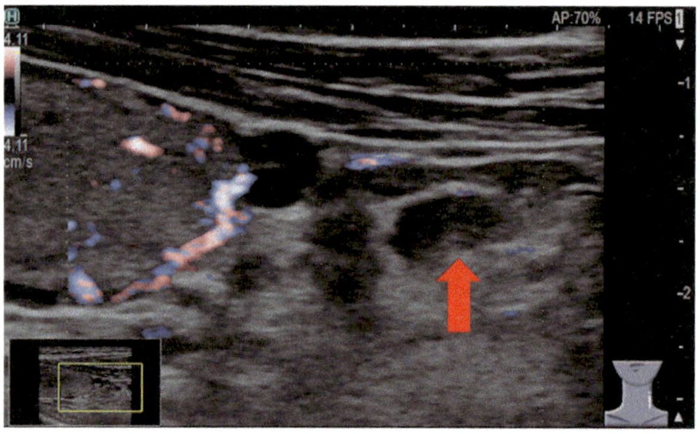

Abb. 12.18 Kleine, schwächer echogene, ovaläre, scharf begrenzte Läsion (Pfeil) deutlich kaudal des unteren Schilddrüsenpols (erkennbar im Farbduplex) im Längsschnitt links bei pHPT. Histologisch bestätigtes kleines NSD-Adenom links kaudal.

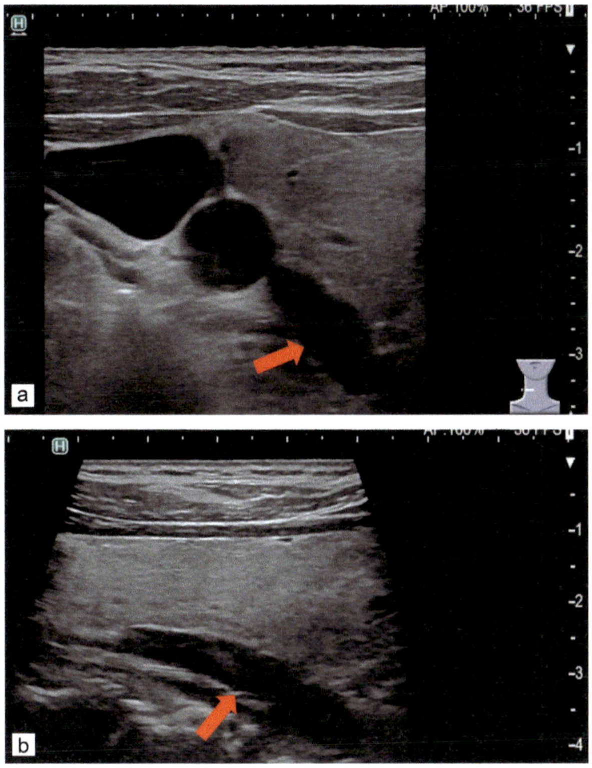

Abb. 12.19 a) Großes, schwächer echogenes NSD-Adenom rechts kranial (Pfeil), das zuvor als Muskel fehlinterpretiert wurde bei pHPT. b) Im Längsschnitt sieht man die große kranio-kaudale Ausdehnung, die die Fehlinterpretation der Struktur begünstigt hat.

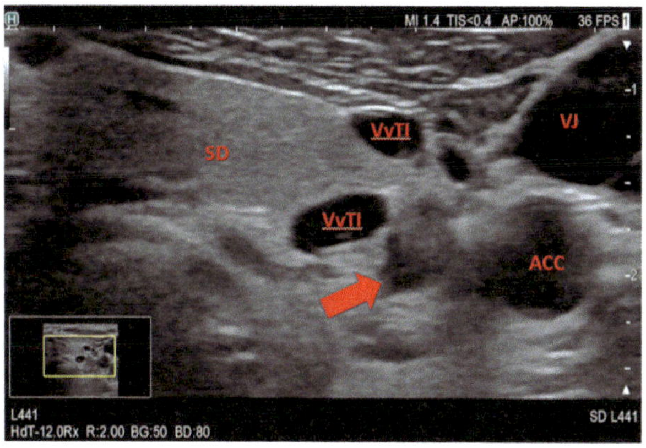

Abb. 12.20 Kleine, schwächer echogene, rundliche, scharf begrenzte Läsion im Querschnitt der Schilddrüse (SD) links (roter Pfeil) bei pHPT. Zuvor mehrfach negative Sonografien, MIBI-Szinti, 4D-CT. Die Läsion liegt dorsal der SD zwischen den Vv. thyreoidea inferiores (VvTI), A. carotis communis (ACC) sowie Vena jugularis (VJ). Dorsomedial Trachea, dorsal Ösophagus. Histologisch bestätigtes kleines NSD-Adenom links kranial.

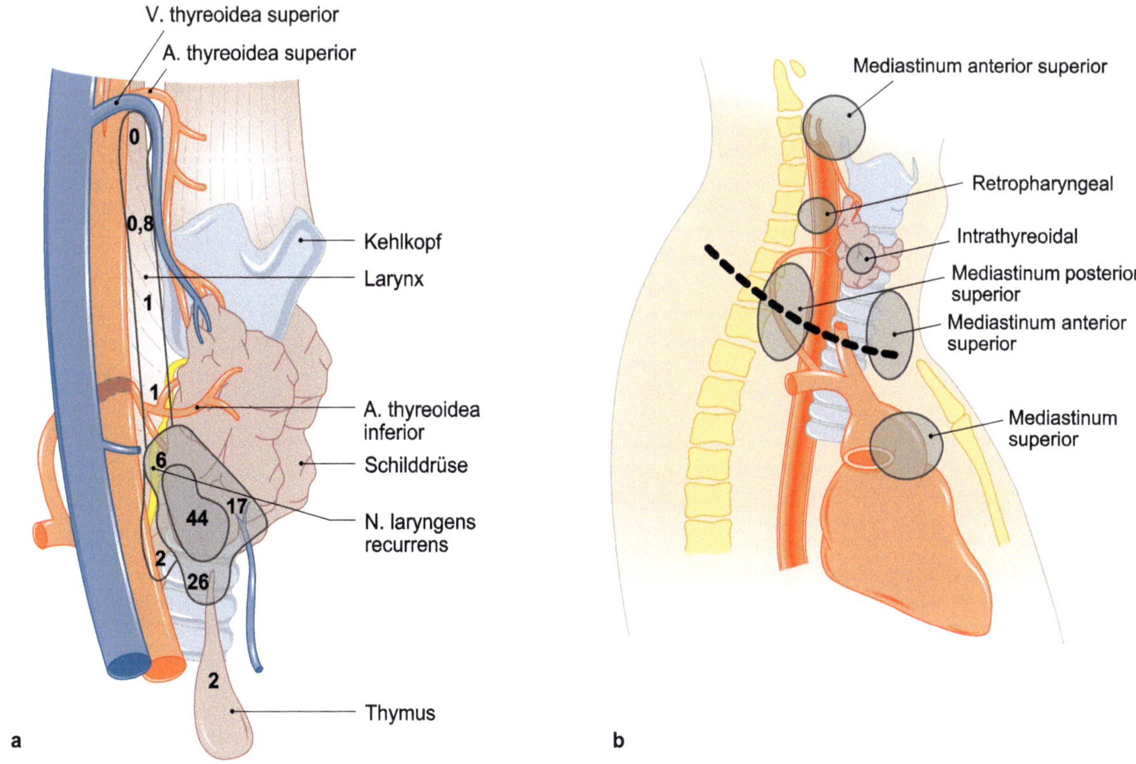

Abb. 12.21 Anatomie und Lagevariabilität der Nebenschilddrüsen (nach [291]) Prozentuale Häufigkeit der zervikalen Lokalisationen im Verbreitungsgebiet der unteren Nebenschilddrüse (a), Verbreitungsgebiet von Nebenschilddrüsenadenomen mit ektoper Lage (b). [G1092/L141]

12

Auch intrathyreoidale Nebenschilddrüsenadenome können vorkommen oder atypisch gelegene z. B. an der A. carotis (➤ Abb. 12.22) oder ventral des Isthmus (➤ Abb. 12.23). Bei sonografischem Nachweis von mehr als einem Nebenschilddrüsenadenom sollte neben dem sekundären bzw. tertiären Hyperparathyreoidismus immer auch an **genetisch bedingte Erkrankungen** wie MEN (Multiple endokrine Neoplasie) gedacht werden (➤ Abb. 12.24).

Insbesondere die mediastinalen und retrolaryngealen Lagen sind sonografisch nicht zu erfassen. Daher ist bei nicht eindeutigem sonografischen Befund weitere Bildgebung wie Sestamibi-Szintigrafie oder ein 4D-CT bzw. 4D-MRT notwendig. Auch weitere Verfahren wie das Cholin-PET kommen zum Einsatz.

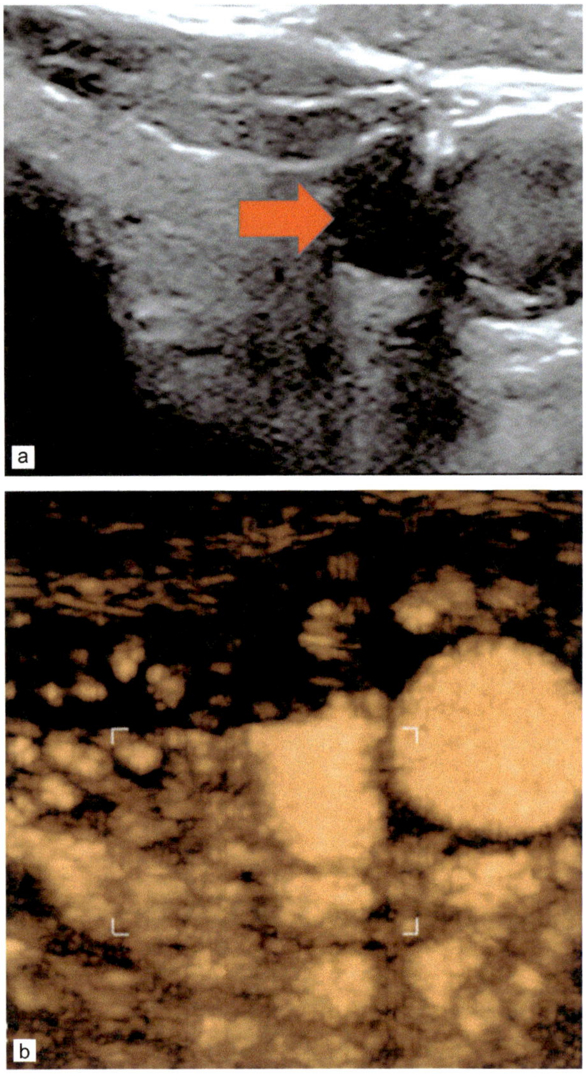

Abb. 12.22 a) Darstellung eines atypisch gelegenen Nebenschilddrüsenadenoms links medial direkt der A. carotis communis aufsitzend (roter Pfeil) bei pHPT. b) Nachweis eines charakteristischen Kontrastmittelverhaltens von Nebenschilddrüsenadenomen mit intensiver, früharterieller gleichmäßiger KM-Aufnahme.

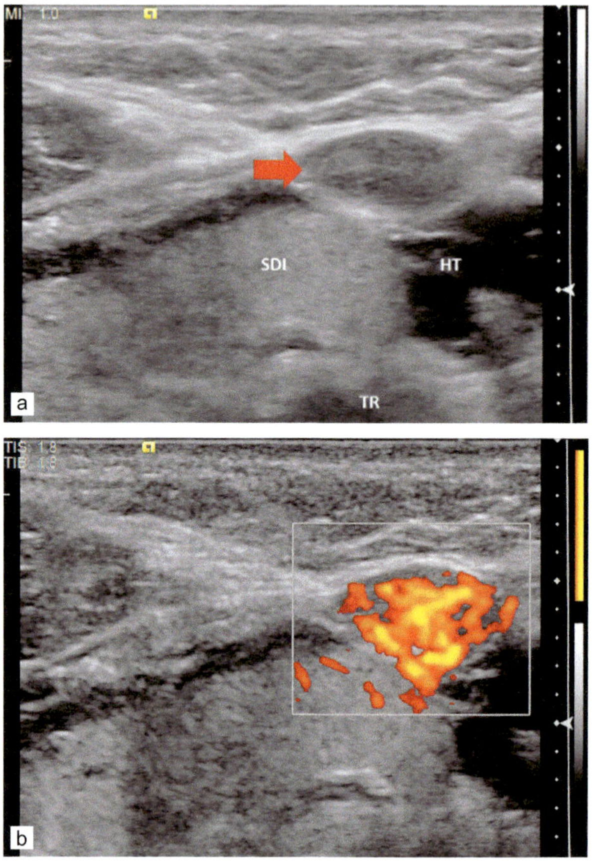

Abb. 12.23 a) Atypische Lage eines Nebenschilddrüsenadenoms (Pfeil) ventral des Schilddrüsenisthmus (SDI) bei Z. n. Hemithyreoidektomie (HT) links. Schwächer echogene, rundliche, scharf begrenzte Läsion im Querschnitt der Schilddrüse. Histologisch bestätigtes NSD-Adenom. b) Darstellung der ausgeprägten Vaskularisation der Läsion.

Ein noch relativ neues Verfahren ist die kontrastmittelverstärkte Sonografie (CEUS). Hiermit kann die Perfusion von Läsionen gemessen werden. Nebenschilddrüsen zeigen dabei – wie auch im 4D-CT oder 4D-MRT – eine früharterielle Hyperperfusion. Damit lassen sich sowohl sonografisch typische Befunde (➤ Abb. 12.25) genauer charakterisieren (➤ Abb. 12.26), insbesondere aber atypische Befunde wie eine Lage an der A. carotis mit geringem Aufwand sehr gut zuordnen (➤ Abb. 12.22). Hilfreich ist die CEUS auch in der Abgrenzung zu Lymphknoten, die keine Hyperperfusion zeigen. Häufig ist mittels CEUS auch eine Darstellung des Hilusgefäßes von Lymphknoten möglich (➤ Abb. 12.27).

Gelegentlich gelingt jedoch trotz des Einsatzes aller bildgebenden Verfahren keine sichere Lokalisation. ➤ Tab. 12.2 zeigt die Sensitivität und Spezifität unterschiedlicher bildgebender Verfahren zur Lokalisation von Nebenschilddrüsenadenomen.

12

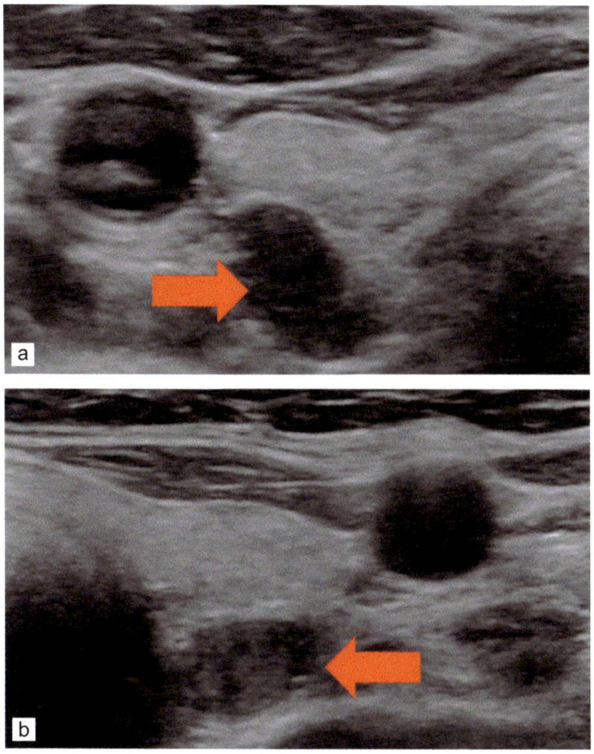

Abb. 12.24 Schwächer echogene, ovaläre, scharf begrenzte Läsionen dorsal des mittleren Schilddrüsendrittels im Querschnitt beidseits (rote Pfeile) bei pHPT. Medial Trachea, dorsal Wirbelsäule, lateral der M. longus colli. Gesicherter primärer Hyperparathyreoidimus bei einem 35-jährigen Mann, Erstdiagnose MEN 1 (Multiple endokrine Neoplasie Typ 1) Histologisch bestätigte NSD-Adenome bds. (7/8-Resektion).

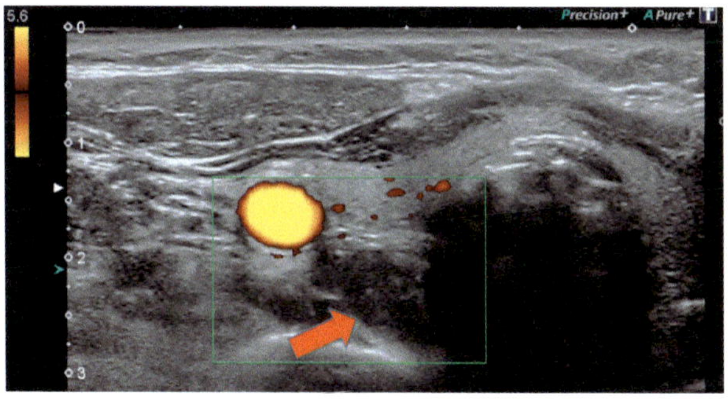

Abb. 12.25 Schwächer echogene, ovaläre, scharf begrenzte Läsion dorsal des mittleren Schilddrüsendrittels im Querschnitt rechts (roter Pfeil) bei pHPT. Medial Trachea, dorsal Wirbelsäule, lateral der M. longus colli. Histologisch bestätigtes NSD-Adenom rechts kranial.

Tab. 12.2 Sensitivität und Spezifität unterschiedlicher bildgebender Verfahren zur Lokalisation von Nebenschilddrüsenadenomen (nach [291]).

Bildgebende Modalität	Effizienz	
	Sensitivität	Spezifität
Ultraschall Hals	0,74–0,91	0,73–0,95
Planare Sestamibi-Szintigrafie	0,70	0,84–0.93
SPECT	0,74	0,92–0,99
SPECT/CT	0,86	0,88–0,96
4D-CT	0,76–0,92	0,82–0,96
MRT	0,80–0,94	0,88–1,00
Venöses Sampling	0,74–0,93	0,41–0,90

!

Zur sicheren sonografischen Identifizierung von Nebenschilddrüsenadenomen sind eine genau anatomische Kenntnis der Halsregion sowie eine subtile Untersuchung notwendig.

Nicht selten werden Nebenschilddrüsenadenome in der Sonografie übersehen, da ihre Struktur nicht erkannt und zugeordnet wurde. Bei eingeschränkter Sicht kann leichte Kompression am Hals die Darstellbarkeit von Nebenschilddrüsenadenomen verbessern.

12.2.2 Differenzialdiagnose: Lymphknoten

Eine wichtige Differenzialdiagnose zu Nebenschilddrüsenadenomen stellen **Lymphknoten** dar. Diese weisen häufiger einen stärker echogenen Hilus mit entsprechendem Hilusgefäß auf. Nicht immer gelingt hiermit eine genaue Abgrenzung von Lymphknoten zu Nebenschilddrüsenadenomen. Die Kontrastmittelsonografie hat in diesem Bereich in den letzten Jahren zu einer Verbesserung der Diagnostik geführt [292, 293]: Nebenschilddrüsenadenome sind typischerweise frühateriell homogen perfundiert, häufig mit deutlicher Darstellung der zuführenden Gefäße (➤ Abb. 12.26). Bei der KM-Sonografie von Lymphknoten hingegen lassen sich typische Hilusgefäße nachweisen (➤ Abb. 12.27).

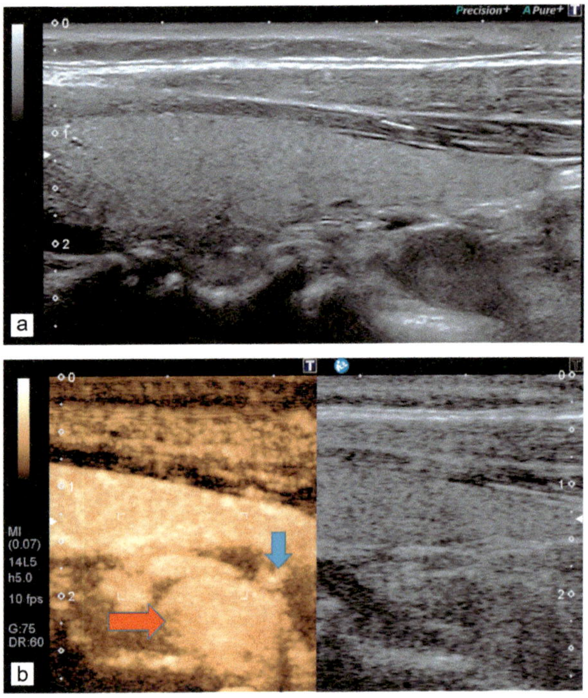

Abb. 12.26 a) Gleiche Läsion wie in ➤ Abb. 12.25 im Längsschnitt rechts. Die Läsion liegt unmittelbar dorsal des unteren Schilddrüsendrittels, dorsal Wirbelsäule. b) Darstellung des charakteristischen Kontrastmittelverhaltens von Nebenschilddrüsenadenomen mit intensiver, früharterieller gleichmäßiger KM-Aufnahme (roter Pfeil). Deutlich erkennbar das zuführende Gefäß (blauer Pfeil).

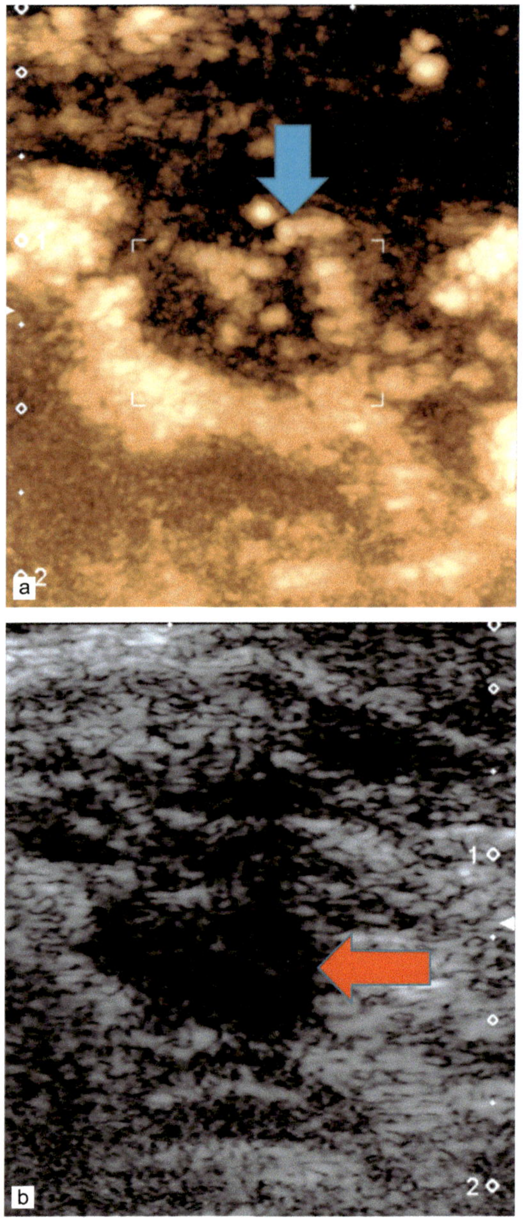

Abb. 12.27 a) KM-Sonografie mit Darstellung typischer Hilusgefäße ohne gleichmäßige KM-Aufnahme, charakteristisch für einen Lymphknoten. b) Kleine (max. 5 mm), schwächer echogene, ovaläre Läsion links kaudal der Schilddrüse im Querschnitt bei gesichertem primären Hyperparathyreoidismus. Differenzialdiagnostisch Nebenschilddrüsenadenom vs. kleiner Lymphknoten.

KAPITEL

13 Feinnadelpunktion der Schilddrüse (FNP)

13.1 Indikationen

Die Feinnadelpunktion (FNP) ist ein einfaches und sicheres Verfahren zur Gewinnung von Zellmaterial aus Gewebe mit dem Ziel einer zytologischen Begutachtung. Die Feinnadelaspirationszytologie der Schilddrüse wird „FNAC" genannt; wird ohne Aspiration punktiert findet der Begriff „FNC" Verwendung. Die FNP der Schilddrüse ist nach der Sonografie das **zentrale diagnostische Verfahren** zur **Differenzialdiagnose** eines **Schilddrüsenknotens** und wird in allen gängigen Leitlinien risikoabhängig empfohlen. Sonografisch sollte ein höhergradiger Malignomverdacht bestehen. Die FNP erfolgt dann meist in Abhängigkeit der Knotengröße nach Ausschluss eines autonomen Adenoms mittels Tc-Szintigrafie. Zudem sollte das Calcitonin im Serum als Marker eines medullären Schilddrüsenkarzinoms nicht signifikant erhöht sein. In Deutschland wird die FNP der Schilddrüse aus unterschiedlichen Gründen seltener durchgeführt als in anderen Ländern [294]. Studien zeigen, dass nur bei 20 bis max. 50 % der Patienten präoperativ eine FNP erfolgt [295].

Neben der Hauptindikation V. a. Schilddrüsenmalignom bzw. eines Rezidivs, Lymphknotenbefall oder intrathyreoidale Metastase kann in Einzelfällen auch bei ansonsten nicht eindeutiger Befundkonstellation eine differenzialdiagnostische Klärung verschiedener Thyreoiditisformen eine FNP notwendig werden.

Bei einer **unkomplizierten Zyste** liegt meist nur dann eine Indikation zur Feinnadelpunktion vor, wenn mechanische Komplikationen bestehen und die Punktion auch eine therapeutische Option darstellt.

Auch der Verdacht auf eine **akute bakterielle Thyreoiditis** ist eine Indikation zur FNP, soweit sich therapeutische Konsequenzen ergeben und ein akutes chirurgisches Vorgehen nicht indiziert ist. Hier ist dann auch die Versendung von Material zur mikrobiologischen Untersuchung und Resistenzprüfung sinnvoll.

Auch der Verdacht auf eine **subakute Thyreoiditis** de Quervain kann bei unklarem Krankheitsbild eine Indikation zur FNP darstellen; häufig wird diese jedoch in der Praxis anhand der Klinik, des sonografischen Befundes sowie des Therapieansprechens diagnostiziert.

Eine zusammenfassende Darstellung der Indikationen zur FNP ist in ➤ Tab. 13.1 zu finden.

Tab. 13.1 Indikationen zur FNP der Schilddrüse (nach [296]).

Klinisch und/oder sonografisch malignomverdächtige Schilddrüsenknoten > 1 cm. In Ausnahmefällen Schilddrüsenknoten > 5 mm. Verdacht auf lokales Tumorrezidiv
Verdacht auf intrathyreoidale Metastasen
Nachweis von Metastasen unklarer Primärlokalisation, histologisch zu einem malignen Schilddrüsentumor passend mit Nachweis umschriebener Veränderungen der Schilddrüse
Verdacht auf akute bakterielle Thyreoiditis, soweit ein chirurgisches Vorgehen nicht indiziert ist (inklusive Versendung von Material zur mikrobiologischen Untersuchung und Resistenzprüfung)
Verdacht auf subakute Thyreoiditis de Quervain bei unklarem Krankheitsbild
Verdacht auf chronisch-lymphozytäre Thyreoiditis Hashimoto und unklarem klinischen Befund

13.2 Durchführung der FNP

Es gibt zahlreiche unterschiedliche Techniken der FNP. Prospektive Vergleiche innerhalb von Studien liegen nicht vor, sodass **keine Standardtechnik** angegeben werden kann. Jeder Untersucher ist daher angehalten, die Ergebnisse der eigenen Technik kritisch zu beurteilen.

> **!** Neben der sicheren Platzierung der Nadelspitze in der Zielläsion sollte ein beurteilbares zytologisches Präparat nicht zuletzt als Qualitätskriterium in mehr als 90 % der Fälle durch adäquate Punktionstechnik zu erreichen sein.

In der Regel ist eine sonografisch gesteuerte Punktion zu empfehlen. Bei gut tastbarem Knoten kann die Punktion zwar auch unter Palpationskontrolle durchgeführt werden – im Zeitalter der Sonografie sowie der Ansprüche an eine adäquate Dokumentation ist dieses Verfahren heute aber nicht mehr erste Wahl [297] und aus unserer Sicht obsolet. In Studien führte eine US-gesteuerte FNP nicht nur zu mehr korrekten Diagnosen als eine palpationsgesteuerte FNP, sondern es konnten auch unnötige Schilddrüsenoperationen vermieden werden [27, 298].

Für die FNP wird der Patient in die übliche Rückenlage mit überstrecktem Hals gebracht, ggf. unter Verwendung einer Nackenrolle.

- Standardmäßig wird ein Linearschallkopf mit mindestens 7,5 MHz verwendet. Benötigt werden zudem Hautdesinfektionsmittel, Nadel, 10 ml Einwegspritze, sterile Tupfer, steriles Ultraschallgel, Objektträger, Gefäß für eine Zellsuspension (➤ Abb. 13.1).
- Vor der Punktion wird der Bildausschnitt so ausgewählt, dass die Zielläsion optimal dargestellt werden kann. Hier kann auch der Einstichwinkel – bei tiefer gelegenen Läsionen ist dieser steiler als bei oberflächlichen zu wählen – sowie die Stichkanallänge abgeschätzt werden. Dies erfordert Erfahrung und etwas Übung.
- Verwendet wird meist ein Nadeldurchmesser von 0,5–0,9 mm, wobei die Nadel z. B. an einer 10 ml Einwegspritze befestigt wird. Es gibt Hinweise, dass kleinlumige Punktionskanülen Vorteileom Hinblick auf die Zellausbeute bei gleichzeitig geringerem Blutanteil bieten könnten.
- Ein Punktionshandgriff (Spritzenhalter ➤ Abb. 13.2) kann verwendet werden, ist jedoch nicht Voraussetzung

und bei kleinen Läsionen auch hinderlich – wir verwenden ihn nicht.

Eine Lokalanästhesie ist nicht erforderlich [299], solange keine Stanzbiopsie erfolgt.

- Der Schallkopf muss entweder steril aufbereitet oder mit einem sterilen Überzug versehen sein (➤ Abb. 13.3). Zu Schallübertragung ist steriles Ultraschallgel in kleinen Portionen erhältlich.
- Hautdesinfektionsmittel sollte keinen direkten Kontakt zum Ultraschallkopf, v. a. dem Gummi vor dem Piezokristall haben, da dieses dadurch brüchig und damit unbrauchbar wird.

Die FNP kann sowohl in der langen Achse – d. h. Nadel und Längsachse des Schallkopfes laufen parallel – oder kurzen Achse – z. h. Nadel und Längsachse des Schallkopfes stehen in einem 90°-Winkel zueinander – durchgeführt werden. Die Punktion in der Längsachse (➤ Abb. 13.4, ➤ Abb. 13.5,

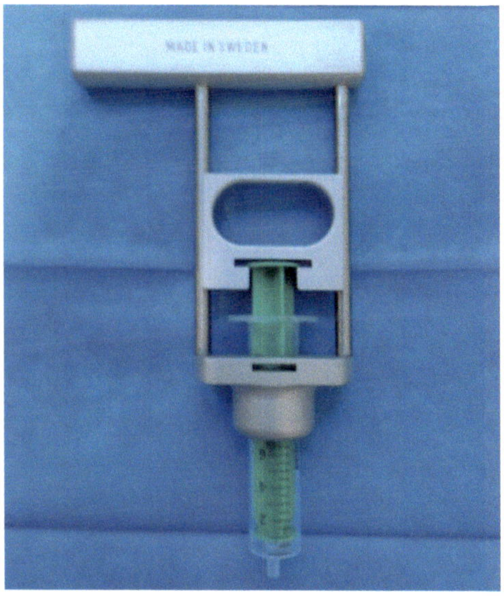

Abb. 13.2 Spritzenhalter für die FNP. Wir verwenden diesen Halter aufgrund des ungünstigen Schwerpunktes und der Verlagerung der Drehachse sowie aus unserer Sicht deutlich schlechteren Übertragung der Gewebeeigenschaften an den Untersucher nicht.

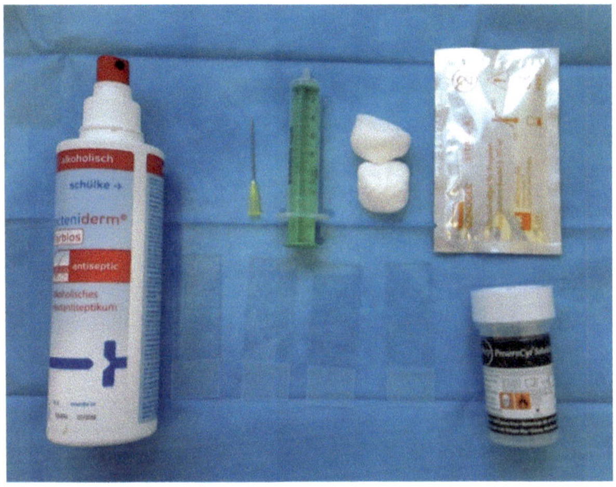

Abb. 13.1 Material für die FNP: Hautdesinfektionsmittel, Nadel, 10 ml Einwegspritze, sterile Tupfer, steriles Ultraschallgel, Objektträger, Gefäß für eine Zellsuspension.

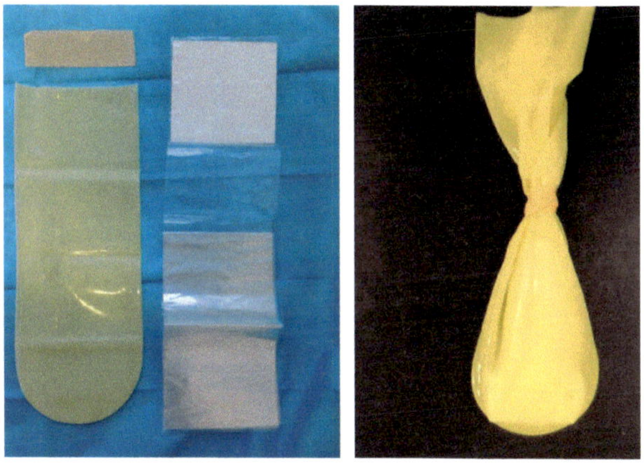

Abb. 13.3 Steriler Überzug für die Verwendung des Ultraschallkopfes.

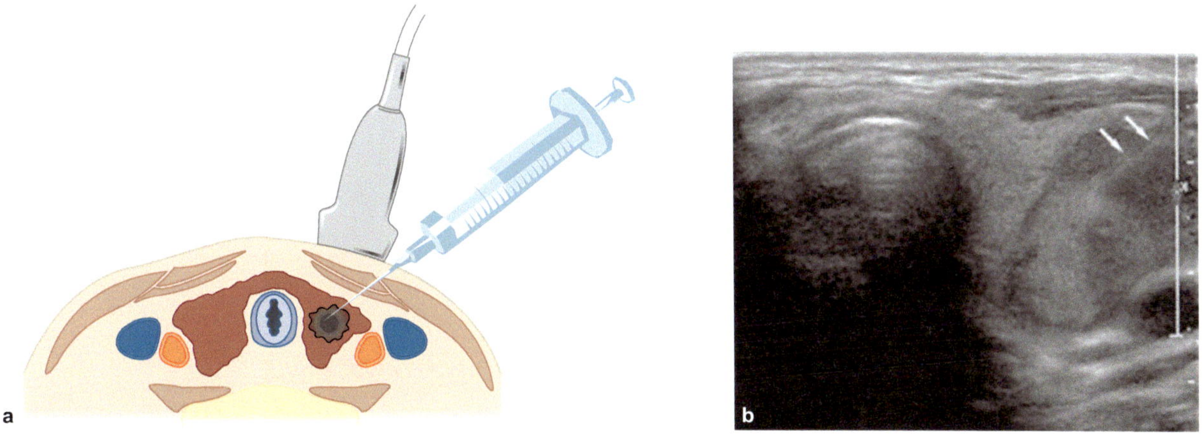

Abb. 13.4 Parallele Positionierung der Nadel für die FNP („lange Achse"). Diese Positionierung hilft dabei, die Anzahl der durch Nadeln erzeugten reflektierten Echos senkrecht zur Schallwelle zu maximieren, und wird von vielen Bedienern bevorzugt. a) Die Abbildung zeigt das Einführen der Nadel in einer Ebene parallel zu der Schallkopfs (nach [300]). [L141]. b) Das US-Bild, das mit dem wie in a positionierten Schallkopfs und der Nadel durchgeführt wurde, zeigt die gesamte Länge der Nadel (Pfeile) innerhalb des Knotens.

➢ Abb. 13.6) bietet eine optimal sonografische Kontrolle der Punktionsnadel, ist jedoch technisch etwas anspruchsvoller und gelegentlich aufgrund der Anatomie nicht gut möglich. Die technisch einfachere FNP in der kurzen Achse (➢ Abb. 13.7, ➢ Abb. 13.8) birgt die Gefahr, dass durch die Läsion hindurchgestochen wird und der im Bild dargestellte Nadelschaft – da nur in einem kurzen Querschnitt sichtbar – fälschlicherweise als Nadelspitze interpretiert wird. Diese kann dann nur durch Zurückziehen bis zum Verschwinden des sonografischen Signals sicher identifiziert werden. Die Vorgaben eines lokalen Hygieneplans müssen bei jeder FNP eingehalten werden.

Nach entsprechender Hautdesinfektion und Abdeckung wird die Nadelspitze unter sonografischer Sicht nach raschem Einstechen durch die Haut nunmehr vorsichtig und langsam in die umschriebene Schilddrüsenveränderung vorgeschoben. Es muss sich dabei ausreichend Zeit genommen werden für evtl. notwendige Lagekorrekturen der Nadel, die hierfür jeweils immer wieder ein Stück zurückgezogen werden kann. Gelegentlich verformen und verschieben sich die Knoten beim Versuch, die Nadel in das Parenchym zu platzieren (➢ Abb. 13.9). Hierbei ist dann nochmals ein kurzes, ruckartiges Vorschieben der Nadel hilfreich.

Bei echokomplexen Knoten mit irregulärer Grenze oder bei Nachweis von Mikrokalzifikationen sollte eher die Peripherie der Läsion punktiert werden, da hier eher eine Tumorproliferation zu erwarten ist. Zentral können hingegen Nekrosen auftreten, die eine zytologische Diagnose erschweren [300]. Die korrekte Platzierung der Nadelspitze im Zielbereich des Kno-

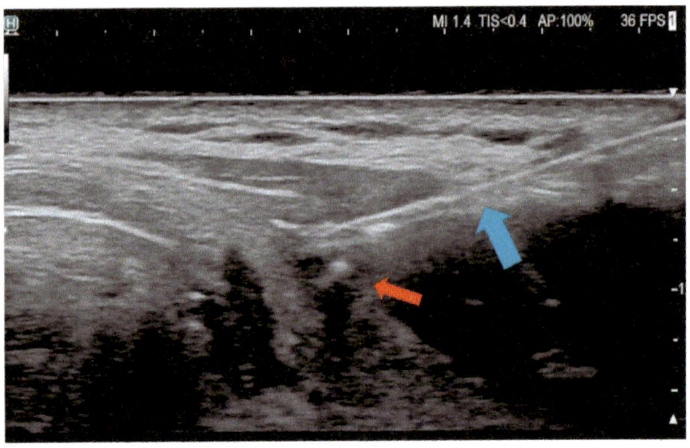

Abb. 13.5 FNP eines suspekten Knotens < 1 cm (roter Pfeil; schwächer echogen, unscharf begrenzt, Mikrokalzifizierungen, Kapsel nicht durchgehend darstellbar) links am Übergang zum Isthmus in der langen Achse. Großer blauer Pfeil: Nadel inkl. Spitze in voller Länge darstellbar, dorsale Schallauslöschung. Zytologisch und histologisch: papilläres Schilddrüsenkarzinom.

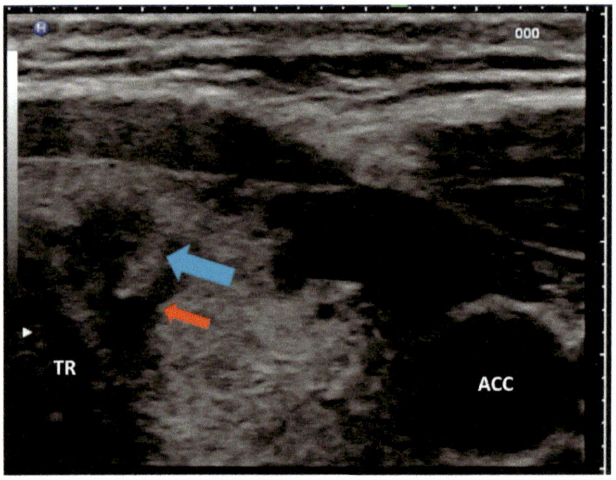

Abb. 13.6 FNP eines suspekten Knotens < 1 cm (roter Pfeil; schwächer echogen, unscharf begrenzt, Kapsel nicht durchgehend darstellbar und direkt an die Trachea angrenzend) links zwischen A. carotis communis (ACC) und Trachea (TR) am Übergang zum Isthmus in der langen Achse. Großer blauer Pfeil: Nadel im Verlauf. Zytologisch und histologisch: papilläres Schilddrüsenkarzinom.

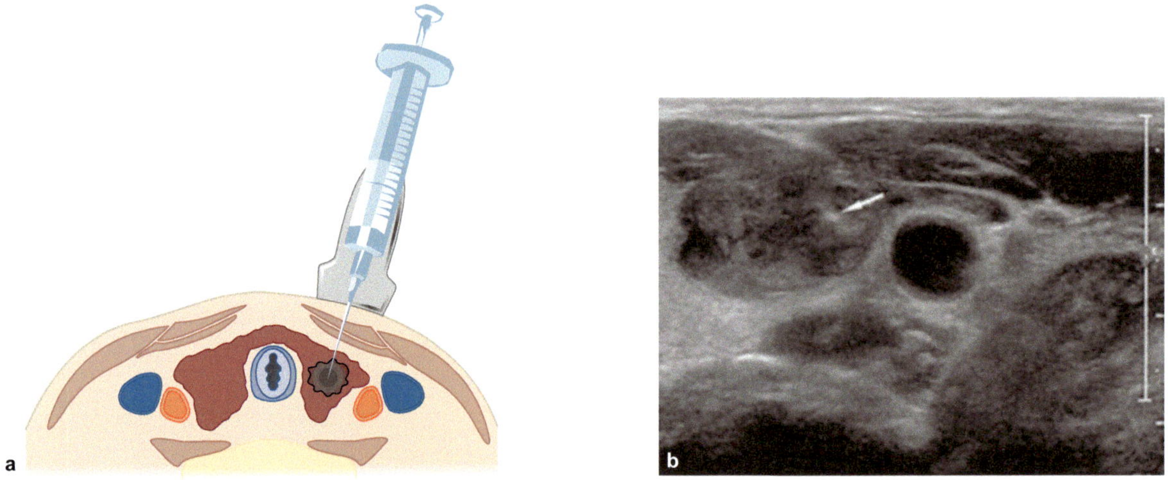

Abb. 13.7 Senkrechte Positionierung der Nadel für die FNP („kurze Achse"). a) Das Einführen der Nadel in einer Ebene senkrecht zu der Ebene des Schallkopfes. Bei dieser Option kann eine kürzere Nadel verwendet werden, und es ist weniger wahrscheinlich, dass die Halsschlagader oder die Halsvene punktiert wird (nach [300]). [L141] b) Das US-Bild zeigt die Nadel nur dort, wo sie sich mit der Abtastebene des Schallkopfs schneidet. Der Knoten kann daher durchstochen sein, die Identifizierung der Nadelspitze gelingt nur durch Rückzug bis zum Verschwinden des Echosignals.

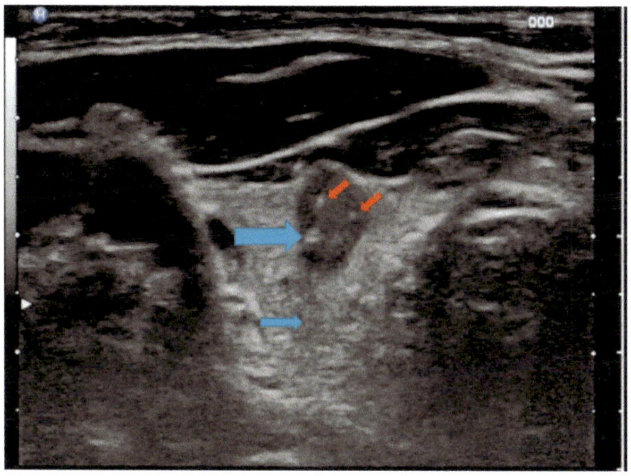

Abb. 13.8 FNP eines suspekten Knotens < 1 cm (taller than wide, schwächer echogen, Mikrokalzifizierungen, Kapsel nicht durchgehend darstellbar) rechts ventral in der kurzen Achse. Großer blauer Pfeil: Nadelspitze; kleiner blauer Pfeil: Schallauslöschung durch die Nadel. Kleine rote Pfeile: Mikrokalzifizierungen. Zytologisch und histologisch: papilläres Schilddrüsenkarzinom.

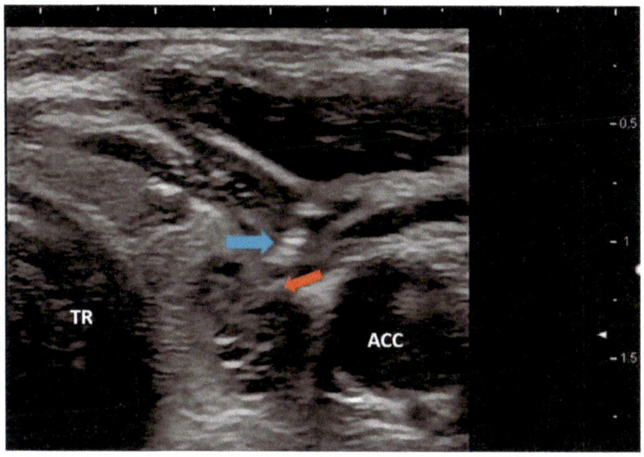

Abb. 13.9 FNP eines Knotens links zwischen A. carotis communis (ACC) und Trachea (TR). Man sieht, dass der Knoten sich an der Stelle des geplanten Eintritts der Nadel (blauer Pfeil) deutlich verformt (roter Pfeil).

tens sollte in jedem Falle sonografisch dokumentiert werden. Wir empfehlen die FNP mit Sonografie und Punktion durch den selben Untersucher – und nicht getrennte Untersucher für Sonografie und Punktion. Insbesondere die gleichzeitige Lagekorrektur der Nadel bei kontinuierlicher sonografischer Visualisierung ist v. a. bei kleinen Läsionen und zwei Untersuchern aus unserer Sicht nicht valide möglich.

Bei der FNAC wird zunächst ein Unterdruck erzeugt (meist ca. 2cm^3), nach Ausgleich des Unterdruckes erfolgt die fächerförmige Punktion des entsprechenden Areales. Bei größeren Knoten sollten mehrere Areale in dieser Weise punktiert werden. Die Punktion sollte abgebrochen werden, sobald Gewebeflüssigkeit oder Blut im Spritzenkolben nachweisbar ist. Die Nadel wird dann in der umschriebenen Veränderung belassen und der Unterdruck ausgeglichen; erst jetzt erfolgt das Zurückziehen der Nadel. Hierdurch wird verhindert, dass nicht repräsentatives Zellmaterial oder beim Herausziehen auch Luft in die Nadel eingesogen wird, was zu einer Verfälschung der Untersuchungsergebnisse sowie Verlust eines Teils der Probe führen kann. Die Gewinnung des zytologischen Materials kann jedoch auch ohne wesentliche Sogwirkung allein durch die Kapillarwirkung der Nadel erfolgen (sog. FNC), insbesondere auch, um Blutbeimengungen zu vermeiden [301]. Manche Autoren sehen dieses Verfahren als überlegen an [302]; die klinische Erfahrung stützt diese Einschätzung jedoch nicht uneingeschränkt.

13.3 Probenqualität und weitere Aufarbeitung

Die Verwertbarkeit der Probe hängt nicht primär von der Vaskularisierung oder Echogenität des untersuchten Schilddrüsenknotens ab, sondern von Komponenten wie **zystischen Veränderungen, Verkalkungen** und **Fibrose.**

Bei der FNP sollten Bereiche mit Fibrose, Verkalkung und zystischer Degeneration vermieden werden. Wenn die Zielläsion einen zystischen Anteil hat, sollte die Aspiration mit einer größeren Nadel durchgeführt werden, um so viel Flüssigkeit wie möglich zu evakuieren. Wenn danach eine solide Restläsion vorhanden ist, kann eine kleinere Nadel für die FNP des soliden Teils verwendet werden (➤ Abb. 13.10).

Wenn ein Knoten mit gemischten Komponenten ausgewählt wird, sollte die Nadel entsprechend in den soliden Teil eingeführt werden [303, 304]. Gutartige Schilddrüsenknoten haben in Studien eine höhere Wahrscheinlichkeit für eine nicht-diagnostische FNP als bösartige Schilddrüsenknoten [305]. Die Malignitätsrate bei Proben aus wiederholter nicht-diagnostischer FNP oder Operationen von Schilddrüsenknoten mit zuvor nicht-diagnostischer FNP-Ergebnisse, liegt bei etwa 7 % [306], die Rate an falsch negativen Befunden bei etwa 5 % [307]. In retrospektiven Studien ist das Langzeitrisiko für ein Schilddrüsenkarzinom auch über 20 Jahre sehr gering, wenn eine benigne oder auch nicht diagnostische Zytologie vorlag [308].

Typische technische Probleme sowie deren Behebung sind in ➤ Tab. 13.2 zusammengefasst.

Nach erfolgter Punktion muss eine ausreichend lange Kompression der Punktionsstelle mit einem sterilen Tupfer erfolgen. Empfehlenswert ist zum Ausschluss einer akuten Einblutung eine **Kontrollsonografie**, die unmittelbar sowie 30 Minuten nach der Punktion vorgenommen wird. Gerinnungshemmende Medikamente müssen in der Regel nicht abgesetzt werden, insbesondere nicht ASS. Bei dualer Plättchenaggregationshemmung sollte ausreichend lange vor Punktion (z. B. 7 Tage) bei gegebener Indikation eine ASS-Monotherapie erwogen werden. Ebenso gilt die FNP bei einem INR < 2 sowie Thrombozyten über 40.000/µl als sicheres Verfahren.

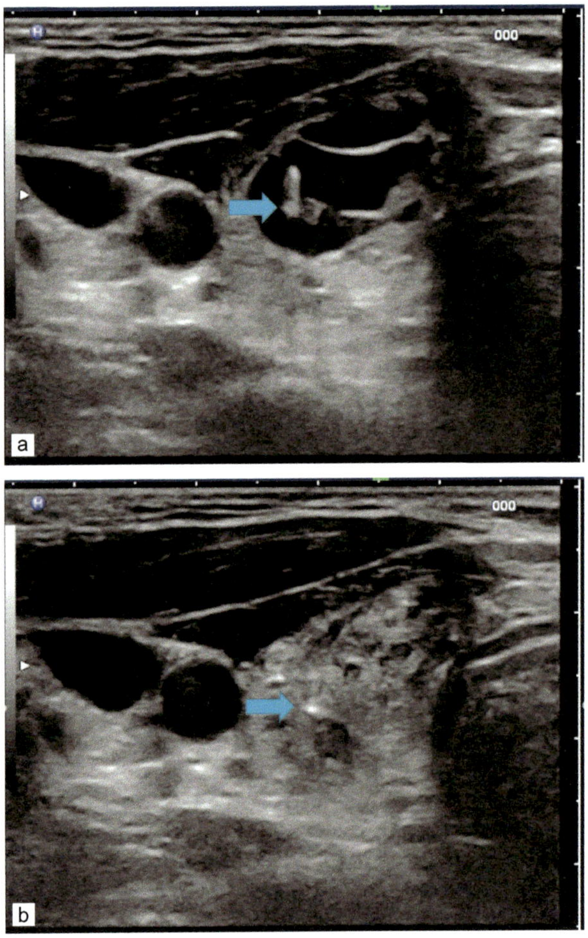

Abb. 13.10 FNP einer überwiegend zystischen Läsion im rechten Schilddrüsenlappen. a) Im ersten Schritt wird die Flüssigkeit durch Punktion nahezu vollständig evakuiert (blauer Pfeil: Nadelspitze). b) In einem zweiten Schritt erfolgt eine konventionelle FNP des verbliebenen soliden Anteils (blauer Pfeil: Nadelspitze). Zytologisch unauffällige Schilddrüsenepithelien.

Tab. 13.2 Typische technische Probleme der FNP sowie deren Behebung.

Technisches Problem	Problembehebung
Schlechte Visualisierung der Nadelspitze	• Punktion in der „langen Achse" • „Radarbewegung" des Schallkopfes • Minimales ruckartiges Vor- und Zurückbewegen („Zittern") der Nadel • Tissue harmonic imaging (THI) • Einschalten des Farbdoppler-Modus und „Zittern" • Lernkurve/Expertise
Kein Aspirat	• Punktion weiter in der Peripherie des Knotens • Schneidbiopsie
Blutreiches Aspirat	• Zweitpunktion mit weniger/ohne Sog • Punktion in Drehbohrer-Technik • Aufheben des Sogs (Loslassen des Spritzenstempels) bei Sichtbarwerden von Aspirat in der Spritze

Das Aspirat wird nunmehr auf einen Objektträger gebracht. Hierfür wird die aufgesetzte Spritze abgenommen, etwas Luft in die Spritze aspiriert (alternativ wird eine neue Spritze genommen), die Spritze erneut auf die Nadel aufgesetzt und die Nadel rasch mit der Luft der Spritze durchgespült. Nach dem Auftragen des Aspirats auf den Objektträger wird dieses üblicherweise ausgestrichen, luftgetrocknet, fixiert oder in eine Suspension gebracht – hier ist eine Absprache mit dem lokal beurteilenden Zytopathologen sinnvoll.

Eine etwas visköse Konsistenz des Aspirats spricht für einen ausreichend hohen Zellgehalt. Bei bluthaltigem Aspirat spricht eine feinkörnige Oberfläche für ein ausreichend zahlreiches Punktat.

Bei der Untersuchung von Zystenmaterial ist darauf zu achten, dass das Material zentrifugiert und das Sediment zytologisch untersucht wird. Die Anzahl der empfohlenen Punktionen schwankt stark in der Literatur: Es werden meist 1 bis max. 3 Punktionen empfohlen [309]; wir führen in der Mehrzahl der Fälle nur eine Punktion durch. Falls gewünscht, kann auch weiteres Material, z. B. durch Spülen der Spritze mit NaCl-Lösung, für eine molekulare Untersuchung gewonnen werden.

➤ Abb. 13.11 zeigt nochmals die Technik sowie die Arbeitsschritte für die Punktion sowohl mit Spritze und Aspiration als auch für die Punktion mit Kanüle ohne Spritze.

Für eine exakte Diagnostik ist auf anamnestische Angaben, den Untersuchungsbefund sowie auf die Notierung der Verdachtsdiagnose zu achten. Insbesondere müssen **thyreostatische Vorbehandlungen** erwähnt werden, da die Applikation von Thyreostatika zu pseudodysplastischen Veränderungen und somit zu einer Fehlinterpretation des zytologischen Befundes führen kann. Zudem sollten der **Funktionszustand,** die **Punktionsstelle** sowie **vorausgegangene Behandlungsmaßnahmen** (z. B. Operation, Bestrahlungstherapie, Radiojodtherapie) erwähnt werden. Insgesamt hat die FNP eine hohe Spezifität um 93 %, die Sensitivität ist mit 66 % jedoch deutlich geringer [315]; dies muss bei der Interpretation der Ergebnisse beachtet werden.

Wichtig ist auch die Interpretation des **zytologischen Ergebnisses,** die am besten gemeinsam mit dem Zytologen erfolgt: Wird zytologisch der V. a. ein **papilläres Karzinom** gestellt, so ist diese Diagnose meist korrekt und die Operation kann entsprechend onkologisch geplant werden [310]. Bei der Diagnose **„Atypie oder follikuläre Läsion unklarer Signifikanz" (AUS/FLUS)** kann über eine erneute Punktion nachgedacht werden. Studien zeigen, dass sich ein relevanter Teil der Knoten durch eine zweite Punktion einer benignen Läsion zuordnen lassen bei einem hohen negativ prädiktiven Werte NPV von 96 % [311]. Im Falle einer **Zweitpunktion** sollte der Abstand zwischen zwei FNP mindestens drei Monate betragen, da z. B. lokale inflammatorische Reaktionen einen Einfluss auf das zytologische Ergebnis haben können.

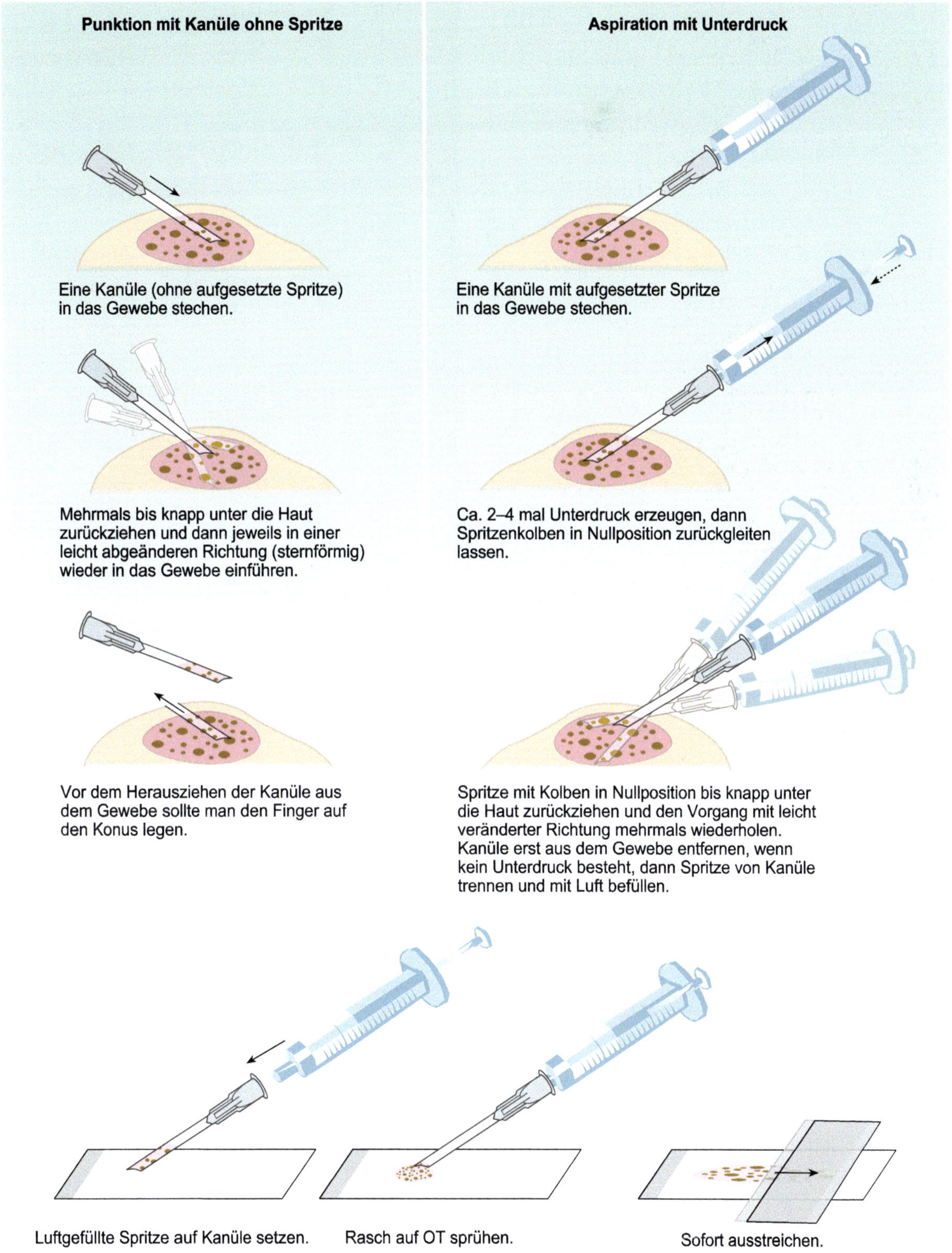

Abb. 13.11 Technik und Arbeitsschritte der Feinnadelpunktion, dargestellt sowohl für die Punktion mit Kanüle ohne Spritze (FNC) als auch für die Punktion mit Spritze und Aspiration mit Unterdruck (FNAC). [L141]

Unverändert besteht das Problem der sog. **follikulären Neoplasie,** da hier zwischen follikulären Karzinomen und Adenomen aufgrund der fehlenden Beurteilbarkeit einer Gefäßinvasion nicht unterschieden werden kann. Meist (etwa 80 %) handelt es sich um Adenome, und die notwendige Operation erfolgt somit häufig aus diagnostischer als aus therapeutischer Indikation.

In diesen Fällen – Bethesda III und IV in der FNP – kann bei in der Tc-Szintigrafie hypofunktionellen Knoten eine **MIBI-Szintigrafie** – die hierfür allerdings bisher keine Zulassung hat – aufgrund ihres hohen negativ prädiktiven Werten (NPV) zwischen 95–100 % erwogen werden (s. Literatur bei [286]). Nach Injektion von **99mTc-MIBI** wird die Retention des Radiopharmakons im abzuklärenden Knoten und dessen Anreicherung im Vergleich zum paranodulären Schilddrüsengewebe und im Vergleich zum Schilddrüsen-Szintigramm mit Pertechnetat beurteilt. Ein **Match-Befund** im Sinne einer konkordant verminderten Anreicherung hat einen hohen negativen prädiktiven Wert von ca. 94 % zum Ausschluss eines differenzierten Schilddrüsenkarzinoms. Ein **Mismatch** mit vermehrter Anreicherung des ^{99m}Tc-MIBI in einem hypofunktionellen Schilddrüsenknoten geht mit einer Malignitätswahrscheinlichkeit von ca. 15–20 % in Deutschland einher [286].

Auch molekulare Analysen des Aspirats könnten zukünftig die Diagnostik verbessern, insb. zum Ausschluss eines Malignoms (sog. rule-out Test) [312]. Diese sind jedoch bisher nicht flächendeckend verfügbar, nur kommerziell erhältlich und kostenintensiv.

Asymptomatische Patienten mit klinischen und sonografischen Befunden mit geringem Risiko und initial gutartiger oder auch **nicht diagnostischer FNP** entwickeln allerdings auch im Langzeitverlauf wahrscheinlich kein Schilddrüsenkarzinom oder sterben an einem solchen. Die FNP ist bei der Erkennung von Malignität daher als sehr genau einzustufen [308]. Zunehmend Verbreitung gefunden hat auch die molekulare Analyse des Aspirats, insbesondere im Hinblick auf das Vorliegen einer **BRAF V600E-Mutation.** Bei Nachweis einer solchen Mutation ist mit annähernd 100 % vom Vorliegen eines papillären Schilddrüsenkarzinoms auszugehen [313].

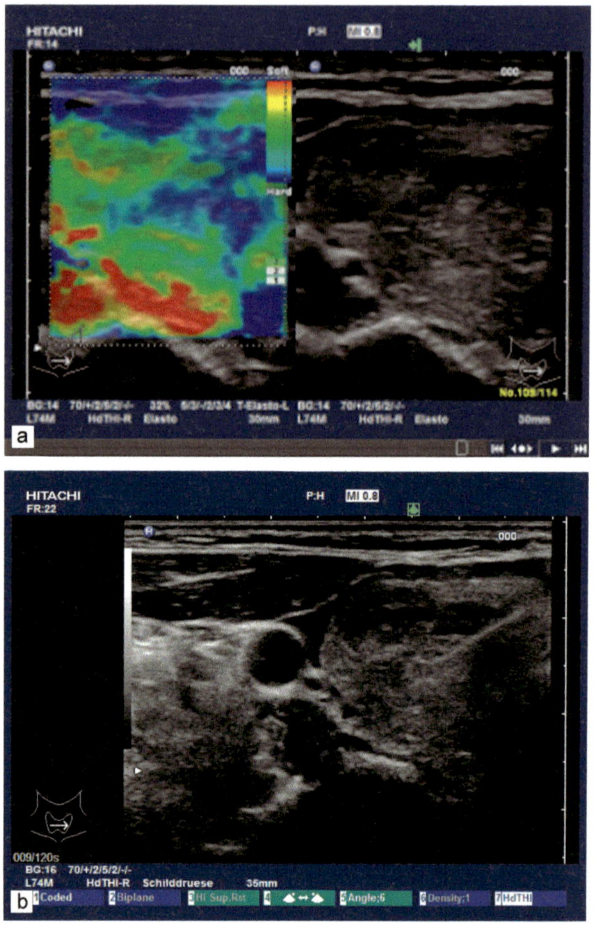

Abb. 13.12 a) Nodös umgebaute Struma, harte Areale im rechten Seitenlappen. b) Gezielte Platzierung der Punktionsnadel unter sonografischer Sicht im als „hart" identifizierten Areal.

13.4 Elastografie bei der Durchführung einer FNP

Die Domäne der Elastografie ist die Charakterisierung dominanter Knoten als „hart" oder „weich". Die Elastografie wurde bisher nicht jedoch systematisch als Werkzeug zur Identifizierung von Zielläsionen für die FNP bei vollständig nodös umgebauten Strumen oder unterschiedlich harten Arealen innerhalb eines dominanten Knotens untersucht. Aus eigener Erfahrung ist eine Anwendung denkbar z. B. bei vollständig nodös umgebauten Strumen, um mögliche harte Areale zur Durchführung einer FNP zu identifizieren. Unter sonografischer Sicht ist dann eine gezielte Platzierung der Punktionsnadel in den zuvor als „hart" identifizierten Arealen möglich (➤ Abb. 13.12).

13.5 Ergebnisse der FNP und Vergleich zur Stanzbiopsie

13.5.1 FNP: Vor- und Nachteile

Die FNP ist die genaueste und kostengünstigste Methode zur diagnostischen Beurteilung von Schilddrüsenknoten. Sie ist jedoch stark untersucherabhängig, so dass es sich empfiehlt, Daten aus der Literatur jeweils ins Verhältnis zu eigenen Erfahrungen und Ergebnissen zu setzen.

Studien

Studien berichten je nach Auswahl der Daten eine Sensitivität von 76–98 %, eine Spezifität von 71–100 %, eine falsch-negative Rate von 0–5 % und eine falsch-positive Rate von 0–5,7 % und eine Gesamtgenauigkeit von 69–97 % [300]. In einer Metanalyse waren Sensitivität, Spezifität und diagnostische Genauigkeit 97 %, 50,7 % bzw. 68,8 %. Der positive Vorhersagewert und der negative Vorhersagewert betrugen 55,9 % bzw. 96,3 %. Die Raten von falsch negativen und falsch positiven Ergebnissen waren niedrig mit 3 % bzw. 0,5 % [314]. Andere Analysen berechnen allerdings, dass mittels FNP in bis zu einem Drittel der Fälle Karzinome trotz FNP übersehen werden können [315].

!

Bei Diskrepanzen zwischen klinisch-sonografischem und zytologischem Befund sollte daher immer eine erneute FNP oder ggf. auch histologische Klärung erwogen werden.

Da die FNP per se zu Veränderungen im Knoten führen kann [316], sollte eine erneute FNP nicht vor 3 Monaten durchgeführt werden. Studien zeigen, dass ein Intervall von 6–10 Monaten zwischen den FNP sicher und sinnvoll ist [317, 318].

13.5.2 Stanzbiopsie: Vor- und Nachteile

Die Stanzbiopsie (CNB) ist eine Methode zur Gewinnung eines Gewebezylinders zur histologischen Begutachtung. Die Untersuchung erfolgt sonografisch gesteuert, eine sonografische Kontrolle der Biopsienadel ist wie bei der FNP obligat, die CNB wird daher nur in der Verwendung der langen Achse durchgeführt. Verwendet werden spezielle Stanzbiopsienadeln, die im Vergleich zu früheren Modellen deutlich kürzer und damit am Hals besser anwendbar sind (➤ Abb. 13.13). Für die Applikation ist im Gegensatz zur FNP eine **Lokalanästhesie** sowie ein **kleiner Hautschnitt** notwendig. Die Stanzbiopsie ist damit invasiver, aufwendiger und teurer als eine FNP. Die Rate von Komplikationen ist jedoch insgesamt sehr gering [319] und die Prozedur wird auch subjektiv von den Patienten nicht negativer als die FNP bewertet [320]. Eine ausführliche Aufklärung und auch eine Demonstration des recht lauten Auslösemechanismus der Schneidvorrichtung sind notwendig.

13.5.3 Indikationen: FNP und CNB

Im Gegensatz zu anderen Indikationen ist die Stanzbiopsie bei der Diagnostik von Schilddrüsenknoten oder zervikalen LK nicht fest etabliert. Bei der primären Diagnostik von PTC scheinen Stanzbiopsien keinen Vorteil gegenüber der FNP zu haben [321]. Bei Makroverkalkungen oder in der Zweitlinie nach nicht diagnostischer FNP zeigen Stanzbiopsien jedoch einen Vorteil gegenüber der FNP [322]. **Mögliche Einsatzgebiete** sind daher nach einer FNP ohne diagnostische Aussagekraft [323] oder primär bei stark regressiven und verkalkten Strumen [324,325].

In der Praxis relevant ist die Unterscheidung von **follikulärem Adenom** von einem **follikulären Karzinom.** Die ist v. a. durch eine Angioinvasion definiert, die in der FNP nicht diagnostiziert werden kann. Daher stellt auch heute noch der

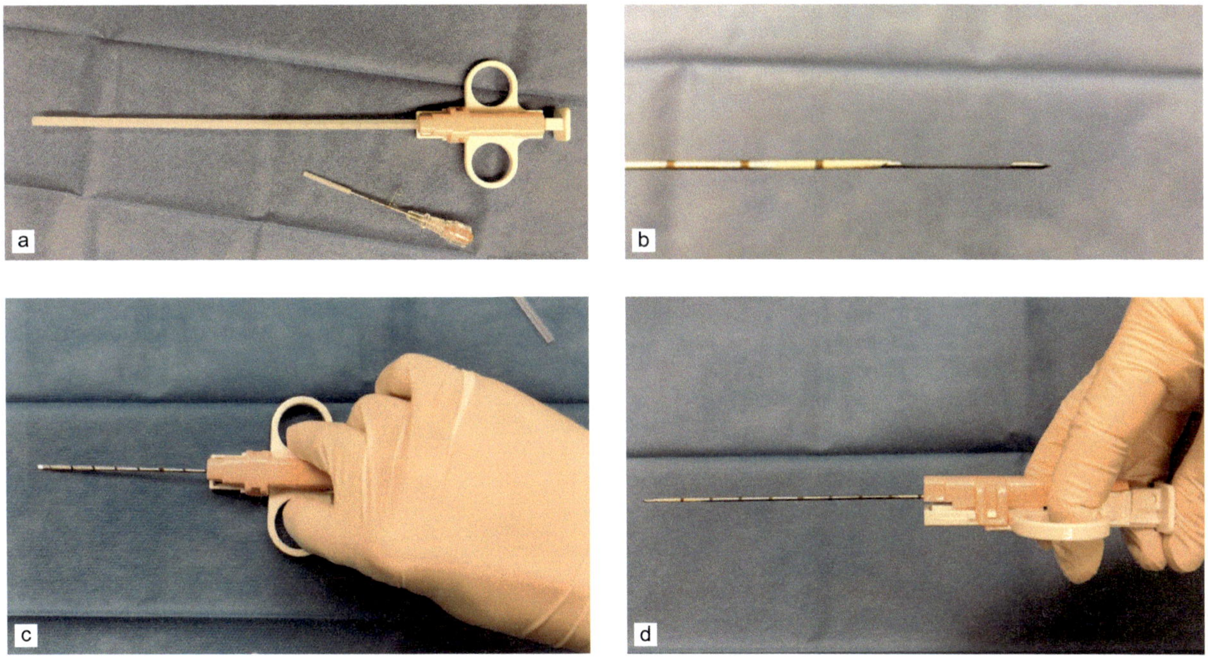

Abb. 13.13 Stanzbiopsienadeln für die Verwendung an der Schilddrüse. a) Applikatorset, b) Nadelspitze mit Schneidzylinder in gespanntem Zustand, c) Verwendung der Stanzbiopsienadeln, d) ausgelöster Mechanismus, die Schneidvorrichtung hat sich über die Stanznadel gelegt.

zytologische Nachweis einer „follikulären Neoplasie" eine Operationsindikation dar, obwohl meist weniger als 20 % dieser Knoten maligne sind. Einige Daten weisen darauf hin, dass hier die Stanzbiopsie bei der korrekten Diagnose eines follikulären Karzinoms signifikant überlegen ist [326].

Für die Diagnose des seltenen **anaplastischen Schilddrüsenkarzinoms** ist eine FNP in der Regel nicht geeignet. Bei klinischem und sonografischem Verdacht auf ein anaplastisches Schilddrüsenkarzinom sollte daher bereits initial eine Stanzbiopsie und keine FNP erfolgen. Studien zeigen, dass hierdurch unnötige chirurgische Interventionen –, die dann meist nur diagnostischen Charakter haben – vermieden werden können [327]. Auch sollten bei Vorliegen eines anplastischen Schilddrüsenkarzinoms **standardmäßig molekulare Analysen** bzgl. des Mutationsstatus erfolgen.

Ein besonderes Einsatzgebiet der CNB ist zudem der V. a. ein **primäres Lymphom** der Schilddrüse [329]. Hier hat die FNP einen geringen diagnostischen Wert [221]. Eine Stanzbiopsie kann daher eingesetzt werden bei V.a. Lymphom oder auch andere Entitäten wie Metastasen in der Schilddrüse [223].

Studien

In einer Metaanalyse betrug die Gesamtsensitivität und Spezifität von FNP und CNB für Schilddrüsenkarzinome 0,72 und 0,99 bzw. 0,83 und 0,99. Insgesamt betrug der gepoolte zusammenfassende ROC (AUC)-Wert von FNP und CNB 0,9025 bzw. 0,7926. Es wurde damit kein signifikanter Unterschied zwischen den beiden AUCs von FNP und CNB festgestellt. Die Wertigkeit von FNP und CNB sind damit als Diagnosewerkzeuge der ersten Wahl weitgehend vergleichbar [328].

13.6 Komplikationen der FNP und Stanzbiopsie

Die Komplikationsrate von FNP und CNB ist mit < 1 % gering und insgesamt weitgehend vergleichbar, v. a. wird die CNB auch subjektiv von den Patienten nicht negativer als die FNP bewertet [320]. Am häufigsten wird über **Hämatome** und ein **lokales Druckgefühl** berichtet. Fehlpunktionen von Trachea, Carotis oder V. jugularis können durch eine optimale sonografische Steuerung vermieden werden. Dabei sind bei Punktionen in der langen Achse – die für die CNB obligat ist – alle Strukturen, durch die die Nadel hindurchgeht, erkennbar.

Berichtet wird zudem über eine **passagere Schwellung** und **Dysphagie,** passagere **Rekurrensparesen,** lokale **Schmerzen, vasovagale Reaktionen,** Pseudoaneurysmen, lokale **Infektionen** sowie auch eine **Postpunktions-Hyperthyreose** [329]. Majorkomplikationen, die eine chirurgische Intervention erforderten, wurden berichtet, sind jedoch eine Rarität. Eine vernünftige abwägende Aufklärung des Patienten über diese wichtigen diagnostischen Methoden und den Nutzen für den Patienten ist daher obligat.

Ein wichtiges Thema ist zudem die Möglichkeit der **Tumorzellverschleppung** in den Stichkanal bei Vorliegen eines Karzinoms. Dies ist extrem selten, jedoch grundsätzlich möglich und auch beschrieben [330, 331]. Es ist jedoch kein Fall beschrieben, bei dem sich hierdurch die Prognose des Patienten verschlechterte, da Stichkanalmetastasen durch die Thyreoidektomie und ggf. anschließende Radiojodtherapie vollständig eliminiert wurden.

KAPITEL

14 Schilddrüseninterventionen: Ethanolablation, RFA, MWA, HIFU

14.1 Evakuations- und Destruktionsverfahren

Sonografische Schilddrüseninterventionen können eingeteilt werden in Evakuations- sowie in Destruktionsverfahren.

- Typisches Beispiel für eine **Evakuationsverfahren** ist die Punktion und Entlastung von Schilddrüsenzysten oder auch Abszessen.
- Zu den **Destruktionsverfahren** zählen die Ethanolablation rezidivierender, symptomatischer oder kosmetisch störender Zysten sowie die thermische Ablation zystischer als auch solider Schilddrüsenläsionen mittels Radiofrequenzablation (RFA), Laserablation (LTA), Mikrowellenablation (MWA) oder Hochfrequenz-Ultraschallablation (HIFU).

Im Folgenden werden insbesondere die Ethanolablation von Schilddrüsenzysten sowie eine Übersicht über die weiteren genannten Verfahren dargestellt. Es gibt zahlreiche Empfehlungen zum Thema [332–334].

14.2 Zystenpunktion und Ethanolablation von Zysten

Sowohl Schilddrüsenzysten als auch überwiegend zystische Schilddrüsenknoten sind in der Regel benigne und werden entsprechend in allen TIRAD-Systemen in dieser Weise klassifiziert. Ausnahmen bilden das zystische PTC, das jedoch meist eine deutlich andere Sonomorphologie aufweist (siehe dort).

In Studien [335] sind bis zu 30 % der Schilddrüsenknoten zystisch und können sowohl lokale Beschwerden verursachen als auch kosmetisch stören. Neben der chirurgischen Therapie ist seit vielen Jahren die Ethanolablation für diese Indikation verfügbar und es gibt umfangreiche Empfehlungen [336]. Ethanol 95–99 % wirkt durch eine Koagulationsnekrose des Gewebes aufgrund von Dehydration der Zellen und Denaturierung von Proteinen sowie durch eine ischämische Nekrose aufgrund der Bildung kleiner Blutgefäßthromben und Hemmung der enzymatischen Aktivität in umgebendem Geweben, was zu Fibrose und Atrophie des Gewebes führt [337].

14.2.1 Durchführung

Der Eingriff wird in der Regel ambulant durchgeführt. Zuvor sollte Malignität mittels FNP ausgeschlossen sein; bei reinen Zysten verzichten wir inzwischen häufig auf eine FNP.

Für das Verfahren sind eine 16–20-G-Nadel, eine 10–25-ml-Spritze und 10 ml 95–99 % Ethanol erforderlich.

- **Zystenpunktion:** Der Patient wird in Rückenlage mit leichter Halsüberstreckung auf die Trage gelegt. Nach der Hautdesinfektion kann ein Lokalanästhetikum (1–2 % Lidocain) an der Hautpunktionsstelle injiziert werden, dies ist jedoch meist nicht notwendig. Abhängig von der Viskosität des Inhalts der Zyste wird unter US-Kontrolle eine 16–20 G-Nadel in die Mitte des zystischen Bereichs eingeführt. Die Zystenwand sollte an keiner weiteren als der Einstichstelle verletzt werden. Es wird so viel Zystenflüssigkeit wie möglich abgesaugt und Rückstände oder Kolloide können durch Spülen mit Kochsalzlösung entfernt werden. Hochviskose Flüssigkeit von Kolloidzysten kann schwierig zu aspirieren sein. Mehrere Studien zur Evakuierung von viskösen zystischen Schilddrüsenknoten haben eine normale Kochsalzlösung verwendet, um die Viskosität zu verringern. Bei einer reinen Zystenpunktion ist der Eingriff hier beendet (➤ Abb. 14.1, ➤ Abb. 14.2, ➤ Abb. 14.3).
- **Zystenablation:**
  - Nach Evakuation des Zysteninhaltes wird das Ethanol langsam in den zystischen Raum injiziert, hier sieht man dann das typische „Schneegestöberphänomen" im Ultraschall als Zeichen der korrekten Nadellage, während dorsale Anteile nicht mehr sichtbar sind (➤ Abb. 14.4, ➤ Abb. 14.5).
  - Die Menge an injiziertem Ethanol hängt von der Menge an abgesaugtem Material im Knoten ab; normalerweise werden ca. 30–50 % des Aspirationsvolumens injiziert. Es ist jedoch empfohlen, die Gesamtinjektionsmenge von 10 ml Ethanol selbst bei großen Knoten nicht zu überschreiten. Wird jedoch injiziertes Ethanol nach der Injektion wieder aspiriert, kann auch eine größere Menge Ethanol verwendet werden. Eine Ethanolretentionszeit von 2 Minuten wurde in Studien als ausreichend befunden.

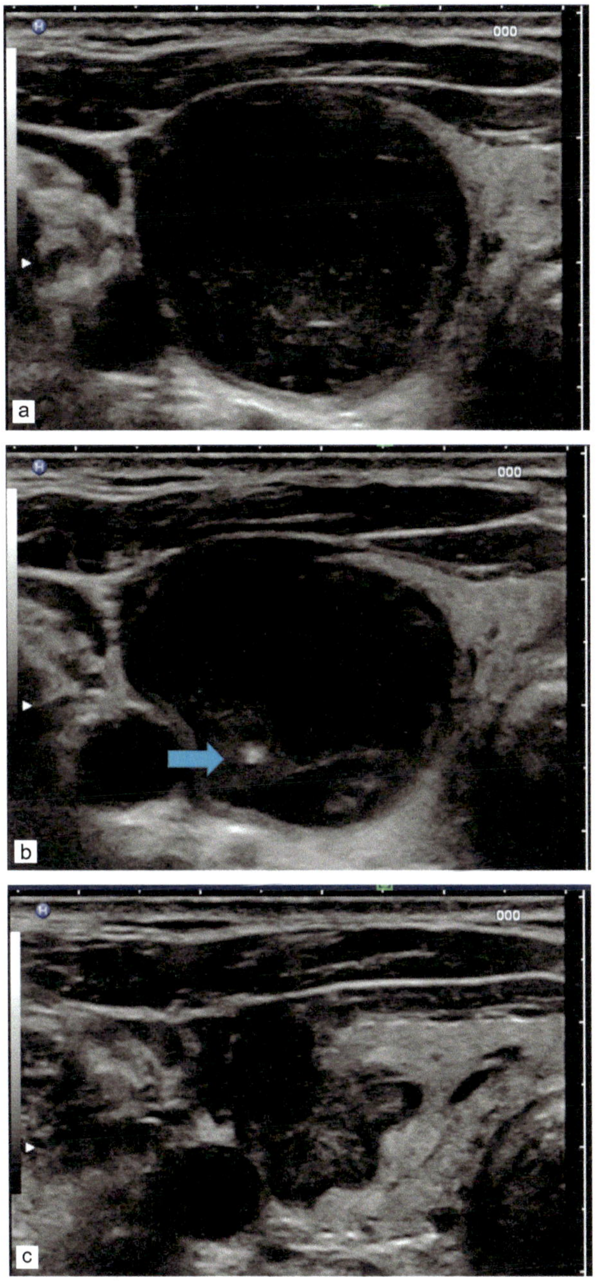

Abb. 14.1 Abpunktion einer Zyste im rechten Schilddrüsenlappen bei Lokalbeschwerden.

a) Große Zyste, nicht vollständig echofrei; FNP zuvor unauffällig.
b) Beginn der Evakuation des Zysteninhaltes unter ständiger sonografischer Sicht und Kontrolle der Nadelspitze (blauer Pfeil).
c) Primäres Ergebnis ohne relevanten Rest flüssigen Inhalts; kein Rezidiv im Verlauf.

Es besteht kein Konsens darüber, ob Ethanol nach dem Eingriff erneut aspiriert werden sollte oder in der Zyste verbleibt. Manche Studien haben gezeigt, dass eine kurze Retention (mindestens 2 Minuten) und eine vollständige Entfernung von Ethanol vorteilhaft sein könnte, da längere Ethanolretentionszeiten mehr Beschwerden und Komplikationen beim Patienten aufgrund eines möglichen Austretens von Ethanol verursachen können [338]. Andere Gruppen berichteten, dass es keinen Unterschied in der Komplikation oder im Erfolg zwischen Gruppen gab, in denen Ethanol nach der Injektion nicht abgesaugt oder abgesaugt wurde [339]. Dies entspricht auch unserer eigenen Erfahrung. Daher kann je nach Präferenz des Untersuchers eine Ethanolinjektion mit oder ohne Aspiration verwendet werden.

Keinen Unterschied in der Effektivität der Techniken fand auch eine entsprechende Studie [340].

Wenn der Patient während der Injektion über **Schmerzen** klagt, sollte die **Injektion abgebrochen** und mittels US auf eine perithyreote Leckage untersucht werden. Eine perithyreote Leckage ist weniger wahrscheinlich, wenn sich die Nadelspitze gut in der Mitte der Läsion befindet und nicht eine zu große Menge Ethanol injiziert wird. Wenn zu viel Ethanol verwendet wird, kann es hilfreich sein, das injizierte Ethanol zur Schmerzlinderung erneut abzusaugen. Wenn der Vorgang abgeschlossen ist, belassen wir die Nadel für 20–30 Sekunden in situ, um einen Druckausgleich herbeizuführen. Danach wird die Einstichstelle leicht für 5–10 Minuten komprimiert.

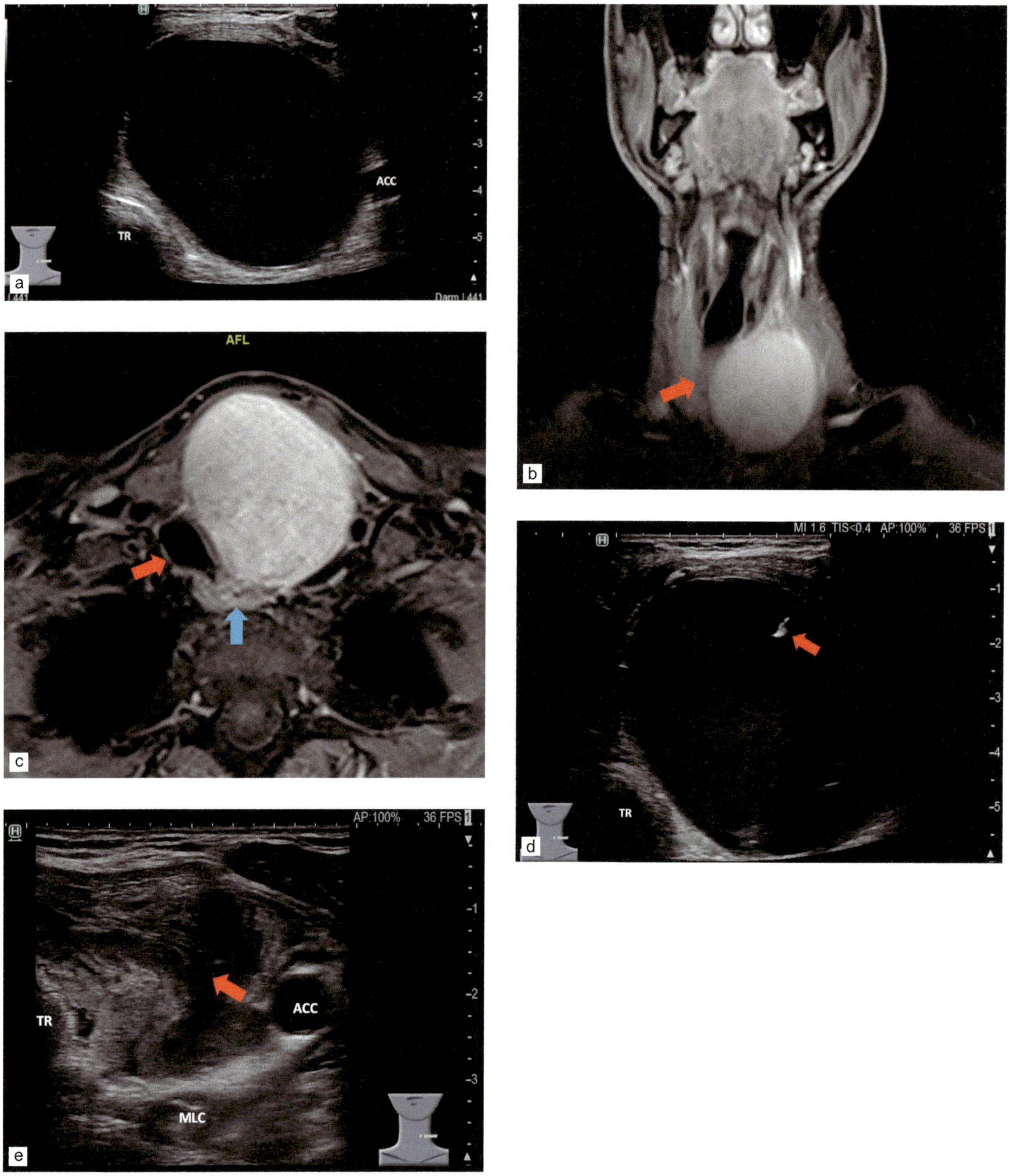

Abb. 14.2 Abpunktion einer großen, klinisch kurz zuvor eingebluteten Zyste im linken Schilddrüsenlappen (Bild oben) bei Lokalbeschwerden (Dyspnoe, Dysphagie).

a) Große Zyste, nicht ganz vollständig echofrei mit Verdrängung der Trachea (TR).

b) MRT vom Hals mit Darstellung der Zyste sowie der verlagerten Trachea (roter Pfeil). [T1227]

c) MRT vom Hals mit Darstellung der Zyste sowie der verlagerten Trachea (roter Pfeil) sowie des komprimierten Ösophagus (blauer Pfeil). [T1227]

d) Beginn der Evakuation des altblutigen Zysteninhaltes unter ständiger sonografischer Sicht und Kontrolle der Nadelspitze (roter Pfeil).

e) Primäres Ergebnis ohne relevanten Rest flüssigen Inhaltes (roter Pfeil).

M. longus colli (MLC), A. carotis communis (ACC), Trachea (TR).

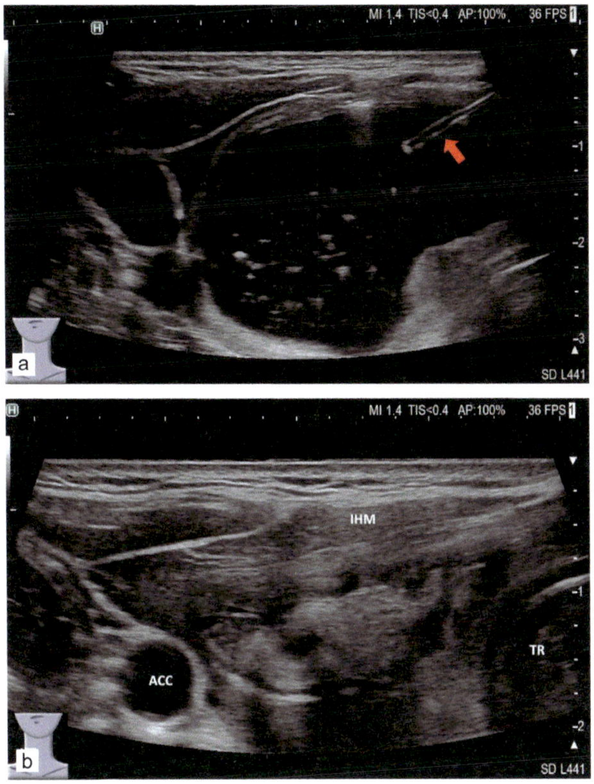

Abb. 14.3 Abpunktion einer Zyste im rechten Schilddrüsenlappen bei Lokalbeschwerden. a) Große Zyste, echofrei mit zahlreichen stärker echogenen Spots (Kolloidkristalle) mit Beginn der Evakuation des bernsteinfarbenen Zysteninhaltes unter ständiger sonografischer Sicht und Kontrolle der Spitze der eingelegten Venenverweilkanüle (Kunststoffkatheter, Pfeil). b) Primäres Ergebnis ohne relevanten Rest flüssigen Inhaltes.
Infrahyale Muskulatur (IHM), A. carotis communis (ACC), Trachea (TR).

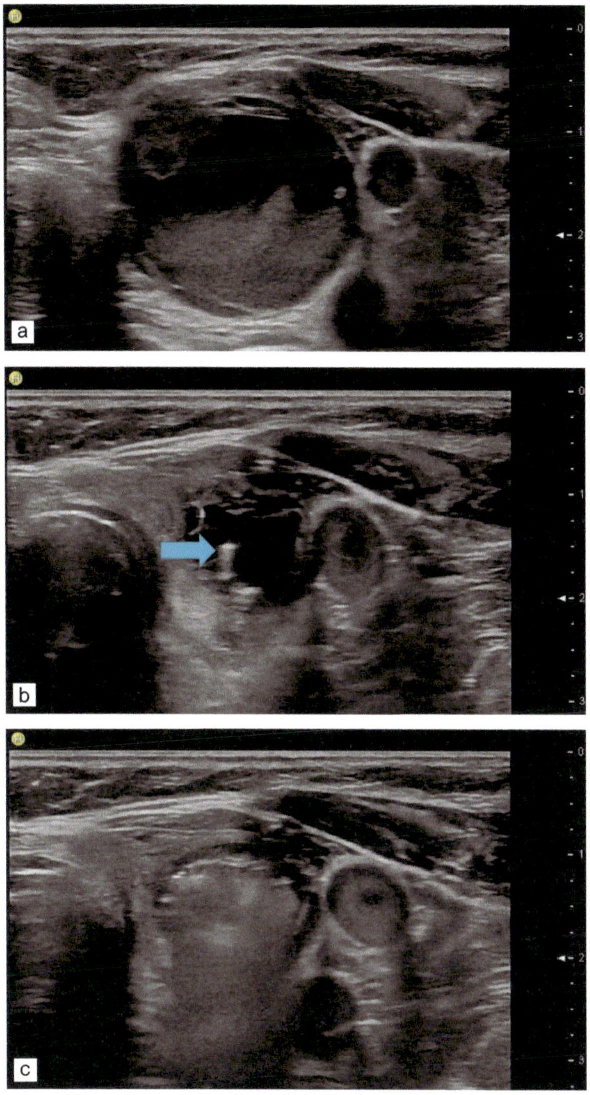

Abb. 14.4 Ethanolablation einer rezidivierenden, symptomatischen Zyste. a) Große Zyste mit soliden Anteilen i. S. einer Einblutung nach vorheriger Evakuation. b) Beginn der Evakuation des Zysteninhaltes unter ständiger sonografischer Sicht und Kontrolle der Nadelspitze (blauer Pfeil). c) Injektion von Ethanol 95 % mit Auftreten des typischen „Schneegestöbers" als Zeichen der sicheren intrazystischen Ethanolapplikation.

14.2.2 Behandlungsergebnisse

Die Ergebnisse der Ethanolablation von Zysten sind als positiv zu werten bei einer sehr geringen Komplikationsrate, meist lokalen Schmerzen, sehr selten Blutungen oder Infektionen. Eine Zystenrückbildung (Restvolumen < 1 ml) nach 6 Monaten ist in 82 % [341] bis 86 % [342] der Fälle beschrieben versus 40–50 % mit NaCl-Injektion. Meist ist nur eine Sitzung, selten sind zwei und nur sehr selten drei Sitzungen – meist bei sehr großen Zysten > 100 ml – notwendig.

Wichtig ist es, den zeitlich Verlauf zu kennen: Wird Ethanol in der Zyste belassen, dauert es häufig 3 Monate, bis ein Therapieerfolg erwartet werden kann, ggf. länger (➤ Abb. 14.5, ➤ Abb. 14.6). Hier sollte nicht zu früh über einen zweiten Eingriff nachgedacht werden. Sonografisch können die Läsionen nach Intervention schwächer echogen und unregelmäßig begrenzt erscheinen, auch eine FNP zu diesem Zeitpunkt kann auffällig sein und sollte vermieden werden, solange nicht wirklich ein höhergradiger Malignomverdacht entstanden ist.

Zunehmend wird statt Ethanol auch **Polidocanol** als Sklerotherapeutikum für Schilddrüsenzysten angewandt [343]. Möglicherweise treten hier bei gleicher Effektivität seltener Komplikationen, insb. lokale Schmerzen im Verlauf auf [344].

Neben der Ablation von Zysten mittels Alkohol existieren auch einige Daten zur Ethanolablation autonomer Adenome. Dieses Verfahren wird heute nicht mehr häufig angewandt, Indikationen könnten sein: Multimorbidität ohne die Möglichkeit einer OP bzw. Radiojodtherapie oder Ablehnung anderer Verfahren durch den Patienten. Die Prozedur ist für den Patienten schmerzhafter als die Zystenablation. Die Erfolgsrate liegt bei max. 70 % [345, 346], meist sind mehrere Sitzungen notwendig und es sind zahlreiche Fälle der Auslösung bzw. Verschlechterung einer Hyperthyreose beschrieben [347].

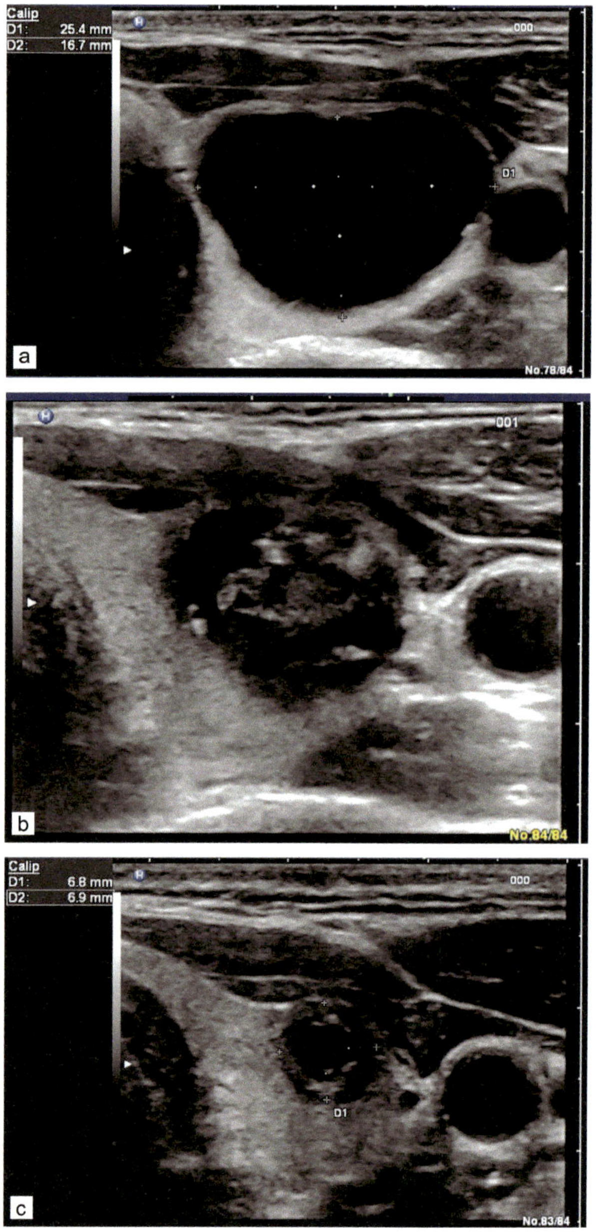

Abb. 14.5 Verlauf nach Ethanolablation einer rezidivierenden, symptomatischen Zyste. a) Große vollständig echofreie Zyste. b) Ergebnis nach 4 Wochen mit Nachweis einer Restzyste mit teils soliden Anteilen, meist koaguliertes Protein. c) Ergebnis nach 3 Monaten mit Restläsion < 1 ml.

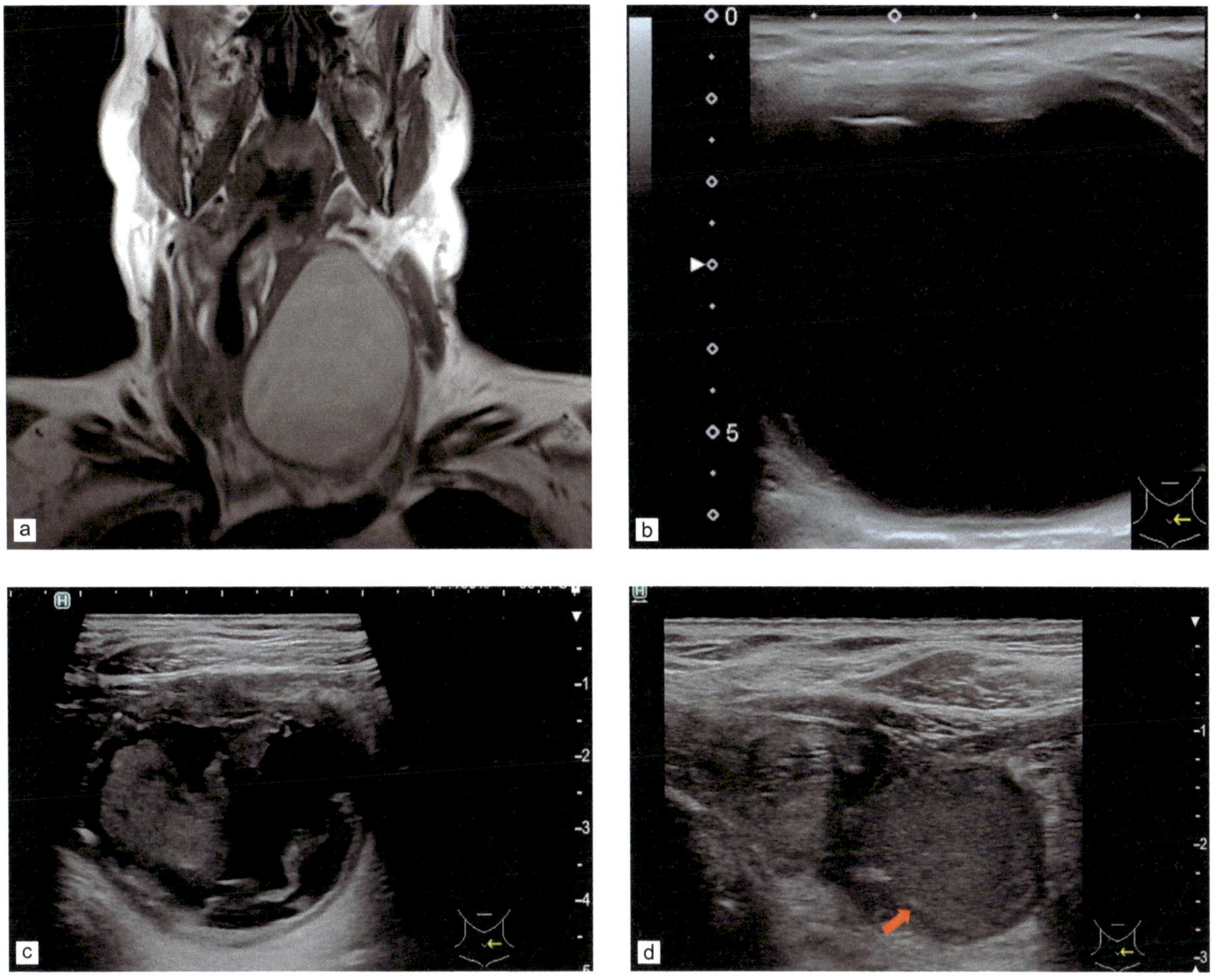

Abb. 14.6 Verlauf nach Ethanolablation einer rezidivierenden, großen symptomatischen Zyste links. a) Hals-MRT der Läsion, die zur Überweisung geführt hat. [T1227] b) Sonografisch große vollständig echofreie Zyste. c) Ergebnis nach 4 Wochen mit Nachweis einer Restzyste mit teils soliden Anteilen, meist koaguliertes Protein. d) Ergebnis nach 3 Monaten mit vollständig koagulierter Restläsion (Pfeil).

14.3 Laser-induzierte thermische Ablation (LTA)

LTA verwendet Wärme, die aus Laserlicht erzeugt wird. Der daraus resultierende Anstieg der lokalen Temperatur (> 60 °C) führt zu einer Nekrose, gefolgt von einer Fibrose und einer daraus resultierenden Verringerung der Läsionsgröße [348].

Nachdem der Patient in die für Schilddrüseninterventionen typische Position gebracht wurde (Überstreckung des Halses mit einem Kissen unter der Schulter), wird eine Hautdesinfektion durchgeführt, gefolgt von einer Lokalanästhesie. Optische Silica-Fasern werden unter US-gesteuerter Anleitung durch ein bis vier 21-G-Nadeln, die entlang der Hauptknotenachse in Längsrichtung positioniert sind, in einem Abstand von 10–15 mm voneinander in Abhängigkeit von der Knotengröße in die Läsion eingeführt. Energie wird durch einen Nd:YAG (Neodym: Yttrium-Aluminium-Granat) oder durch eine Laserdiode erzeugt und 5–15 Minuten lang in die Läsion abgegeben, bis im Bereich des Knotens ein inhomogener stärker echogener Bereich auftritt. Bei großen Knoten wird die „Pull-Back-Technik" angewendet durch Zurückziehen der Fasern von 1,0–1,5 cm. LTA wird als ein sicheres Verfahren mit geringen Nebenwirkungen beschrieben. Minorkomplikationen sind Schwellungen und Schmerzen, lokale Blutungen, Hämatome und Fieber.

Studien

In Studien bei benignen Knoten werden Erfolgsraten zwischen 59 % nach 3 Jahren [349] bzw. 72 % nach 12 Monaten beschrieben. Lokale Beschwerden werden als mild in 13 %, moderat in 3,5 % und schwer in 0,4 % angegeben [350].

14.4 Radiofrequenzablation (RFA)

Bei der Radiofrequenzablation wird ein elektrischer Wechselstrom mit Frequenzen < 900 kHz verwendet, um thermische Energie zu erzeugen. Dafür wird eine Elektrodennadel an einen Hochfrequenzgenerator angeschlossen. Die Behandlung induziert eine Anregung von Elektronen mit einem anschließenden Temperaturanstieg am aktiven Zentrum der Sonde. Dies führt zu einer thermischen Gewebenekrose. Die dabei entstehenden Mikrobläschen bewirken eine zusätzliche mechanische Schädigung. Das Leiten von Wärme führt zu langsam steigenden Temperaturen im Zielgewebe. Dieser Mechanismus ist für den größten Teil der therapeutischen Wirkung der RFA verantwortlich.

Bei Verwendung **monopolarer RFA-Systeme** kommen meist gekühlte **18G-Sonden** zum Einsatz (➤ Abb. 14.7), abgeleitet wird der Strom durch sog. Erdungspads, die ventral auf beide Oberschenkel geklebt werden. Die Durchführung der monopolaren RFA ist technisch anspruchsvoller, da der Knoten systematisch von kranial nach kaudal und von medial nach lateral in Freihandtechnik (Moving-shot-Technik) in einem vergleichsweise schmalen Ultraschallfenster unter kontinuierlicher US-Sicht der Sonde behandelt werden muss.

Bei **bipolaren Sonden** (➤ Abb. 14.7) ist der elektrische Strom auf einen kleinen Bereich begrenzt, der die aktive Spitze der Sonde umgibt. Der elektrische Strom fließt daher lediglich durch das Knotengewebe und muss nicht abgeleitet werden. Diese Technik ist manuell einfacher zu erlernen, da die Sondenspitze nur an einigen Stellen innerhalb des Knotens – hier jedoch auch gezielt – platziert werden muss (Multiple-overlapping-shot-Technik). Die Verwendung von bipolaren Sonden ist damit zudem bei Patienten mit implantierten elektrischen Geräten wie Herzschrittmachern sicherer. Die Verwendung gekühlter Sonden verringert das Risiko von Hautverbrennungen und Gewebezerstörung entlang des Schafts der Sonde [333].

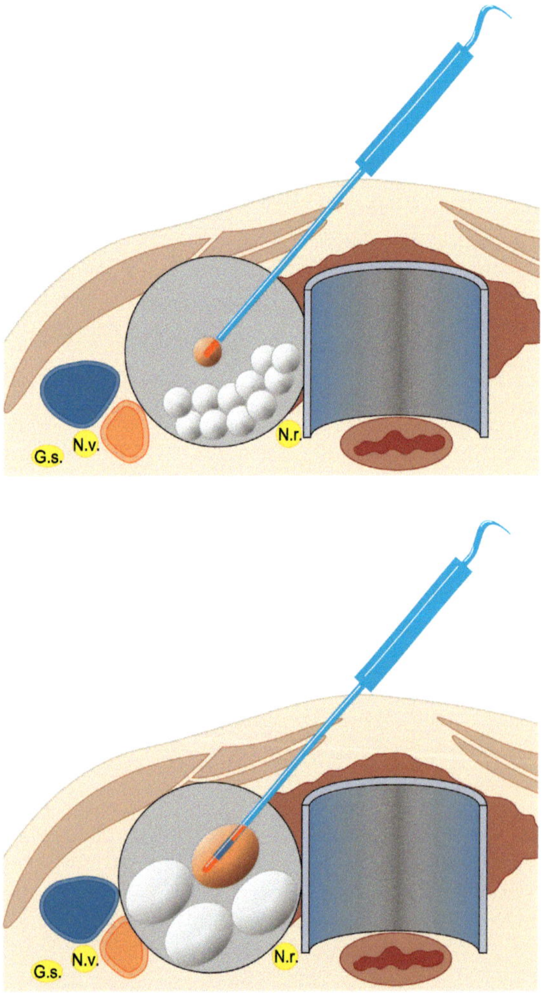

Abb. 14.7 Radiofrequenzablation mittels monopolarer (a) und bipolarer (b) Sonde (nach [332]). [H041-002/L141]
Ganglion stellatum (G.s.), Nervus recurrens (N.v.), N. vagus (N.v.)

Studien

Prospektive Studien zeigen eine Volumenreduktion von Schilddrüsenknoten von 68 % nach 3 Monaten bzw. 82 % nach 12 Monaten [351].

Die Autoren schlussfolgern, dass eine einzelne Therapiesitzung mit monopolarer RFA sowohl sicher als auch hochwirksam ist, was die Reduzierung des Knotenvolumens, die Linderung lokaler Symptome und (bei Patienten mit Hyperthyreose) die Wiederherstellung der Euthyreose betrifft. In keinem Fall war bei Patienten, die zu Studienbeginn euthyreot waren, eine Verschreibung von Schilddrüsenmedikamenten erforderlich. Ähnliche Ergebnisse mit etwas geringerer Komplikationsrate für den Patienten wurden auch im Vergleich monopolarer versus bipolarer RFA-Sonden für diese Indikation erzielt [352].

Bei der Behandlung autonomer Adenome mittels RFA wird eine moderate Erfolgsrate mit TSH-Normalisierung in ca. 60 % der Fälle berichtet [353].

Langzeitdaten sind für diese Verfahren aktuell jedoch noch nicht vorhanden.

14.5 Mikrowellenablation (MWA)

Mikrowellensysteme verwenden ein elektromagnetisches Wechselfeld, das bei 950 MHz bis 2450 MHz eine Leistung von 1–150 W hervorbringt. Wärme wird dadurch erzeugt, dass das Wechselfeld mit Gewebewasser und Ionen in Wechselwirkung tritt; diese sog. dielektrische Hysterese ist im Gegensatz zur RFA nicht von der Leitfähigkeit des Gewebes oder der elektrischen Spannung abhängig. Dementsprechend sind auch Temperaturen von über 100 °C möglich. Die Ablationszonen sind daher auch normalerweise größer sind als die durch RFA induzierten. Bei Tumoren mit starker Blutversorgung kann der perfusionsvermittelte sog. Heat-sink-Effekt zu geringeren therapeutischen Wirkungen führen. MWA ist von diesem Effekt weniger betroffen als die RFA. Kühlsysteme werden auch hier verwendet, um die Wärme entlang der Sonde zu reduzieren und ein Verbrennen der Haut und die Zerstörung von Gewebe entlang des Schafts der Sonde zu vermeiden. Für die Mikrowellentechnik ist keine Erdung erforderlich. Ein Nachteil der WMA ist, dass die Mikrowellenleistung in Koaxialkabeln übertragen werden muss, deren Durchmesser etwas dicker ist als die für RFA verwendeten Sonden.

Studien

Die MWA wurde bereits in zahlreichen Studien bzgl. Effektivität und Sicherheit untersucht [354]. Dabei zeigte sich eine Volumenreduktion von Schilddrüsenknoten von ca. 89 % nach 12 Monaten bei leichten Komplikationen in 48 % und schweren in 4,8 % [355]. Auch bei großen benignen Knoten > 3 cm [356] bzw. > 4 cm [357] wurde MWA erfolgreich angewandt, ebenso bei kleinen papillären Karzinomen [358]. Langzeitdaten sind jedoch auch hier wenig bis nicht vorhanden.

Mögliche Indikationen werden gemäß eines Konsensusstatements für die **thermische Ablationsverfahren** (RFA, MWA) gesehen [334]:

- **Symptomatische Knoten:** Ein symptomatischer Knoten wird durch Symptome definiert, die durch den Knoten verursacht werden, einschließlich Dysphagie, Gefühl der Kompression, Husten und Schmerz. Andere Ursachen dieser Symptome müssen vor der Therapie ausgeschlossen werden. Es sollte ein Bewertungssystem für eine subjektive Bewertung der Schwere der Beschwerden verwendet werden.
- **Gutartige Knoten mit kosmetischer Indikation:**
  - Voraussetzung: sichtbarer Knoten/Schwellung
  - Ein validiertes Bewertungssystem für die subjektive Bewertung sollte verwendet werden.
- **Autonome Adenome:**
  - Voraussetzung: relevante funktionelle Aktivität (TSH < 0,3 mU/ml ohne Therapie mit Schilddrüsenhormonen) nachgewiesen durch einen 99mTc Pertechnetate/123I Scan (Aufnahme unter Suppression, falls erforderlich)
  - Bei ausgewählten Patienten, die nicht für eine Operation oder eine Radiojodtherapie geeignet sind und einem Risiko für eine Jodkontamination mit jodhaltigen Kontrastmitteln ausgesetzt sind, die möglicherweise zu Herzrhythmusstörungen (insbesondere Vorhofflimmern) führen. Wenn Patienten, die eine Therapie benötigen, konventionelle Therapien ablehnen (Operation, Radiojodtherapie).
  - Insgesamt schwache Empfehlung, geringe oder sehr geringe Evidenzqualität.

14

14.6 Hochintensiver fokussierter Ultraschall (HIFU)

Beim hochintensiven fokussierten Ultraschall (high-intensity focused ultrasound HIFU) werden Ultraschallwellen im niedrigen Megahertz-Frequenzbereich auf ein kleines Zielvolumen fokussiert und dadurch Temperaturen von bis zu 90 °C erzeugt. Neben diesem thermischen Effekt entsteht bei sehr hohen Ultraschallintensitäten auch der sog. Kavitationseffekt. Dabei erzeugen die Schallwellen im flüssigen Medium alternierende Hochdruckzyklen (Kompression) und Niederdruckzyklen (Rarefaktion), deren Schwingungsrate von der Frequenz abhängt. Während eines Niederdruckzyklus bilden die hochenergetischen Ultraschallwellen kleine Vakuumblasen oder Hohlräume in der Flüssigkeit. Erreichen diese Blasen ein Volumen, bei dem sie keine weitere Energie absorbieren können, platzen sie während eines Hochdruckzyklus. Während der Implosion werden lokal hohe Temperaturen, bei HIFU ca. 85 °C, und Drücke erreicht. Zudem entstehen durch die Implosion der Kavitationsblasen Flüssigkeitsstrahlen mit hohen Geschwindigkeiten (➤ Abb. 14.8).

Die Ultraschallbehandlung erfolgt computergestützt und der Knoten wird automatisch in mehrere Ablationseinheiten mit einer Größe von ungefähr 5 mm (Breite) × 7 mm (Dicke) unterteilt. Nach einem Behandlungsimpuls von 8 s ist eine Abkühlphase von ca. 40 s erforderlich, bevor der nächste Impuls angelegt werden kann. Das System berücksichtigt eine Abgrenzung zu gefährdeten Strukturen wie Luftröhre, Halsschlagader und Haut. Das Verfahren ist zeitaufwendig, schmerzhaft und erfordert eine begleitende analgetische Therapie.

Studien

In Studien wird über eine Volumenreduktion von Schilddrüsenknoten durch HIFU zwischen 48,8 % und 68,8 % berichtet. Wie bei anderen Formen der Ablation war die Schrumpfungsrate in den ersten 3–6 Monaten am größten, und die besten Ergebnisse wurden bei Knoten ≤ 10 ml Volumen erzielt. Komplikationen treten selten auf, aber bei 3–4 % der Patienten kam es zu einer vorübergehenden Stimmbandlähmung [359]. Auch andere Studien zeigen, dass größere Knoten ein schlechteres Ansprechen zeigen als kleinere [360].

Möglicherweise ist für einen Teil dieser Patienten eine zweite Behandlungssitzung gerechtfertigt [361]. Neben der alleinigen Volumenreduktion berichten Studien auch über eine signifikante Besserung von Symptomen nach HIFU [362]. Auch für dieses Verfahren fehlen für alle Indikationen valide Langzeitdaten.

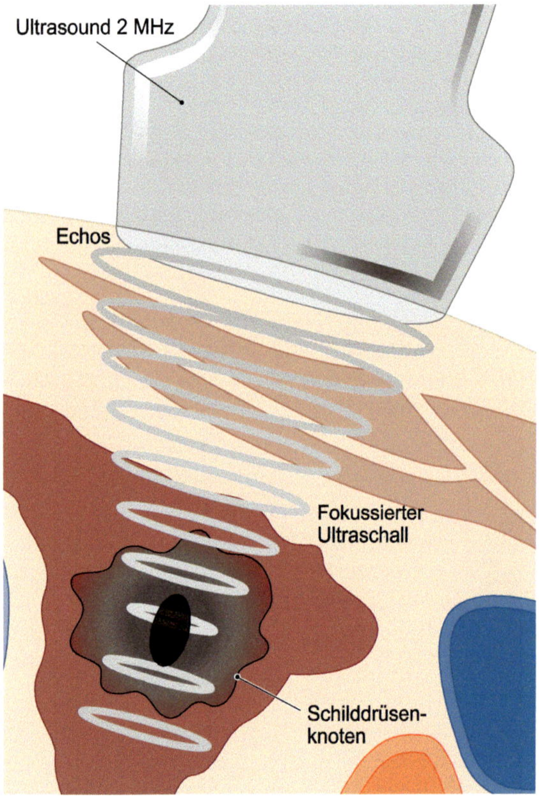

Abb. 14.8 Nicht-invasiver hochintensiver fokussierter Ultraschall (HIFU) (nach [332]). [H041-002/L141]

Anhang

LITERATUR

[1] Bönhof JA. Artefakte bei der Sonografie – Teil 1. Ultraschall in der Medizin 2016; 37 (2): 140–156. doi: https://doi.org/10.1055/s-0041-107766.

[2] Malik SA, Choh NA, Misgar RA et al. Comparison between peak systolic velocity of the inferior thyroid artery and technetium-99 m pertechnetate thyroid uptake in differentiating graves' disease from thyroiditis. Archives of Endocrinology and Metabolism 2019; 63 (5): 495–500. doi: https://doi.org/10.20945/2359-3997000000165.

[3] Chung J, Lee YJ, Choi YJ et al. Clinical applications of doppler ultrasonography for thyroid disease: Consensus statement by the korean society of thyroid radiology. Ultrasonography 2020; 39 (4): 315–330. doi: https://doi.org/10.14366/usg.20072.

[4] Liu Q, Cheng J, Li J et al. The diagnostic accuracy of contrast-enhanced ultrasound for the differentiation of benign and malignant thyroid nodules A PRISMA compliant meta-analysis. In Medicine (United States) 2018; 97 (49): e13325. doi: https://doi.org/10.1097/MD.

[5] Radzina M, Ratniece M, Putrins DS et al. Performance of contrast-enhanced ultrasound in thyroid nodules: review of current state and future perspectives. Cancers 2021; 13 (21): 5469. doi: https://doi.org/10.3390/CANCERS13215469.

[6] Dietrich CF, Bojunga J. Ultrasound of the thyroid. Z Gastroenterol. 2015; 53 (3): 208–25. 297.

[7] Zhao X, Chen L, Li L et al. Peak systolic velocity of superior thyroid artery for the differential diagnosis of thyrotoxicosis. PLoS ONE 2012; 7 (11): e50051.https://doi.org/doi.org/10.1371/journal.pone.0050051.

[8] Peng X, Wu S, Bie C et al. Mean peak systolic velocity of superior thyroid artery for the differential diagnosis of thyrotoxicosis: A diagnostic meta-analysis. BMC Endocrine Disorders 2019; 19 (1):56 https://doi.org/10.1186/s12902-019-0388-x.

[9] Santos TARR, Marui S, Watanabe T et al. Color Duplex Doppler US can Follow up the Response of Radioiodine in Graves' Disease by Evaluating the Thyroid Volume and Peak Systolic Velocity. Ultraschall in Der Medizin 2020; 41 (6): 658–667. doi: https://doi.org/10.1055/a-0902-4842.

[10] Neuman D, Kuker R, Vendrame F. Marine-Lenhart Syndrome: Case Report, Diagnosis, and Management. Case Rep Endocrinol. 2018; 2018: 1–4.

[11] Stasiak M, Michalak R, Stasiak B, Lewinski A. Clinical characteristics of subacute thyroiditis is different than it used to be – current state based on 15 years own material. Neuro Endocrinol Lett. 2019; 39 (7): 489–495.

[12] Samuels MH. Subacute, Silent and Postpartum Thyroiditis. Med Clin North Am. 2012; 96 (2): 223–233.

[13] Pearce EN, Farwell AP, Braverman LE. Thyroiditis. N Engl J Med. 2003; 348 (26): 2646–2655.

[14] Zuhur SS, Ozel A, Kuzu I et al. The diagnostic utility of color doppler ultrasonography, Tc-99 m pertechnetate uptake, and TSH-receptor antibody for differential diagnosis of graves' disease and silent thyroiditis: A comparative study. Endocrine Practice 2014; 20 (4): 310–319. doi: https://doi.org/10.4158/EP13300.OR.

[15] Zuhur SS, Özel A, Velet S et al. Is the measurement of inferior thyroid artery blood flow velocity by color-flow Doppler ultrasonography useful for differential diagnosis between gestational transient thyrotoxicosis and Graves' disease? a prospective study. Clinics 2012; 67 (2): 125–129. doi: https://doi.org/10.6061/clinics/2012(02)06.

[16] Hennessey J V. Riedel's thyroiditis: A clinical review. J Clin Endocrinol Metab. 2011; 96 (10): 3031–3041.

[17] Dahlgren M, Khosroshahi A, Nielsen GP, Deshpande V, Stone JH. Riedel's thyroiditis and multifocal fibrosclerosis are part of the IgG4-related systemic disease spectrum. Arthritis Care Res. 2010; 62 (9): 1312–1318.

[18] Slman R, Monpeyssen H, Desarnaud S et al. Ultrasound, elastography, and fluorodeoxyglucose positron emission tomography/computed tomography imaging in riedel's thyroiditis: Report of two cases. Thyroid. 2011; 21 (7): 799–804.

[19] Bogazzi F, Bartalena L, Martino E. Approach to the patient with amiodarone-induced thyrotoxicosis. J Clin Endocrinol Metab. 2010; 95 (6): 2529–2535.

[20] Friedrich-Rust M, Theobald J, Zeuzem S, Bojunga J. Thyroid function and changes in ultrasound morphology during antiviral therapy with pegylated interferon and ribavirin in patients with chronic hepatitis C. J Viral Hepat. 2009; 16 (3): 168–77.

[21] Barroso-Sousa R, Barry WT, Garrido-Castro AC et al. Incidence of Endocrine Dysfunction Following the Use of Different Immune Checkpoint Inhibitor Regimens. JAMA Oncol. 2018; 4 (2): 173.

[22] Paes JE, Burman KD, Cohen J et al. Acute bacterial suppurative thyroiditis: A clinical review and expert opinion. Thyroid 2010; 20 (3): 247–255. doi: https://doi.org/10.1089/thy.2008.0146.

[23] Yedla N, Pirela D, Manzano A et al. Thyroid Abscess: Challenges in Diagnosis and Management. Journal of Investigative Medicine High Impact Case Reports 2018; 6: 2324709618778709. doi: https://doi.org/10.1177/2324709618778709.

[24] Reiners C, Wegscheider K, Schicha H et al. Prevalence of thyroid disorders in the working population of Germany: ultrasonography screening in 96, 278 unselected employees. *Thyroid.* 2004; 14 (11): 926–932.

[25] Russ G, Leboulleux S, Leenhardt L, Hegedüs L. Thyroid Incidentalomas: Epidemiology, Risk Stratification with Ultrasound and Workup. *Eur Thyroid J.* 2014;3 (3): 154–163.

[26] Brander A, Viikinkoski P, Nickels J et al. Thyroid gland: US screening in a random adult population. Radiology. 1991; 181 (3): 683–687.

[27] Wiest PW, Hartshorne MF, Inskip PD et al. Thyroid palpation versus high-resolution thyroid ultrasonography in the detection of nodules. J Ultrasound Med. 1998; 17 (8): 487–496.

[28] Ezzat S, Sarti DA, Cain DR, Braunstein GD. Thyroid incidentalomas. Prevalence by palpation and ultrasonography. Arch Intern Med. 1994; 154 (16): 1838–40.

[29] Frates MC, Benson CB, Doubilet PM et al. Prevalence and distribution of carcinoma in patients with solitary and multiple thyroid nodules on sonography. J Clin Endocrinol Metab. 2006; 91 (9): 3411–7.

[30] Brito JP, Gionfriddo MR, Al Nofal A et al. The accuracy of thyroid nodule ultrasound to predict thyroid cancer: systematic review and meta-analysis. J Clin Endocrinol Metab. 2014; 99 (4): 1253–63.

[31] Lin J-D, Chao T-C, Huang B-Y et al. Thyroid cancer in the thyroid nodules evaluated by ultrasonography and fine-needle aspiration cytology. Thyroid. 2005; 15 (7): 708–17.

[32] Durante C, Costante G, Lucisano G et al. The natural history of benign thyroid nodules. JAMA. 2015; 313 (9): 926–35.

[33] Chung SR, Choi YJ, Lee SS et al. Interobserver Reproducibility in Sonographic Measurement of Diameter and Volume of Papillary Thyroid Microcarcinoma. Thyroid. 2021; (3): 452–458 doi: https://doi.org/10.1089/thy.2020.0317.

[34] Robert Koch Institut (RKI). Schilddrüsenkrebs. In: Krebs in Deutschland. 2013: 108–111.
[35] Haymart MR, Banerjee M, Reyes-Gastelum D et al. Thyroid ultrasound and the increase in diagnosis of low-risk thyroid cancer. J Clin Endocrinol Metab. 2019; 104 (3): 785–792.
[36] Ahn HS, Kim HJ, Welch HG. Korea's thyroid-cancer „epidemic" – screening and overdiagnosis. N Engl J Med. 2014; 371 (19): 1765–1767.
[37] Lee J-H, Shin SW. Overdiagnosis and screening for thyroid cancer in Korea. Lancet (London, England). 2014; 384 (9957): 1848.
[38] Brito JP, Al Nofal A, Montori VM et al. The impact of subclinical disease and mechanism of detection on the rise in thyroid cancer incidence: a population-based study in olmsted county, minnesota during 1935 through 2012. Thyroid. 2015; 25 (9): 999–1007.
[39] Brito JP, Morris JC, Montori VM. Thyroid cancer: zealous imaging has increased detection and treatment of low risk tumours. BMJ. 2013; 347: f4706.
[40] Hofman MS. Thyroid nodules: time to stop over-reporting normal findings and update consensus guidelines. BMJ. 2013; 347: f5742.
[41] Gharib H, Papini E, Paschke R, et al. American Association of Clinical Endocrinologists, Associazione Medici Endocrinologi, and European Thyroid Association medical guidelines for clinical practice for the diagnosis and management of thyroid nodules: executive summary of recommendations. J Endocrinol Invest. 2010; 33 (5 Suppl): 51–6.
[42] Remonti LR, Kramer CK, Leitão CB, Pinto LCF, Gross JL. Thyroid ultrasound features and risk of carcinoma: a systematic review and meta-analysis of observational studies. Thyroid. 2015; 25 (5): 538–50.
[43] Kwak JY, Han KH, Yoon JH, et al. Thyroid imaging reporting and data system for US features of nodules: a step in establishing better stratification of cancer risk. Radiology. 2011; 260 (3): 892–9.
[44] Bonavita JA, Mayo J, Babb J, et al. Pattern recognition of benign nodules at ultrasound of the thyroid: which nodules can be left alone? AJR Am J Roentgenol. 2009; 193 (1): 207–13.
[45] Virmani V, Hammond I. Sonographic patterns of benign thyroid nodules: verification at our institution. AJR Am J Roentgenol. 2011; 196 (4): 891–5.
[46] Propper RA, Skolnick ML, Weinstein BJ, Dekker A. The nonspecificity of the thyroid halo sign. J Clin Ultrasound. 1980; 8 (2): 129–32.
[47] Rago T, Vitti P, Chiovato L et al. Role of conventional ultrasonography and color flow-doppler sonography in predicting malignancy in "cold" thyroid nodules. Eur J Endocrinol. 1998; 138 (1): 41–6.
[48] Moon W-J, Jung SL, Lee JH et al. Benign and malignant thyroid nodules: US differentiation – multicenter retrospective study. Radiology. 2008; 247 (3): 762–70.
[49] Chan BK, Desser TS, McDougall IR, Weigel RJ, Jeffrey RB. Common and uncommon sonographic features of papillary thyroid carcinoma. J Ultrasound Med. 2003; 22 (10): 1083–90.
[50] Horvath E, Majlis S, Rossi R et al. An ultrasonogram reporting system for thyroid nodules stratifying cancer risk for clinical management. J Clin Endocrinol Metab. 2009; 94 (5): 1748–51.
[51] Whittle C, García M, Horvath E et al. Thyroid microcalcifications in the absence of identifiable nodules and their association with thyroid cancer. J Ultrasound Med. 2019; 38 (1): 97–101.
[52] Kobayashi K, Fujimoto T, Ota H et al. Calcifications in thyroid tumors on ultrasonography: calcification types and relationship with histopathological type. Ultrasound Int Open. 2018; 04 (02): E45-E51.
[53] Feldman MK, Katyal S, Blackwood MS. US artifacts. Radiographics. 29 (4): 1179–89.
[54] Malhi H, Beland MD, Cen SY et al. Echogenic foci in thyroid nodules: significance of posterior acoustic artifacts. AJR Am J Roentgenol. 2014; 203 (6): 1310–6.
[55] Tessler FN, Middleton WD, Grant EG et al. ACR Thyroid Imaging, Reporting and Data System (TI-RADS): White Paper of the ACR TI-RADS Committee. J Am Coll Radiol. 2017; 14 (5): 587–595.
[56] Moon HJ, Sung JM, Kim E-K et al. Diagnostic performance of gray-scale US and elastography in solid thyroid nodules. Radiology. 2012; 262 (3): 1002–13.
[57] Cappelli C, Castellano M, Pirola I et al. Thyroid nodule shape suggests malignancy. Eur J Endocrinol. 2006; 155 (1): 27–31.
[58] Cappelli C, Pirola I, Cumetti D et al. Is the anteroposterior and transverse diameter ratio of nonpalpable thyroid nodules a sonographic criteria for recommending fine-needle aspiration cytology? Clin Endocrinol (Oxf). 2005; 63 (6): 689–93.
[59] Kim E-K, Park CS, Chung WY et al. New sonographic criteria for recommending fine-needle aspiration biopsy of nonpalpable solid nodules of the thyroid. AJR Am J Roentgenol. 2002; 178 (3): 687–91.
[60] Hong YJ, Son EJ, Kim E-K et al. Positive predictive values of sonographic features of solid thyroid nodule. Clin Imaging. 2010; 34 (2): 127–33.
[61] Campanella P, Ianni F, Rota CA et al. Quantification of cancer risk of each clinical and ultrasonographic suspicious feature of thyroid nodules: a systematic review and meta-analysis. Eur J Endocrinol. 2014; 170 (5): R203–11.
[62] Grani G, Lamartina L, Ramundo V et al. Taller-Than-Wide Shape: A New Definition Improves the Specificity of TIRADS Systems. Eur Thyroid J. 2020; 9 (2): 85–91.
[63] Papini E, Guglielmi R, Bianchini A et al. Risk of malignancy in nonpalpable thyroid nodules: predictive value of ultrasound and color-Doppler features. J Clin Endocrinol Metab. 2002; 87 (5): 1941–6.
[64] Frates MC, Benson CB, Doubilet PM et al. Can color Doppler sonography aid in the prediction of malignancy of thyroid nodules? J Ultrasound Med. 2003; 22 (2): 127–31; quiz 132–134.
[65] Ivanac G, Brkljacic B, Ivanac K et al. Vascularisation of benign and malignant thyroid nodules: CD US evaluation. Eur J Ultrasound. 2007; 28 (5): 502–506.
[66] Moon HJ, Kwak JY, Kim MJ at al. Can vascularity at power Doppler US help predict thyroid malignancy? Radiology. 2010; 255 (1): 260–269.
[67] Maddaloni E, Briganti SI, Crescenzi A et al. Usefulness of color doppler ultrasonography in the risk stratification of thyroid nodules. European Thyroid Journal 2021; 10 (4): 339–344. doi: https://doi.org/10.1159/000509325.
[68] Haugen BR, Alexander EK, Bible KC et al. 2015 American Thyroid Association Management guidelines for adult patients with thyroid nodules and differentiated thyroid cancer. Thyroid. October 2015: thy.2015.0020.
[69] Russ G, Bonnema SJ, Erdogan MF et al. European Thyroid Association Guidelines for ultrasound malignancy risk stratification of thyroid nodules in adults: The EU-TIRADS. Eur Thyroid J. 2017; 6 (5): 225–237.
[70] Li X, Gao F, Li F et al. Qualitative analysis of contrast-enhanced ultrasound in the diagnosis of small, TR3-5 benign and malignant thyroid nodules measuring ≤1 cm. The British Journal of Radiology 2020; 93 (1111): 20190923. doi: https://doi.org/10.1259/bjr.20190923.
[71] Xu Y, Qi X, Zhao X et al. Clinical diagnostic value of contrast-enhanced ultrasound and ti-rads classification for benign and malignant thyroid tumors one comparative cohort study. Medicine 2019; 98 (4). doi: https://doi.org/10.1097/MD.0000000000014051.

[72] Xi X, Gao L, Wu Q et al. Differentiation of thyroid nodules difficult to diagnose with contrast-enhanced ultrasonography and real-time elastography. Frontiers in Oncology 2020; 10: 112 doi: https://doi.org/10.3389/fonc.2020.00112.
[73] Rago T, Fiore E, Scutari M, et al. Male sex, single nodularity, and young age are associated with the risk of finding a papillary thyroid cancer on fine-needle aspiration cytology in a large series of patients with nodular thyroid disease. Eur J Endocrinol. 2010; 162 (4): 763–70.
[74] Brito JP, Yarur AJ, Prokop LJ et al. Prevalence of thyroid cancer in multinodular goiter versus single nodule: a systematic review and meta-analysis. Thyroid. 2013; 23 (4): 449–55.
[75] Marqusee E, Benson CB, Frates MC et al. Usefulness of ultrasonography in the management of nodular thyroid disease. Ann Intern Med. 2000; 133 (9): 696–700.
[76] Sachmechi I, Miller E, Varatharajah R et al. Thyroid carcinoma in single cold nodules and in cold nodules of multinodular goiters. Endocr Pract. 6 (1): 5–7.
[77] Mihailescu D V, Schneider AB. Size, number, and distribution of thyroid nodules and the risk of malignancy in radiation-exposed patients who underwent surgery. J Clin Endocrinol Metab. 2008; 93 (6): 2188–93.
[78] Salmaslioğlu A, Erbil Y, Dural C et al. Predictive value of sonographic features in preoperative evaluation of malignant thyroid nodules in a multinodular goiter. World J Surg. 2008; 32 (9): 1948–54.
[79] Gul K, Ersoy R, Dirikoc A et al. Ultrasonographic evaluation of thyroid nodules: comparison of ultrasonographic, cytological, and histopathological findings. Endocrine. 2009; 36 (3): 464–72.
[80] Nam-Goong IS, Kim HY, Gong G et al. Ultrasonography-guided fine-needle aspiration of thyroid incidentaloma: correlation with pathological findings. Clin Endocrinol (Oxf). 2004; 60 (1): 21–8.
[81] Henrichsen TL, Reading CC, Charboneau JW et al. Cystic change in thyroid carcinoma: Prevalence and estimated volume in 360 carcinomas. J Clin Ultrasound. 2010; 38 (7): 361–6.
[82] Castro MR, Espiritu RP, Bahn RS et al. Predictors of malignancy in patients with cytologically suspicious thyroid nodules. Thyroid. 2011; 21 (11): 1191–8.
[83] Shin JJ, Caragacianu D, Randolph GW. Impact of thyroid nodule size on prevalence and post-test probability of malignancy: A systematic review. Laryngoscope. 2015; 125 (1): 263–272.
[84] Wharry LI, McCoy KL, Stang MT et al. Thyroid nodules (≥4 cm): can ultrasound and cytology reliably exclude cancer? World J Surg. 2014; 38 (3): 614–21.
[85] Porterfield JR, J Grant CS, Dean DS et al. Reliability of benign fine needle aspiration cytology of large thyroid nodules. Surgery. 2008; 144 (6): 963–8; discussion 968–9.
[86] Yoon JH, Kwak JY, Moon HJ et al. The diagnostic accuracy of ultrasound-guided fine-needle aspiration biopsy and the sonographic differences between benign and malignant thyroid nodules 3 cm or larger. Thyroid. 2011; 21 (9): 993–1000.
[87] Shrestha M, Crothers BA, Burch HB. The Impact of Thyroid Nodule Size on the Risk of Malignancy and Accuracy of Fine-Needle Aspiration: A 10-Year Study from a Single Institution. Thyroid. 2012; 22 (12): 1251–1256.
[88] Machens A, Holzhausen H-J, Dralle H. The prognostic value of primary tumor size in papillary and follicular thyroid carcinoma. Cancer. 2005; 103 (11): 2269–2273.
[89] Brauer VFH, Eder P, Miehle K et al. Interobserver variation for ultrasound determination of thyroid nodule volumes. Thyroid. 2005; 15 (10): 1169–1175.
[90] Nakamura H, Hirokawa M, Ota H et al. Is an increase in thyroid nodule volume a risk factor for malignancy? Thyroid. 2015; 25 (7): 804–811.
[91] Tae HJ, Lim DJ, Baek KH et al. Diagnostic value of ultrasonography to distinguish between benign and malignant lesions in the management of thyroid nodules. Thyroid. 2007; 17 (5): 461–466.
[92] McHenry CR, Slusarczyk SJ, Khiyami A. Recommendations for management of cystic thyroid disease. Surgery. 1999; 126 (6): 1167–71; discussion 1171–1172.
[93] Kim DW, Lee EJ, In HS et al. Sonographic differentiation of partially cystic thyroid nodules: a prospective study. AJNR Am J Neuroradiol. 2010; 31 (10): 1961–6.
[94] Lee M-J, Kim E-K, Kwak JY et al. Partially cystic thyroid nodules on ultrasound: probability of malignancy and sonographic differentiation. Thyroid. 2009; 19 (4): 341–6.
[95] Park JM, Choi Y, Kwag HJ. Partially cystic thyroid nodules: ultrasound findings of malignancy. Korean J Radiol. 2012; 13 (5): 530–5.
[96] Do Rosário PWS, Fagundes TA, Maia FFR. Ultrasonographic features of papillary thyroid carcinoma. J Ultrasound Med. 2004; 23 (4): 572.
[97] Jasim S, Baranski TJ, Teefey SA et al. Investigating the Effect of Thyroid Nodule Location on the Risk of Thyroid Cancer. Thyroid. 2020; 30 (3): 401–407.
[98] Horvath E, Silva CF, Majlis S et al. Prospective validation of the ultrasound based TIRADS (Thyroid Imaging Reporting And Data System) classification: results in surgically resected thyroid nodules. Eur Radiol. 2017; 27 (6): 2619–2628.
[99] Friedrich-Rust M, Meyer G, Dauth N et al. Interobserver agreement of Thyroid Imaging Reporting and Data System (TIRADS) and strain elastography for the assessment of thyroid nodules. PLoS One. 2013; 8 (10): e77927.
[100] Trimboli P, Durante C. Ultrasound risk stratification systems for thyroid nodule: between lights and shadows, we are moving towards a new era. Endocrine. 2020; 69 (1): 1–4.
[101] Li J, Li H, Yang Y et al. The KWAK TI-RADS and 2015 ATA guidelines for medullary thyroid carcinoma: Combined with cell block-assisted ultrasound-guided thyroid fine-needle aspiration. Clin Endocrinol (Oxf). 2019; 92 (5): 450–460.
[102] Yoon JH, Lee HS, Kim E-K et al. Malignancy risk stratification of thyroid nodules: comparison between the thyroid imaging reporting and data system and the 2014 american thyroid association management guidelines. Radiology. September 2015: 150056.
[103] Kobaly K, Kim CS, Langer JE et al. Macrocalcifications do not alter malignancy risk within the american thyroid association sonographic pattern system when present in non-high suspicion thyroid nodules. thyroid : Official Journal of the American Thyroid Association 2021; 31 (10). doi: https://doi.org/10.1089/THY.2021.0140.
[104] Lee SG, Lee WK, Lee HS et al. Practical Performance of the 2015 American Thyroid Association Guidelines for Predicting Tumor Recurrence in Patients with Papillary Thyroid Cancer in South Korea. Thyroid. 2017; 27 (2): 174–181.
[105] Feldkamp J, Führer D, Luster M et al. Fine Needle Aspiration in the Investigation of Thyroid Nodules. Dtsch Arztebl Int. 2016; 113 (20): 353–9.
[106] Valderrabano P, Klippenstein DL, Tourtelot JB et al. New american thyroid association sonographic patterns for thyroid nodules perform well in medullary thyroid carcinoma: institutional experience, systematic review, and meta-analysis. Thyroid. 2016; 26 (8): 1093–100.
[107] Castellana M, Virili C, Paone G et al. Ultrasound systems for risk stratification of thyroid nodules prompt inappropriate biopsy in autonomously functioning thyroid nodules. Clin Endocrinol (Oxf). 2020; 93 (1): 67–75.

[108] Seifert P, Schenke S, Zimny M et al. Diagnostic Performance of Kwak, EU, ACR, and Korean TIRADS as Well as ATA Guidelines for the Ultrasound Risk Stratification of Non-Autonomously Functioning Thyroid Nodules in a Region with Long History of Iodine Deficiency: A German Multicenter Trial. Cancers 2021; 13 (17): 4467. doi: https://doi.org/10.3390/cancers13174467.

[109] Matrone A, Gambale C, Biagini M et al. Ultrasound features and risk stratification systems to identify medullary thyroid carcinoma. European Journal of Endocrinology 2021; 185 (2): 193–200. doi: https://doi.org/10.1530/EJE-21-0313.

[110] Frank-Raue K, Schott M, Raue F. Empfehlung zum Calcitonin-Screening bei Struma nodosa. DMW 2018; 143 (15): 1065–1069. doi: https://doi.org/10.1055/A-0585-8097.

[111] Toledo SPA, Lourenço DM, Santos MA et al. Hypercalcitoninemia is not pathognomonic of medullary thyroid carcinoma. Clinics 2009; 64 (7): 699–706. doi: https://doi.org/10.1590/S1807-59322009000700015.

[112] Frank-Raue K, Machens A, Leidig-Bruckner G et al. Prevalence and clinical spectrum of nonsecretory medullary thyroid carcinoma in a series of 839 patients with sporadic medullary thyroid carcinoma. Thyroid 2013; 23 (3): 294–300. doi: https://doi.org/10.1089/thy.2012.0236.

[113] Shin JH, Baek JH, Chung J et al. Ultrasonography diagnosis and imaging-based management of thyroid nodules: Revised Korean society of thyroid radiology consensus statement and recommendations. Korean J Radiol. 2016; 17 (3): 370–395.

[114] Tessler FN, Middleton WD, Grant EG. Thyroid Imaging Reporting and Data System (TI-RADS): A User's Guide. Radiology. 2018; 287 (1): 29–36.

[115] Zhou JQ, Yin LX, Wei X et al. 2020 Chinese guidelines for ultrasound malignancy risk stratification of thyroid nodules: the C-TIRADS. Endocrine. 2020; 70 (2): 256–279.

[116] Hoang JK, Middleton WD, Farjat AE et al. Reduction in Thyroid Nodule Biopsies and Improved Accuracy with American College of Radiology Thyroid Imaging Reporting and Data System. Radiology. 2018; 287 (1): 185–193.

[117] Kim PH, Suh CH, Baek JH et al. Diagnostic Performance of Four Ultrasound Risk Stratification Systems: A Systematic Review and Meta-analysis. Thyroid. April 2020.

[118] Lauria Pantano A, Maddaloni E, Briganti SI et al. Differences between ATA, AACE/ACE/AME and ACR TI-RADS ultrasound classifications performance in identifying cytological high-risk thyroid nodules. Eur J Endocrinol. 2018; 178 (6): 595–603.

[119] Di Fermo F, Sforza N, Rosmarin M et al. Comparison of different systems of ultrasound (US) risk stratification for malignancy in elderly patients with thyroid nodules. Real world experience. Endocrine. 2020.

[120] Ha EJ, Na DG, Baek JH et al. US fine-needle aspiration biopsy for thyroid malignancy: Diagnostic performance of seven society guidelines applied to 2000 thyroid nodules. Radiology. 2018; 287 (3): 893–900.

[121] Grani G, Lamartina L, Cantisani V et al. Interobserver agreement of various thyroid imaging reporting and data systems. Endocr Connect. 2018; 7 (1): 1–7.

[122] Xu T, Wu Y, Wu RX et al. Validation and comparison of three newly-released Thyroid Imaging Reporting and Data Systems for cancer risk determination. Endocrine. 2019; 64 (2): 299–307.

[123] Grani G, Lamartina L, Ascoli V et al. Reducing the number of unnecessary thyroid biopsies while improving diagnostic accuracy: toward the „Right" TIRADS. J Clin Endocrinol Metab. 2019; 104 (1): 95–102.

[124] Choi YJ, Baek JH, Baek SH et al. Web-based malignancy risk estimation for thyroid nodules using ultrasonography characteristics: development and validation of a predictive model. Thyroid. 2015; 25 (12): 1306–1312.

[125] Ha SM, Ahn HS, Baek JH et al. Validation of three scoring risk stratification models for thyroid nodules. thyroid. 2017; 27 (12): 1550–1557

[126] Xu L, Gao J, Wang Q et al. Computer-aided diagnosis systems in diagnosing malignant thyroid nodules on ultrasonography: a systematic review and meta-analysis. Eur Thyroid J. 2020; 9 (4): 186–193.

[127] Choi YJ, Baek JH, Park HS et al. A computer-aided diagnosis system using artificial intelligence for the diagnosis and characterization of thyroid nodules on ultrasound: initial clinical assessment. Thyroid. 2017; 27 (4): 546–552.

[128] Zhao C-K, Ren T-T, Yin Y-F et al. A comparative analysis of two machine learning-based diagnostic patterns with thyroid imaging reporting and data system for thyroid nodules: diagnostic performance and unnecessary biopsy rate. Thyroid 2021; 31 (3): 470–481.

[129] Thomas J, Haertling T. AIBx, artificial intelligence model to risk stratify thyroid nodules. thyroid. 2020; 30 (6): 878–884.

[130] Li X, Zhang S, Zhang Q et al. Diagnosis of thyroid cancer using deep convolutional neural network models applied to sonographic images: a retrospective, multicohort, diagnostic study. Lancet Oncol. 2019; 20 (2): 193–201.

[131] Peng S, Liu Y, Lv W et al. Deep learning-based artificial intelligence model to assist thyroid nodule diagnosis and management: a multicentre diagnostic study. The Lancet. Digital Health 2021; 3 (4): e250–e259. doi: https://doi.org/10.1016/S2589-7500(21)00041-8.

[132] Thomas J, Ledger GA, Mamillapalli CK. Use of artificial intelligence and machine learning for estimating malignancy risk of thyroid nodules. Curr Opin Endocrinol Diabetes Obes. 2020; 27 (5): 345–350.

[133] Grani G, Sponziello M, Pecce V et al. Contemporary thyroid nodule evaluation and management. J Clin Endocrinol Metab. 2020; 105 (9): 2869–2883.

[134] Medici M, Liu X, Kwong N et al. Long- versus short-interval follow-up of cytologically benign thyroid nodules: a prospective cohort study. BMC Med. 2016; 14 (1): 11.

[135] Feldkamp J, Schott M, Gogol M et al. Die Klug-entscheiden-Initiative der Deutschen Gesellschaft für Innere Medizin. Internist (Berl). 2016; 57 (6): 532–539.

[136] Grani G, Lamartina L, Biffoni M et al. Sonographically Estimated Risks of Malignancy for Thyroid Nodules Computed with Five Standard Classification Systems: Changes over Time and Their Relation to Malignancy. Thyroid. 2018; 28 (9): 1190–1197.

[137] Kiel S, Ittermann T, Steinbach J et al. The course of thyroid nodules and thyroid volume over a time period of up to 10 years: a longitudinal analysis of a population-based cohort. European Journal of Endocrinology 2021; 185 (3): 431–439. doi: https://doi.org/10.1530/EJE-21-0610

[138] Rozenbaum A, Buffet C, Bigorgne C et al. Outcomes of active surveillance of EU-TIRADS 5 thyroid nodules. European Journal of Endocrinology 2021; 184 (5): 677–686. doi: https://doi.org/10.1530/EJE-20-1481.

[139] Leboulleux S, Tuttle RM, Pacini F, Schlumberger M. Papillary thyroid microcarcinoma: time to shift from surgery to active surveillance? lancet Diabetes Endocrinol. 2016; 4 (11): 933–942.

[140] Alhashemi A, Goldstein DP, Sawka AM. A systematic review of primary active surveillance management of low-risk papillary carcinoma. Curr Opin Oncol. 2016; 28 (1): 11–7.

[141] Brito JP, Ito Y, Miyauchi A, Tuttle RM. A clinical framework to facilitate risk stratification when considering an active surveillance alternative to immediate biopsy and surgery in papillary microcarcinoma. Thyroid. 2016; 26 (1): 144–149.

[142] Ahn HS, Kim HJ, Kim KH et al. Thyroid cancer screening in South Korea increases detection of papillary cancers with no impact on other subtypes or thyroid cancer mortality. Thyroid. 2016; 26 (11): 1535–1540.

[143] Reinke R, Mathiesen JS, Larsen SR et al. A study from the Danish Thyroid Cancer Group – DATHYRCA (part of the DAHANCA organization). Incidental and non-incidental papillary thyroid microcarcinoma in Denmark 1996–2015: A national study on incidence, outcome and thoughts on active surveillance. Cancer Epidemiology 2019; 60: 46–50. doi: https://doi.org/10.1016/j.canep.2019.03.011.
[144] Bibbins-Domingo K, Grossman DC, Curry SJ et al. Screening for Thyroid Cancer. JAMA. 2017; 317 (18): 1882.
[145] Harach HR, Franssila KO, Wasenius VM. Occult papillary carcinoma of the thyroid. A "normal" finding in Finland. A systematic autopsy study. Cancer. 1985; 56 (3): 531–8.
[146] Furuya-Kanamori L, Bell KJL, Clark J et al. Prevalence of Differentiated Thyroid Cancer in Autopsy Studies Over Six Decades: A Meta-Analysis. J Clin Oncol. 2016; 34 (30): 3672–3679.
[147] Vaccarella S, Franceschi S, Bray F et al. Worldwide thyroid-cancer epidemic? the increasing impact of overdiagnosis. N Engl J Med. 2016; 375 (7): 614–617.
[148] Cho SJ, Suh CH, Baek JH et al. Active Surveillance for Small Papillary Thyroid Cancer: A Systematic Review and Meta-Analysis. Thyroid. 2019; 29 (10): 1399–1408.
[149] Oda H, Miyauchi A, Ito Y et al. Incidences of Unfavorable Events in the Management of Low-Risk Papillary Microcarcinoma of the Thyroid by Active Surveillance Versus Immediate Surgery. Thyroid. 2016; 26 (1): 150–155.
[150] Jeon MJ, Kim WG, Kwon H et al. Clinical outcomes after delayed thyroid surgery in patients with papillary thyroid microcarcinoma. Eur J Endocrinol. 2017; 177 (1): 25–31.
[151] Sakai T, Sugitani I, Ebina A et al. Active Surveillance for T1bN0M0 Papillary Thyroid Carcinoma. Thyroid. 2019; 29 (1): 59–63.
[152] Randle RW, Bushman NM, Orne J et al. Papillary thyroid cancer: the good and bad of the „good Cancer." Thyroid. 2017; 27 (7): 902–907.
[153] Hedman C, Strang P, Djärv T et al. Anxiety and fear of recurrence despite a good prognosis: an interview study with differentiated thyroid cancer patients. Thyroid. 2017; 27 (11): 1417–1423.
[154] Li R, Li G, Wang Y et al. Psychological distress and sleep disturbance throughout thyroid nodule screening, diagnosis, and treatment. The Journal of Clinical Endocrinology and Metabolism 2021; 106 (10): E4221–E4230. doi: https://doi.org/10.1210/CLINEM/DGAB224.
[155] Roman BR, Brito JP, Saucke MC et al. National survey of endocrinologists and surgeons regarding active surveillance for low-risk papillary thyroid cancer. Endocrine practice: Official Journal of the American College of Endocrinology and the American Association of Clinical Endocrinologists 2021; 27 (1): 1–7. doi: https://doi.org/10.1016/J.EPRAC.2020.
[156] Nickel B, Brito JP, Moynihan R et al. Patients' experiences of diagnosis and management of papillary thyroid microcarcinoma: A qualitative study. BMC Cancer. 2018; 18 (1): 242
[157] Miyauchi A, Kudo T, Ito Y et al. Estimation of the lifetime probability of disease progression of papillary microcarcinoma of the thyroid during active surveillance. Surgery. 2018; 163 (1): 48–52.
[158] Ito Y, Miyauchi A, Kihara M et al. Patient age is significantly related to the progression of papillary microcarcinoma of the thyroid under observation. Thyroid. 2014; 24 (1): 27–34.
[159] Tuttle RM, Fagin JA, Minkowitz G et al. Natural history and tumor volume kinetics of papillary thyroid cancers during active surveillance. JAMA Otolaryngol Neck Surg. 2017; 143 (10): 1015.
[160] Kwon H, Oh H-S, Kim M et al. Active surveillance for patients with papillary thyroid microcarcinoma: a single center's experience in korea. J Clin Endocrinol Metab. 2017; 102 (6): 1917–1925.
[161] Jeon MJ, Chung MS, Kwon H et al. Features of papillary thyroid microcarcinoma associated with lateral cervical lymph node metastasis. Clin Endocrinol (Oxf). 2017; 86 (6): 845–851.
[162] Xue S, Han Z, Lu Q, Wang P, Chen G. Clinical and ultrasonic risk factors for lateral lymph node metastasis in papillary thyroid microcarcinoma: A systematic review and meta-analysis. Front Oncol. 2020; 10: 436
[163] Ito Y, Oda H, Miyauchi A. Insights and clinical questions about the active surveillance of low-risk papillary thyroid microcarcinomas [Review]. Endocr J. 2016; 63 (4): 323–328.
[164] Ito Y, Miyauchi A, Oda H et al. Revisiting low-risk thyroid papillary microcarcinomas resected without observation: was immediate surgery necessary? World J Surg. 2016; 40 (3): 523–528.
[165] Sugitani I. Ito Y, Takeuchi D et al. Indications and Strategy for Active Surveillance of Adult Low-Risk Papillary Thyroid Microcarcinoma: Consensus Statements from the Japan Association of Endocrine Surgery Task Force on Management for Papillary Thyroid Microcarcinoma. Thyroid 2021; 31 (2): 183–192.
[166] Leenhardt L, Erdogan MF, Hegedus L et al. European thyroid association guidelines for cervical ultrasound scan and ultrasound-guided techniques in the postoperative management of patients with thyroid cancer. Eur Thyroid J. 2013; 2 (3): 147–59.
[167] Pacini F, Molinaro E, Castagna MG et al. Recombinant human thyrotropin-stimulated serum thyroglobulin combined with neck ultrasonography has the highest sensitivity in monitoring differentiated thyroid carcinoma. J Clin Endocrinol Metab. 2003; 88 (8): 3668–3673.
[168] Torlontano M, Crocetti U, Augello G et al. Comparative evaluation of recombinant human thyrotropin-stimulated thyroglobulin levels, 131I whole-body scintigraphy, and neck ultrasonography in the follow-up of patients with papillary thyroid microcarcinoma who have not undergone radioiodine therapy. J Clin Endocrinol Metab. 2006; 91 (1): 60–3.
[169] Matrone A, Gambale C, Piaggi P et al. Postoperative thyroglobulin and neck ultrasound in the risk restratification and decision to perform 131i ablation. J Clin Endocrinol Metab. 2017; 102 (3): 893–902.
[170] Ko M-S, Lee JH, Shong YK et al. Normal and abnormal sonographic findings at the thyroidectomy sites in postoperative patients with thyroid malignancy. AJR Am J Roentgenol. 2010; 194 (6): 1596–609.
[171] Chua WY, Langer JE, Jones LP. Surveillance neck sonography after thyroidectomy for papillary thyroid carcinoma: Pitfalls in the diagnosis of locally recurrent and metastatic disease. J Ultrasound Med. 2017; 36 (7): 1511–1530.
[172] Leenhardt L, Borson-Chazot F, Calzada M et al. Good practice guide for cervical ultrasound scan and echo-guided techniques in treating differentiated thyroid cancer of vesicular origin. Ann Endocrinol. 2011; 72 (3): 173–97.
[173] Kobaly K, Mandel SJ, Langer JE. Clinical review: Thyroid cancer mimics on surveillance neck sonography. J Clin Endocrinol Metab. 2015; 100 (2): 371–375.
[174] Shin JH, Han B-K, Ko EY, Kang SS. Sonographic findings in the surgical bed after thyroidectomy. J Ultrasound Med. 2007; 26 (10): 1359–1366.
[175] Kamaya A, Gross M, Akatsu H, Jeffrey RB. Recurrence in the thyroidectomy bed: Sonographic findings. Am J Roentgenol. 2011; 196 (1): 66–70.
[176] Bates MF, Lamas MR, Randle RW et al. Back so soon? Is early recurrence of papillary thyroid cancer really just persistent disease? Surgery. 2018; 163 (1): 118–123.
[177] Hong CM, Lee WK, Jeong SY et al. Superiority of delayed risk stratification in differentiated thyroid cancer after total thyroidectomy and radioactive iodine ablation. Nucl Med Commun. 2014; 35 (11): 1119–1126.

[178] Castagna MG, Maino F, Cipri C et al. Delayed risk stratification, to include the response to initial treatment (surgery and radioiodine ablation), has better outcome predictivity in differentiated thyroid cancer patients. Eur J Endocrinol. 2011; 165 (3): 441–446.
[179] Jeon MJ, Kim M, Park S et al. A follow-up strategy for patients with an excellent response to initial therapy for differentiated thyroid carcinoma: less is better. Thyroid. 2018; 28 (2): 187–192.
[180] Yang SP, Bach AM, Tuttle RM, Fish SA. Serial neck ultrasound is more likely to identify false-positive abnormalities than clinically significant disease in low-risk papillary thyroid cancer patients. Endocr Pract. 2015; 21 (12):1372–1379.
[181] Peiling Yang S, Bach AM, Tuttle RM, Fish SA. Frequent screening with serial neck ultrasound is more likely to identify false-positive abnormalities than clinically significant disease in the surveillance of intermediate risk papillary thyroid cancer patients without suspicious findings on follow-up ultrasound evaluation. J Clin Endocrinol Metab. 2015; 100 (4): 1561–1567.
[182] Brassard M, Borget I, Edet-Sanson A et al. Long-term follow-up of patients with papillary and follicular thyroid cancer: a prospective study on 715 patients. J Clin Endocrinol Metab. 2011; 96 (5): 1352–9.
[183] Malandrino P, Latina A, Marescalco S et al. Risk-adapted management of differentiated thyroid cancer assessed by a sensitive measurement of basal serum thyroglobulin. J Clin Endocrinol Metab. 2011; 96 (6): 1703–9.
[184] Verburg FA, Mäder U, Giovanella L et al. Low or undetectable basal thyroglobulin levels obviate the need for neck ultrasound in differentiated thyroid cancer patients after total thyroidectomy and 131 i ablation. Thyroid. 2018; 28 (6): 722–728.
[185] Geron Y, Benbassat C, Shteinshneider M et al. Multifocality is not an independent prognostic factor in papillary thyroid cancer: a propensity score-matching analysis. Thyroid. 2019; 29 (4): 513–522.
[186] Joseph KR, Edirimanne S, Eslick GD. Multifocality as a prognostic factor in thyroid cancer: A meta-analysis. Int J Surg. 2018; 50: 121–125.
[187] Ahn HS, Kim DW, Lee YJ et al. Postoperative neck ultrasonography surveillance after thyroidectomy in patients with medullary thyroid carcinoma: A multicenter study. Frontiers in Endocrinology 2018; 15 (9): 102. doi: https://doi.org/10.3389/FENDO.2018.00102.
[188] Ahuja AT, Ying M. Sonographic evaluation of cervical lymph nodes. AJR Am J Roentgenol. 2005; 184 (5): 1691–1699.
[189] Leboulleux S, Girard E, Rose M et al. Ultrasound criteria of malignancy for cervical lymph nodes in patients followed up for differentiated thyroid cancer. J Clin Endocrinol Metab. 2007; 92 (9): 3590–3594.
[190] Khokhar MT, Day KM, Sangal RB et al. Preoperative High-Resolution Ultrasound for the Assessment of Malignant Central Compartment Lymph Nodes in Papillary Thyroid Cancer. Thyroid. 2015; 25 (12): 1351–1354.
[191] Leenhardt L, Erdogan MF, Hegedus L et al. European thyroid association guidelines for cervical ultrasound scan and ultrasound-guided techniques in the postoperative management of patients with thyroid cancer. Eur Thyroid J. 2013; 2 (3): 147–159.
[192] Vinayaka USV, Shivalli S, Rai S, Haris A, Madhurkar R, Hemraj S. Diagnostic accuracy of high resolution ultrasound to differentiate neoplastic and non neoplastic causes of cervical lymphadenopathy. J Clin Diagn Res. 2014; 8 (9): RC05–RC07.
[193] Sohn Y-M, Kwak JY, Kim E-K, Moon HJ et al. Diagnostic approach for evaluation of lymph node metastasis from thyroid cancer using ultrasound and fine-needle aspiration biopsy. AJR Am J Roentgenol. 2010; 194 (1): 38–43.
[194] do Rosário PWS, Fagundes TA, Maia FFR et al. Sonography in the diagnosis of cervical recurrence in patients with differentiated thyroid carcinoma. J Ultrasound Med. 2004; 23 (7): 915–20; quiz 921–2.
[195] Steinkamp HJ, Cornehl M, Hosten N et al. Cervical lymphadenopathy: ratio of long- to short-axis diameter as a predictor of malignancy. Br J Radiol. 1995; 68 (807): 266–70.
[196] Hwang HS, Orloff LA. Efficacy of preoperative neck ultrasound in the detection of cervical lymph node metastasis from thyroid cancer. Laryngoscope. 2011; 121 (3): 487–491.
[197] O'Connell K, Yen TW, Quiroz F et al. The utility of routine preoperative cervical ultrasonography in patients undergoing thyroidectomy for differentiated thyroid cancer. Surgery. 2013; 154 (4): 697–701; discussion 701–3.
[198] Soprani F, De Vito A, Bondi F et al. Preoperative charcoal suspension tattoo for the detection of differentiated thyroid cancer recurrence. Mol Clin Oncol. 2019; 10 (5): 524–530.
[199] Yeh MW, Bauer AJ, Bernet VA et al. American Thyroid Association statement on preoperative imaging for thyroid cancer surgery. Thyroid. 2015; 25 (1): 3–14.
[200] Chung YS, Kim JY, Bae J-S et al. Lateral lymph node metastasis in papillary thyroid carcinoma: results of therapeutic lymph node dissection. Thyroid. 2009; 19 (3): 241–6.
[201] Machens A, Holzhausen H-J, Dralle H. Skip metastases in thyroid cancer leaping the central lymph node compartment. Arch Surg. 2004; 139 (1): 43–5.
[202] Kim DW, Choo HJ, Lee YJ et al. Sonographic features of cervical lymph nodes after thyroidectomy for papillary thyroid carcinoma. J Ultrasound Med. 2013; 32 (7): 1173–1180.
[203] Kim E, Park JS, Son K-R et al. Preoperative diagnosis of cervical metastatic lymph nodes in papillary thyroid carcinoma: comparison of ultrasound, computed tomography, and combined ultrasound with computed tomography. Thyroid. 2008; 18 (4): 411–8.
[204] Kuna SK, Bracic I, Tesic V et al. Ultrasonographic differentiation of benign from malignant neck lymphadenopathy in thyroid cancer. J Ultrasound Med. 2006; 25 (12): 1531–7; quiz 1538–40.
[205] Tomoda C, Sugino K, Matsuzu K et al. Cervical Lymph Node Metastases after Thyroidectomy for Papillary Thyroid Carcinoma Usually Remain Stable for Years. Thyroid. 2016; 26 (12): 1706–1711.
[206] Kupferman ME, Patterson M, Mandel SJ et al. Patterns of lateral neck metastasis in papillary thyroid carcinoma. Arch Otolaryngol Head Neck Surg. 2004; 130 (7): 857–60.
[207] Onoda N, Ishikawa T, Kawajiri H et al. Pattern of initial metastasis in the cervical lymph node from papillary thyroid carcinoma. Surg Today. 2013; 43 (2): 178–184.
[208] Zhao H Li H. Meta-analysis of ultrasound for cervical lymph nodes in papillary thyroid cancer: Diagnosis of central and lateral compartment nodal metastases. Eur J Radiol. 2019; 112: 14–21.
[209] Moreno MA, Edeiken-Monroe BS, Siegel ER et al. In papillary thyroid cancer, preoperative central neck ultrasound detects only macroscopic surgical disease, but negative findings predict excellent long-term regional control and survival. Thyroid. 2012; 22 (4): 347–55.
[210] Alam F, Naito K, Horiguchi J et al. Accuracy of sonographic elastography in the differential diagnosis of enlarged cervical lymph nodes: comparison with conventional B-mode sonography. AJR Am J Roentgenol. 2008; 191 (2): 604–10.
[211] Acu L, Oktar SÖ, Acu R et al. Value of ultrasound elastography in the differential diagnosis of cervical lymph nodes: A comparative study with b-mode and color doppler sonography. J Ultrasound Med. 2016; 35 (11): 2491–2499.

[212] Xu JM, Xu XH, Xu HX et al. Prediction of cervical lymph node metastasis in patients with papillary thyroid cancer using combined conventional ultrasound, strain elastography, and acoustic radiation force impulse (ARFI) elastography. Eur Radiol. 2016; 26 (8): 2611–2622.

[213] Desmots F, Fakhry N, Mancini J et al. Shear Wave Elastography in Head and Neck Lymph Node Assessment: Image Quality and Diagnostic Impact Compared with B-Mode and Doppler Ultrasonography. Ultrasound Med Biol. 2016; 42 (2): 387–398.

[214] Suh CH, Choi YJ, Baek JH, Lee JH. The diagnostic performance of shear wave elastography for malignant cervical lymph nodes: A systematic review and meta-analysis. Eur Radiol. 2017; 27 (1): 222–230.

[215] Ansell SM, Grant CS, Habermann TM. Primary thyroid lymphoma. Semin Oncol. 1999; 26 (3): 316–323.

[216] Stein SA, Wartofsky L. Primary thyroid lymphoma: A clinical review. J Clin Endocrinol Metab. 2013; 98 (8): 3131–3138.

[217] Thieblemont C, Mayer A, Dumontet C et al. Primary thyroid lymphoma is a heterogeneous disease. J Clin Endocrinol Metab. 2002; 87 (1): 105–111.

[218] Xia Y, Wang L, Jiang Y, Dai Q, Li X, Li W. Sonographic appearance of primary thyroid lymphoma-preliminary experience. PLoS One. 2014; 9 (12): e114080.

[219] Yang L, Wang A, Zhang Y, Mu Y. 12 cases of primary thyroid lymphoma in China. J Endocrinol Invest. 2015; 38 (7): 739–744.

[220] Ota H, Ito Y, Matsuzuka F et al. Usefulness of ultrasonography for diagnosis of malignant lymphoma of the thyroid. Thyroid. 2006; 16 (10): 983–987.

[221] Zhang L, Castellana M, Virili C, et al. Fine-needle aspiration to diagnose primary thyroid lymphoma: a systematic review and meta-analysis. Eur J Endocrinol. December 2018: 177–187.

[222] Paja M, del Cura JL, Zabala R et al. Core-needle biopsy in thyroid nodules: performance, accuracy, and complications. Eur Radiol. 2019; 29 (9): 4889–4896.

[223] Na DG, Baek JH, Jung SL et al. Core needle biopsy of the thyroid: 2016 consensus statement and recommendations from Korean society of thyroid radiology. Korean J Radiol. 2017; 18 (1): 217–237.

[224] Baloch ZW, LiVolsi VA. Neuroendocrine tumors of the thyroid gland. Am J Clin Pathol. 2001; 115 Suppl.

[225] Chernyavsky VS, Farghani S, Davidov T et al. Calcitonin-negative neuroendocrine tumor of the thyroid: A distinct clinical entity. Thyroid. 2011; 21 (2): 193–196.

[226] Parmer M, Milan S, Torabi A. Calcitonin-negative neuroendocrine tumor of the thyroid: follicular or parafollicular cell of origin? Int J Surg Pathol. 2017; 25 (2): 191–194.

[227] Dutta D, Mukhopadhyay S, Maisnam I et al. Neuroendocrine carcinoma of the thyroid causing adrenocorticotrophic hormone-dependent Cushing's syndrome. Thyroid. 2013; 23 (1): 120–123.

[228] Robertson JC, Jorcyk CL, Oxford JT. DICER1 Syndrome: DICER1 Mutations in Rare Cancers. Cancers (Basel). 2018; 10 (5): 143

[229] Cai S, Zhao W, Nie X et al. Multimorbidity and genetic characteristics of dicer1 syndrome based on systematic review. J Pediatr Hematol Oncol. 2017; 39 (5): 355–361.

[230] Rio Frio T, Bahubeshi A, Kanellopoulou C et al. DICER1 mutations in familial multinodular goiter with and without ovarian Sertoli-Leydig cell tumors. JAMA. 2011; 305 (1): 68–77.

[231] Durieux E, Descotes F, Mauduit C et al. The co-occurrence of an ovarian Sertoli-Leydig cell tumor with a thyroid carcinoma is highly suggestive of a DICER1 syndrome. Virchows Arch. 2016; 468 (5): 631–636.

[232] Apellaniz-Ruiz M, de Kock L, Sabbaghian N et al. Familial multinodular goiter and Sertoli-Leydig cell tumors associated with a large intragenic in-frame DICER1 deletion. Eur J Endocrinol. 2018; 178 (2): K11-K19.

[233] Khan NE, Bauer AJ, Schultz KAP et al. Quantification of thyroid cancer and multinodular goiter risk in the DICER1 syndrome: A family-based cohort study. J Clin Endocrinol Metab. 2017; 102 (5): 1614–1622.

[234] Straccia P, Mosseri C, Brunelli C et al. Diagnosis and Treatment of Metastases to the Thyroid Gland: a Meta-Analysis. Endocr Pathol. 2017; 28 (2): 112–120.

[235] Papi G, Fadda G, Corsello SM et al. Metastases to the thyroid gland: prevalence, clinicopathological aspects and prognosis: a 10-year experience. Clin Endocrinol (Oxf). 2007; 66 (4): 565–571.

[236] Wood K, Vini L, Harmer C. Metastases to the thyroid gland: The Royal Marsden experience. Eur J Surg Oncol. 2004; 30 (6): 583–588.

[237] Chung AY, Tran TB, Brumund KT et al. Metastases to the thyroid: A review of the literature from the last decade. Thyroid. 2012; 22 (3): 258–268.

[238] Hegerova L, Griebeler ML, Reynolds JP et al. Metastasis to the Thyroid Gland: Report of a Large Series from the Mayo Clinic. Am J Clin Oncol Cancer Clin Trials. 2015; 38 (4): 338–342.

[239] Falcone R, Ramundo V, Lamartina L et al. Sonographic presentation of metastases to the thyroid gland: a case series. J Endocr Soc. 2018; 2 (8): 855–859.

[240] Etzel M, Happel C, von Müller F, Ackermann H, Bojunga J, Grünwald F. Palpation and elastography of thyroid nodules in comparison. Nuklearmedizin. 2013; 52 (3): 97–100.

[241] Kyriakidou G, Friedrich-Rust M, Bon D et al. Comparison of strain elastography, point shear wave elastography using acoustic radiation force impulse imaging and 2D-shear wave elastography for the differentiation of thyroid nodules. Cloutier G, ed. PLoS One. 2018; 13 (9): e0204095.

[242] Zhao C-K, Xu H-X. Ultrasound elastography of the thyroid: principles and current status. Ultrasonography. 2019; 38 (2):106–124.

[243] Asteria C, Giovanardi A, Pizzocaro A et al. US-elastography in the differential diagnosis of benign and malignant thyroid nodules. Thyroid. 2008; 18 (5): 523–531.

[244] Friedrich-Rust M, Sperber A, Holzer K, et al. Real-time elastography and contrast-enhanced ultrasound for the assessment of thyroid nodules. Exp Clin Endocrinol Diabetes. 2010; 118 (9): 602–609.

[245] Bojunga J, Herrmann E, Meyer G et al. Real-time elastography for the differentiation of benign and malignant thyroid nodules: a meta-analysis. Thyroid. 2010; 20: 1145–1150.

[246] Wang Y, Dan H-J, Dan H-Y, Li T, Hu B. Differential diagnosis of small single solid thyroid nodules using real-time ultrasound elastography. J Int Med Res. 2010; 38 (2): 466–72.

[247] Nell S, Kist JW, Debray TPA et al. Qualitative elastography can replace thyroid nodule fine-needle aspiration in patients with soft thyroid nodules. A systematic review and meta-analysis. Eur J Radiol. 2015; 84 (4): 652–61.

[248] Săftoiu A, Gilja OH, Sidhu PS et al. The EFSUMB Guidelines and Recommendations for the Clinical Practice of Elastography in Non-Hepatic Applications: Update 2018. Ultraschall Med. 2019; 40 (4):425–453. doi: https://doi.org/10.1055/a-0838-9937.

[249] Vorländer C, Wolff J, Saalabian S et al. Real-time ultrasound elastography – a noninvasive diagnostic procedure for evaluating dominant thyroid nodules. Langenbecks Arch Surg 2010; 395 (7): 865–871.

[250] Ning C-P, Jiang S-Q, Zhang T et al. The value of strain ratio in differential diagnosis of thyroid solid nodules. Eur J Radiol. 2012; 81 (2): 286–291.

[251] Trimboli P, Guglielmi R, Monti S et al. Ultrasound sensitivity for thyroid malignancy is increased by real-time elastography: a prospective multicenter study. J Clin Endocrinol Metab. 2012; 97 (12): 4524–4530.
[252] Pei S, Zhang B, Cong S et al. Ultrasound real-time tissue elastography improves the diagnostic performance of the ACR-thyroid imaging reporting and data system in differentiating malignant from benign thyroid nodules: a summary of 1525 thyroid nodules. Int J Endocrinol. 2020; 14: 1749351. doi: https://doi.org/10.1155/2020/1749351.
[253] Razavi SA, Hadduck TA, Sadigh G, Dwamena BA. Comparative effectiveness of elastographic and B-mode ultrasound criteria for diagnostic discrimination of thyroid nodules: a meta-analysis. AJR Am J Roentgenol. 2013; 200 (6): 1317–1326.
[254] Cosgrove D, Barr R, Bojunga J et al. WFUMB Guidelines and Recommendations on the Clinical Use of Ultrasound Elastography: Part 4. Thyroid. Ultrasound Med Biol. 2017; 43 (1):4–26.
[255] Rago T, Scutari M, Santini F et al. Real-time elastosonography: useful tool for refining the presurgical diagnosis in thyroid nodules with indeterminate or nondiagnostic cytology. J Clin Endocrinol Metab. 2010; 95 (12): 5274–80.
[256] Cantisani V, Maceroni P, D'Andrea V et al. Strain ratio ultrasound elastography increases the accuracy of colour-Doppler ultrasound in the evaluation of Thy-3 nodules. A bi-centre university experience. Eur Radiol. 2016; 26 (5):1441–1449
[257] Chen L, Shi Y-X, Liu Y-C et al. The values of shear wave elastography in avoiding repeat fine-needle aspiration for thyroid nodules with nondiagnostic and undetermined cytology. Clin Endocrinol (Oxf). 2019; 91 (1): 201–208.
[258] Fagin JA, Wells SA. Biologic and clinical perspectives on thyroid cancer. N Engl J Med. 2016; 375 (11): 1054–1067.
[259] Friedrich-Rust M, Romenski O, Meyer G et al. Acoustic Radiation Force Impulse-Imaging for the evaluation of the thyroid gland: a limited patient feasibility study. Ultrasonics. 2012; 52 (1): 69–74.
[260] Bojunga J, Dauth N, Berner C et al. Acoustic Radiation Force Impulse Imaging for Differentiation of Thyroid Nodules. PLoS One. 2012; 7 (8): e42735.
[261] Lin P, Chen M, Liu B, Wang S, Li X. Diagnostic performance of shear wave elastography in the identification of malignant thyroid nodules: a meta-analysis. Eur Radiol. 2014; 24 (11): 2729–2738.
[262] Liu B-J, Li D-D, Xu H-X et al. Quantitative Shear Wave Velocity Measurement on Acoustic Radiation Force Impulse Elastography for Differential Diagnosis between Benign and Malignant Thyroid Nodules: A Meta-analysis. Ultrasound Med Biol. 2015; 41 (12): 3035–43.
[263] Dong F-J, Li M, Jiao Y et al. Acoustic Radiation Force Impulse imaging for detecting thyroid nodules: a systematic review and pooled meta-analysis. Med Ultrason. 2015; 17 (2): 192–199.
[264] Zhan J, Jin J-M, Diao X-H, Chen Y. Acoustic radiation force impulse imaging (ARFI) for differentiation of benign and malignant thyroid nodules-A meta-analysis. Eur J Radiol. 2015; 84 (11): 2181–6.
[265] Tatar IG, Kurt A, Yilmaz KB et al. The learning curve of real time elastosonography: a preliminary study conducted for the assessment of malignancy risk in thyroid nodules. Med Ultrason. 2013; 1 5 (4): 278–84.
[266] Park SH, Kim SJ, Kim E-K, Kim MJ, Son EJ, Kwak JY. Interobserver agreement in assessing the sonographic and elastographic features of malignant thyroid nodules. AJR Am J Roentgenol. 2009; 193 (5): W416–23.
[267] Cantisani V, Lodise P, Grazhdani H et al. Ultrasound elastography in the evaluation of thyroid pathology. Current status. Eur J Radiol. 2014; 83 (3): 420–8.
[268] Xie P, Xiao Y, Liu F. Real-time ultrasound elastography in the diagnosis and differential diagnosis of subacute thyroiditis. J Clin Ultrasound. 2011; 39 (8): 435–440.
[269] Magri F, Chytiris S, Capelli V et al. Shear wave elastography in the diagnosis of thyroid nodules: feasibility in the case of coexistent chronic autoimmune Hashimoto's thyroiditis. Clin Endocrinol (Oxf). 2012; 76 (1): 137–41.
[270] Sporea I, Vlad M, Bota S et al. Thyroid stiffness assessment by acoustic radiation force impulse elastography (ARFI). Ultraschall Med. 2011; 32 (3): 281–285.
[271] Yang Z, Zhang H, Wang K et al. Assessment of Diffuse Thyroid Disease by Strain Ratio in Ultrasound Elastography. Ultrasound Med Biol. 2015; 41 (11): 2884–2889.
[272] Menzilcioglu MS, Duymus M, Gungor G et al. The value of real-time ultrasound elastography in chronic autoimmune thyroiditis. Br J Radiol. 2014; 87 (1044): 20140604.
[273] Meller J, Becker W. The continuing importance of thyroid scintigraphy in the era of high-resolution ultrasound. Eur J Nucl Med. 2002; 29 (SUPPL. 2): S425–S438.
[274] Treglia G, Trimboli P, Verburg FA et al. Prevalence of normal TSH value among patients with autonomously functioning thyroid nodule. Eur J Clin Invest. 2015; 45 (7): 739–744.
[275] Görges R, Kandror T, Kuschnerus S et al. Scintigraphically „hot“ thyroid nodules mainly go hand in hand with a normal TSH. Nuklearmedizin. 2011; 50 (5): 179–188.
[276] Schenke S, Seifert P, Zimny M et al. Risk stratification of thyroid nodules using the Thyroid Imaging Reporting and Data System (TIRADS): The omission of thyroid scintigraphy increases the rate of falsely suspected lesions. J Nucl Med. 2019; 60 (3): 342–347.
[277] Trimboli P, Paone G, Zatelli MC et al. Real-time elastography in autonomously functioning thyroid nodules: relationship with TSH levels, scintigraphy, and ultrasound patterns. Endocrine. 2017; 58 (3): 488–494.
[278] Noto B, Eveslage M, Pixberg M et al. Prevalence of hyperfunctioning thyroid nodules among those in need of fine needle aspiration cytology according to ATA 2015, EU-TIRADS, and ACR-TIRADS. Eur J Nucl Med Mol Imaging. 2020; 47 (6): 1518–1526.
[279] Pazaitou-Panayiotou K, Michalakis K, Paschke R. Thyroid cancer in patients with hyperthyroidism. Horm Metab Res. 2012; 44 (4): 255–262.
[280] Giles (Senyurek) Y, Fatih T, Harika B et al. The risk factors for malignancy in surgically treated patients for Graves' disease, toxic multinodular goiter, and toxic adenoma. Surgery. 2008; 144 (6): 1028–1037.
[281] Tfayli HM, Teot LA, Indyk JA et al. Papillary thyroid carcinoma in an autonomous hyperfunctioning thyroid nodule: Case report and review of the literature. Thyroid. 2010; 20 (9): 1029–1032.
[282] Thuillier P, Roudaut N, Crouzeix G. et al. Malignancy rate of focal thyroid incidentaloma detected by FDG PET-CT: results of a prospective cohort study. Endocrine Connections 2017; 6 (6): 413–421. doi: https://doi.org/10.1530/EC-17-0099.
[283] Trimboli P, Paone G, Treglia G et al. Fine-needle aspiration in all thyroid incidentalomas at 18 F-FDG PET/CT: Can EU-TIRADS revise the dogma? Clinical Endocrinology 2018; 89 (5): 642–648. doi: https://doi.org/10.1111/cen.13819.
[284] Pattison DA, Bozin M, Gorelik A et al. 18F-fluorodeoxyglycose-avid thyroid incidentalomas: the importance of contextual interpretation. J Nucl Med 2018; (5): 749–755. doi: https://doi.org/10.2967/jnumed.117.198085.
[285] Trimboli P, Piccardo A, Alevizaki M et al. Dedicated neck 18 F-FDG PET/CT: An additional tool for risk assessment in thyroid nodules at ultrasound intermediate risk. Clinical Endocrinology 2019; 90 (5): 737–743. doi: https://doi.org/10.1111/cen.13949.

[286] Schmidt M, Schenke S. Update 2019 zur MIBI-Szintigrafie bei hypofunktionellen Schilddrüsenknoten TT – Update 2019 for MIBI-Scintigraphy in cold thyroid nodules. Der Nuklearmediziner 2019; 42 (3): 174–182.
[287] Piccardo A, Puntoni M, Treglia G et al. Thyroid nodules with indeterminate cytology: prospective comparison between 18F-FDG-PET/CT, multiparametric neck ultrasonography, 99mTc-MIBI scintigraphy and histology. European Journal of Endocrinology 2016; , 174 (5): 693–703. doi: https://doi.org/10.1530/EJE-15-1199.
[288] Ciappuccini R, Licaj I, Lasne-Cardon A et al. 18F-Fluorocholine PET/CT is a highly sensitive but poorly specific tool for identifying malignancy in thyroid nodules with indeterminate cytology: The Chocolate study. Thyroid. 2021; 31 (5): 800–809.
[289] Rickes S, Sitzy J, Neye H, Ocran KW, Wermke W. High-resolution ultrasound in combination with colour-Doppler sonography for preoperative localization of parathyroid adenomas in patients with primary hyperparathyroidism. Ultraschall Med. 2003; 24 (2): 85–89.
[290] Zafereo M, Yu J, Angelos P et al. American Head and Neck Society Endocrine Surgery Section update on parathyroid imaging for surgical candidates with primary hyperparathyroidism. Head Neck. 2019; 41 (7): 2398–2409.
[291] Kettle AG, O'Doherty MJ. Parathyroid imaging: how good is it and how should it be done? Semin Nucl Med. 2006; 36 (3): 206–211.
[292] Agha A, Hornung M, Stroszczynski C et al. Highly efficient localization of pathological glands in primary hyperparathyroidism using contrast-enhanced ultrasonography (CEUS) in comparison with conventional ultrasonography. J Clin Endocrinol Metab. 2013; 98 (5): 2019–2025.
[293] Parra Ramírez P, Santiago Hernando A, Barquiel Alcalá B et al. Potential utility of contrast-enhanced ultrasound in the preoperative evaluation of primary hyperparathyroidism. J Ultrasound Med. 2019; 38 (10): 2565–2571.
[294] Wienhold R, Scholz M, Adler JR et al. The management of thyroid nodules: a retrospective analysis of health insurance data. Dtsch Arztebl Int. 2013; 110 (49): 827–834.
[295] Reinisch A, Malkomes P, Habbe N et al. Guideline Compliance in Surgery for Thyroid Nodules – A Retrospective Study. Exp Clin Endocrinol Diabetes. 2017; 125 (5): 327–334.
[296] Dietrich CF, Bojunga J. Ultrasound of the thyroid. Zeitschrift für Gastroenterol. 2015; 53 (3): 208–25.
[297] Can AS, Peker K. Comparison of palpation-versus ultrasound-guided fine-needle aspiration biopsies in the evaluation of thyroid nodules. BMC Res Notes. 2008; 1: 12
[298] Yokozawa T, Fukata S, Kuma K et al. Thyroid cancer detected by ultrasound-guided fine-needle aspiration biopsy. In: World Journal of Surgery. Vol 20. World J Surg; 1996: 848–853.
[299] Dong WK, Myung HR, Ki NK. Ultrasound-guided fine-needle aspiration biopsy of thyroid nodules: Is it necessary to use local anesthesia for the application of one needle puncture? Korean J Radiol. 2009; 10 (5): 441–446.
[300] Kim MJ, Kim EK, Park S Il et al. US-guided fine-needle aspiration of thyroid nodules: Indications, techniques, results. Radiographics. 2008; 28 (7): 1869–1886.
[301] Zhou J-Q, Zhang J-W, Zhan W-W et al. Comparison of fine-needle aspiration and fine-needle capillary sampling of thyroid nodules: a prospective study with emphasis on the influence of nodule size. Cancer Cytopathol. 2014; 122 (4): 266–273.
[302] Moss WJ, Finegersh A, Pang J et al. Needle Biopsy of Routine Thyroid Nodules Should Be Performed Using a Capillary Action Technique with 24-to 27-Gauge Needles: A Systematic Review and Meta-Analysis. Thyroid. 2018; 28 (7): 857–863.
[303] Degirmenci B, Haktanir A, Albayrak R et al. Sonographically guided fine-needle biopsy of thyroid nodules: the effects of nodule characteristics, sampling technique, and needle size on the adequacy of cytological material. Clin Radiol. 2007; 62 (8): 798–803.
[304] Belfiore A, La Rosa GL. Fine-needle aspiration biopsy of the thyroid. Endocrinol Metab Clin North Am. 2001; 30 (2): 361–400.
[305] MacDonald L, Yazdi HM. Nondiagnostic fine needle aspiration biopsy of the thyroid gland. Acta Cytol. 1996; 40 (3): 423–428.
[306] Słowińska-Klencka D, Sporny S, Klencki M, Lewiński A. Non-diagnostic cytological outcome of thyroid biopsy and the risk of thyroid malignancy. Endocr Pathol. 2004; 15 (1): 6.
[307] Ylagan LR, Farkas T, Dehner LP. Fine needle aspiration of the thyroid: a cytohistologic correlation and study of discrepant cases. Thyroid. 2004; 14 (1): 35–41.
[308] Ng DL, van Zante A, Griffin A et al. A large thyroid fine needle aspiration biopsy cohort with long-term population-based follow-up. Thyroid. 2021; 31 (7): 1086–1095. doi: https://doi.org/10.1089/thy.2020.0689.
[309] Oertel YC. Fine-needle aspiration of the thyroid: technique and terminology. Endocrinol Metab Clin North Am. 2007; 36 (3): 737–751.
[310] Amrikachi M, Ramzy I, Rubenfeld S et al. Accuracy of fine-needle aspiration of thyroid. Archives of Pathology & Laboratory Medicine 2001; 125 (4): 484–488. doi: https://doi.org/10.5858/2001-125-0484-AOFNAO.
[311] Bayona A, Benavent P, Muriel A et al. Outcomes of repeat fineneedle aspiration biopsy for AUS/FLUS thyroid nodules. European Journal of Endocrinology 2001; 185 (4): 497–506. doi: https://doi.org/10.1530/EJE-21-0330.
[312] Steward DL, Carty SE, Sippel RS et al. Performance of a multigene genomic classifier in thyroid nodules with indeterminate cytology: a prospective blinded multicenter study. JAMA Oncology 2019; 5 (2): 204–212. https://doi.org/doi.org/10.1001/jamaoncol.2018.
[313] Qi W, Shi C, Zhang P et al. Effect of BRAF V600E mutation detection of fine-needle aspiration biopsy on diagnosis and treatment guidance of papillary thyroid carcinoma. Pathology, Research and Practice 2020; 216 (8): 153037. doi: https://doi.org/10.1016/j.prp.2020.153037.
[314] Bongiovanni M, Spitale A, Faquin WC et al. The Bethesda system for reporting thyroid cytopathology: A meta-analysis. Acta Cytol. 2012; 56 (4): 333–339.
[315] Tee YY, Lowe AJ, Brand CA, Judson RT. Fine-needle aspiration may miss a third of all malignancy in palpable thyroid nodules: A comprehensive literature review. Ann Surg. 2007; 246 (5): 714–720.
[316] Baloch ZW B, VA L. Post fine-needle aspiration histologic alterations of thyroid revisited. Am J Clin Pathol. 1999; 112; 3: 311–316.
[317] Hwang IJ, Kim DW, Lee YJ et al. Ultrasonographic interval changes in solid thyroid nodules after ultrasonography-guided fine-needle aspiration. Korean J Radiol. 2018; 19 (1): 158–166.
[318] Yoon JH, Kim EK, Kwak JY et al. Non-diagnostic thyroid nodules after application of the Bethesda system: a study evaluating the interval for repeat aspiration for non-diagnostic results. Acta radiol. 2018; 59 (3): 305–312.
[319] Ha EJ, Suh CH, Baek JH. Complications following ultrasound-guided core needle biopsy of thyroid nodules: a systematic review and meta-analysis. Eur Radiol. 2018; 28 (9): 3848–3860.
[320] Jin Kim H, Koon Kim Y, Hoon Moon J et al. Thyroid core needle biopsy: patients' pain and satisfaction compared to fine needle aspiration. Endocrine. 2019; 65 (2): 365–370.

[321] Kim S-Y, Lee HS, Moon J et al. Fine-needle aspiration versus core needle biopsy for diagnosis of thyroid malignancy and neoplasm: a matched cohort study. Eur Radiol. 2017; 27 (2): 801–811.
[322] Yi KS, Kim J, Na DG et al. Usefulness of Core Needle Biopsy for Thyroid Nodules with Macrocalcifications: Comparison with Fine-Needle Aspiration. Thyroid. 2015; 25 (6): 657–664.
[323] Na DG, Kim J, Sung JY et al. Core-needle biopsy is more useful than repeat fine-needle aspiration in thyroid nodules read as nondiagnostic or atypia of undetermined significance by the bethesda system for reporting thyroid cytopathology. Thyroid. 2012; 22 (5): 468–475.
[324] Na DG, Kim DS, Kim SJ, Ryoo JW, Jung SL. Thyroid nodules with isolated macrocalcification: malignancy risk and diagnostic efficacy of fine-needle aspiration and core needle biopsy. Ultrasonography. 2016; 35 (3): 212–219.
[325] Suh CH, Baek JH, Lee JH, et al. The role of core-needle biopsy in the diagnosis of thyroid malignancy in 4580 patients with 4746 thyroid nodules: a systematic review and meta-analysis. Endocrine. 2016; 54 (2): 315–328.
[326] Park KW, Shin JH, Hahn SY, et al. Ultrasound-guided fine-needle aspiration or core needle biopsy for diagnosing follicular thyroid carcinoma? Clin Endocrinol (Oxf). 2020; 92 (5): 468–474.
[327] Ha EJ, Baek JH, Lee JH et al. Core needle biopsy could reduce diagnostic surgery in patients with anaplastic thyroid cancer or thyroid lymphoma. European Radiology 2016; 26 (4): 1031–1036. doi: https://doi.org/10.1007/s00330-015-3921-y.
[328] Lan L, Luo Y, Zhou M, et al. Comparison of diagnostic accuracy of thyroid cancer with ultrasound-guided fine-needle aspiration and core-needle biopsy: a systematic review and meta-analysis. Front Endocrinol (Lausanne). 2020; 11: 44.
[329] Polyzos SA, Anastasilakis AD. Clinical complications following thyroid fine-needle biopsy: A systematic review. Clin Endocrinol (Oxf). 2009; 71 (2): 157–165.
[330] Ito Y, Tomoda C, Uruno T et al. Needle tract implantation of papillary thyroid carcinoma after fine-needle aspiration biopsy. World J Surg. 2005; 29 (12): 1544–1549.
[331] Polyzos SA, Anastasilakis AD. A systematic review of cases reporting Needle tract seeding following thyroid fine Needle biopsy. World J Surg. 2010; 34 (4): 844–851.
[332] Dietrich CF, Müller T, Bojunga J et al. Statement and Recommendations on Interventional Ultrasound as a Thyroid Diagnostic and Treatment Procedure. Ultrasound Med Biol. 2018; 44 (1): 14–36.
[333] Dobnig H, Zechmann W, Hermann M et al. Radiofrequenzablation von Schilddrüsenknoten: Good Clinical Practice Empfehlungen. J für Klin Endokrinol und Stoffwechsel. 2018; 11 (3): 73–80.
[334] Feldkamp J, Grünwald F, Luster M et al. Non-surgical and non-radioiodine techniques for ablation of benign thyroid nodules: consensus statement and recommendation. Exp Clin Endocrinol Diabetes. 2020; 128 (10): 687–692.
[335] De Los Santos ET, Keyhani-Rofagha S, Cunningham JJ, Mazzaferri EL. Cystic thyroid nodules. The dilemma of malignant lesions. Arch Intern Med. 1990; 150 (7): 1422–1427.
[336] Hahn SY, Shin JH, Na DG et al. Ethanol ablation of the thyroid nodules: 2018 consensus statement by the Korean society of thyroid radiology. Korean J Radiol. 2019; 20 (4): 609–620.
[337] Ahmed M, Brace CL, Lee FT, Goldberg SN. Principles of and advances in percutaneous ablation. Radiology. 2011; 258 (2): 351–369.
[338] Park HS, Yim Y, Baek JH et al. Ethanol ablation as a treatment strategy for benign cystic thyroid nodules: a comparison of the ethanol retention and aspiration techniques. Ultrasonography. 2019; 38 (2): 166–171.
[339] Gong X, Wang F, Du H et al. Comparison of ultrasound-guided percutaneous polidocanol injection versus percutaneous ethanol injection for treatment of benign cystic thyroid nodules. J Ultrasound Med. 2018; 37 (6): 1423–1429.
[340] Deandrea M, Trimboli P, Creanza A et al. Long-term follow-up of cystic thyroid nodules treated with percutaneous ethanol injection (PEI) using two different approaches. Eur J Endocrinol. 2020; 183 (5): 489–495.
[341] Bennedbæk FN, Hegedüs L. Treatment of Recurrent Thyroid Cysts with Ethanol: A Randomized Double-Blind Controlled Trial. J Clin Endocrinol Metab. 2003; 88 (12): 5773–5777.
[342] Reverter JL, Alonso N, Avila M et al. Evaluation of efficacy, safety, pain perception and health-related quality of life of percutaneous ethanol injection as first-line treatment in symptomatic thyroid cysts. BMC Endocr Disord. 2015; 15 (1): 73
[343] Gong X, Zhou Q, Chen S et al. Efficacy and safety of ultrasound-guided percutaneous polidocanol sclerotherapy in benign predominantly cystic thyroid nodules: a prospective study. Current Medical Research and Opinion 2017; 33 (8): 1505–1510. doi: https://doi.org/10.1080/03007995.2017.1325732.
[344] Gong X, Wang F, Du H et al. Comparison of ultrasound-guided percutaneous polidocanol injection versus percutaneous ethanol injection for treatment of benign cystic thyroid nodules. Journal of Ultrasound in Medicine 2018; 37 (6): 1423–1429. doi: https://doi.org/10.1002/jum.14482.
[345] Lippi F, Ferrari C, Manetti L et al. Treatment of solitary autonomous thyroid nodules by percutaneous ethanol injection: results of an Italian multicenter study. The Multicenter Study Group. J Clin Endocrinol Metab. 1996; 81 (9): 3261–3264.
[346] Monzani F, Caraccio N, Goletti O et al. Treatment of hyperfunctioning thyroid nodules with percutaneous ethanol injection: Eight years' experience. Exp Clin Endocrinol Diabetes. 1998; 106 Suppl 4 (SUPPL. 4): S54–S58.
[347] Yano Y, Sugino K, Akaishi J et al. Treatment of autonomously functioning thyroid nodules at a single institution: Radioiodine therapy, surgery, and ethanol injection therapy. Ann Nucl Med. 2011; 25 (10): 749–754.
[348] Mauri G, Nicosia L, Vigna P et al. Percutaneous laser ablation for benign and malignant thyroid diseases. Ultrasonography. 2019; 38 (1): 25–36.
[349] Papini E, Rago T, Gambelunghe G et al. Long-term efficacy of ultrasound-guided laser ablation for benign solid thyroid nodules. Results of a three-year multicenter prospective randomized trial. J Clin Endocrinol Metab. 2014; 99 (10): 3653–3659.
[350] Pacella CM, Mauri G, Achille G et al. Outcomes and risk factors for complications of laser ablation for thyroid nodules: A multicenter study on 1531 patients. J Clin Endocrinol Metab. 2015; 100 (10): 3903–3910.
[351] Dobnig H, Amrein K. Monopolar Radiofrequency Ablation of Thyroid Nodules: A Prospective Austrian Single-Center Study. Thyroid. 2018; 28 (4): 472–480.
[352] Korkusuz Y, Mader A, Gröner D et al. Comparison of mono- and bipolar radiofrequency ablation in benign thyroid disease. World J Surg. 2017; 41 (10): 2530–2537.
[353] Cesareo R, Palermo A, Benvenuto D et al. Efficacy of radiofrequency ablation in autonomous functioning thyroid nodules. A systematic review and meta-analysis. Rev Endocr Metab Disord. 2019; 20 (1): 37–44.
[354] Cui T, Jin C, Jiao D et al. Safety and efficacy of microwave ablation for benign thyroid nodules and papillary thyroid microcarcinomas: A systematic review and meta-analysis. Eur J Radiol. 2019; 118: 58–64.
[355] Zheng BW, Wang JF, Ju JX et al. Efficacy and safety of cooled and uncooled microwave ablation for the treatment of benign thyroid nodules: a systematic review and meta-analysis. Endocrine. 2018; 62 (2): 307–317.

[356] Khanh HQ, Hung NQ, Vinh VH et al. Efficacy of microwave ablation in the treatment of large (≥ 3 cm) benign thyroid nodules. World J Surg. 2020; 44 (7): 2272–2279.
[357] Dong P, Wu X-L, Sui G-Q et al. The efficacy and safety of microwave ablation versus lobectomy for the treatment of benign thyroid nodules greater than 4 cm. Endocrine. 2021; 71 (1):113–121.
[358] Teng D, Li W, Du J et al. Effects of MWA on papillary thyroid microcarcinoma: a 5-year follow-up report. Thyroid. 2020; 30 (12): 1752–1758.
[359] Lang BH, Wu ALH. The efficacy and safety of high-intensity focused ultrasound ablation of benign thyroid nodules. Ultrasonography. 2018; 37 (2): 89–97.
[360] Lang BHH, Woo YC, Chiu KWH. Single-Session High-Intensity Focused Ultrasound Treatment in Large-Sized Benign Thyroid Nodules. Thyroid. 2017; 27 (5): 714–721.
[361] Lang BHH, Woo Y-C, Chiu KW-H. Two sequential applications of high-intensity focused ultrasound (HIFU) ablation for large benign thyroid nodules. Eur Radiol. 2019; 29 (7): 3626–3634.
[362] Hung-Hin Lang B, Woo YC, Wong CKH. High-intensity focused ultrasound for treatment of symptomatic benign thyroid nodules: A prospective study. Radiology. 2017; 284 (3): 897–906.

Register

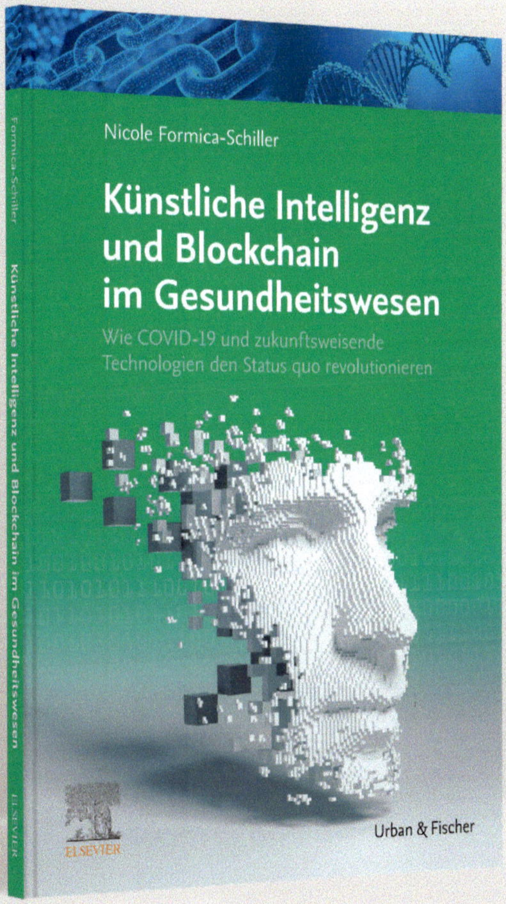
Nicole Formica-Schiller
Künstliche Intelligenz und Blockchain im Gesundheitswesen
Wie COVID-19 und zukunftsweisende Technologien den Status quo revolutionieren
Urban & Fischer
ELSEVIER

Risikostratifizierung von S

ATA-Risikokategorie	Malignitätsrisiko	Sonographische Kriterien	
5. Hochgradig suspekt	› 70–90 %	Solider stark schwächer echogener Knoten oder schwächer echogener Knoten bzw. schwächer echogener partiell zystischer Knoten mit einem oder mehreren der folgenden Merkmale: unregelmäßige Begrenzung (definiert als infiltrativ, mikrolobuliert oder spikuliert), Mikrokalzifizierungen, tiefer-als-breit Form (taller-than-wide), unterbrochene ringförmige Verkalkungen mit kleinen schwächer echogenen hinausdrängenden Gewebeanteilen, extrathyroidale Infiltration, suspekte Lymphknoten	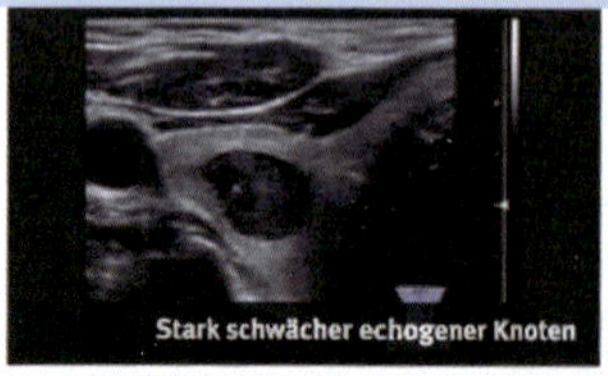 Stark schwächer echogener Knoten 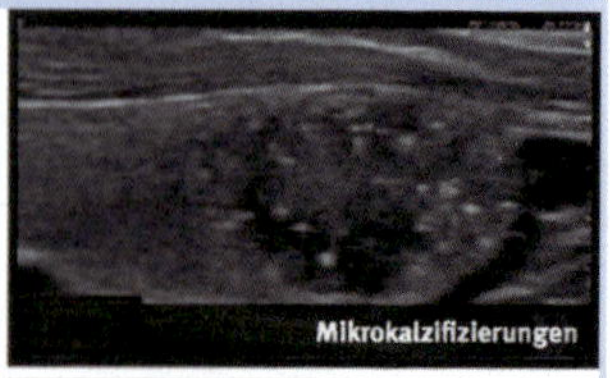 Mikrokalzifizierungen 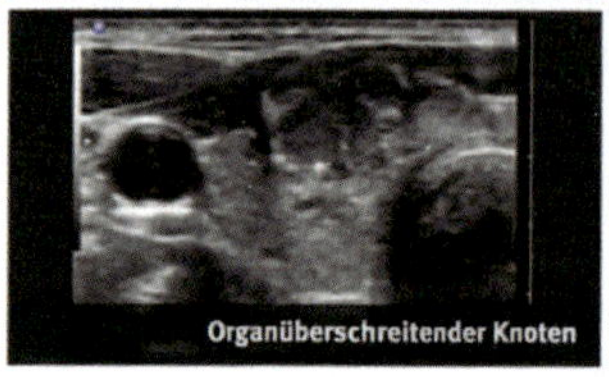 Organüberschreitender Knoten 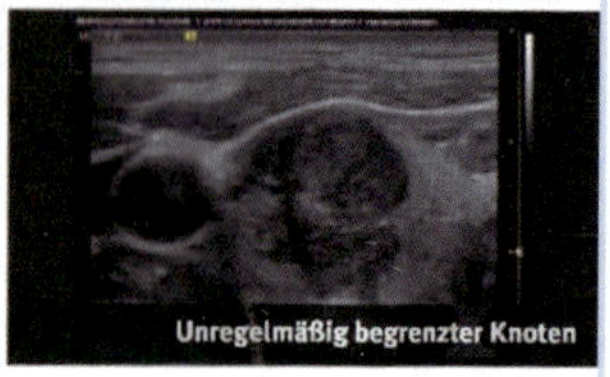 Unregelmäßig begrenzter Knoten
4. Intermediär suspekt	10–20 %	Schwächer echogener solider Knoten mit glatter Randbegrenzung, ohne Mikrokalzifizierungen, tiefer-als-breit Form oder extrathyreoidale Infiltration	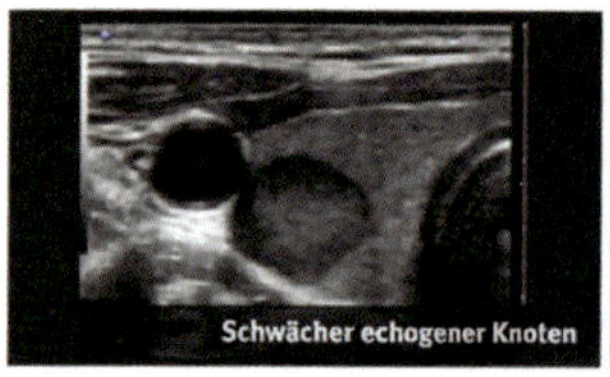 Schwächer echogener Knoten 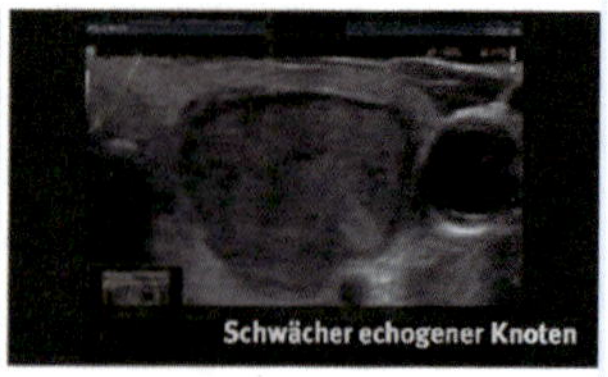 Schwächer echogener Knoten
3. Gering suspekt	5–10 %	Isoechogener oder stärker echogener Knoten oder partiell zystischer Knoten mit exzentrischen soliden Anteile ohne unregelmäßige Begrenzung, Mikrokalzifizierungen, tiefer-als-breit Form, extrathyreoidale Infiltration	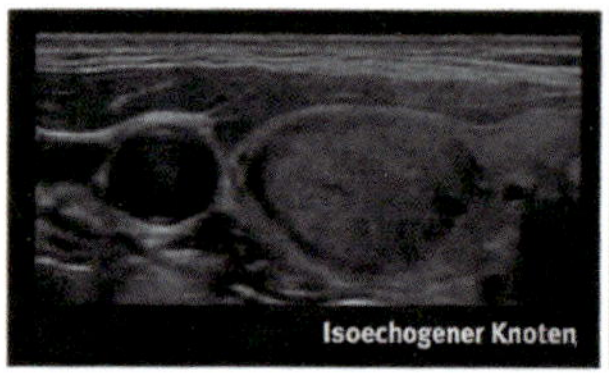 Isoechogener Knoten 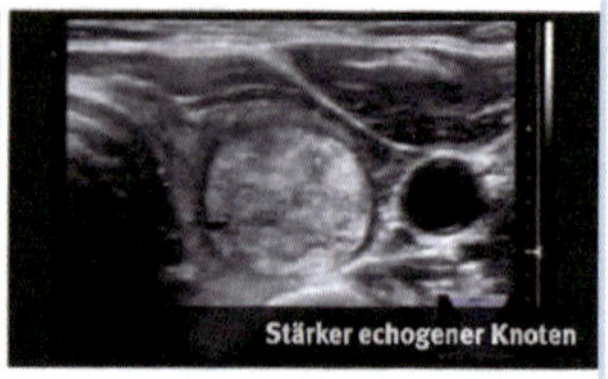 Stärker echogener Knoten
2. Sehr gering suspekt	‹ 3 %	Spongiformer oder teilweise zystischer Knoten ohne sonographischen Nachweis von Merkmalen, die in der gering, intermediär bzw. hochgradig suspekten Kategorie beschrieben sind	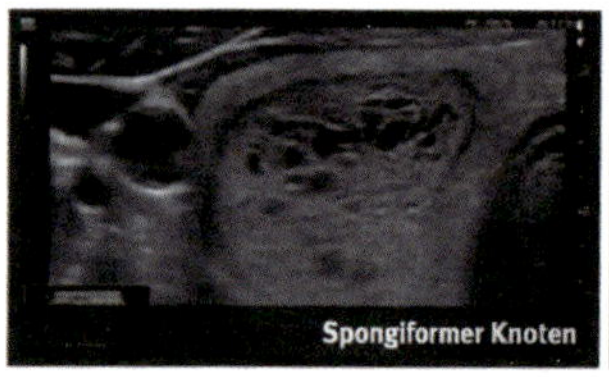 Spongiformer Knoten 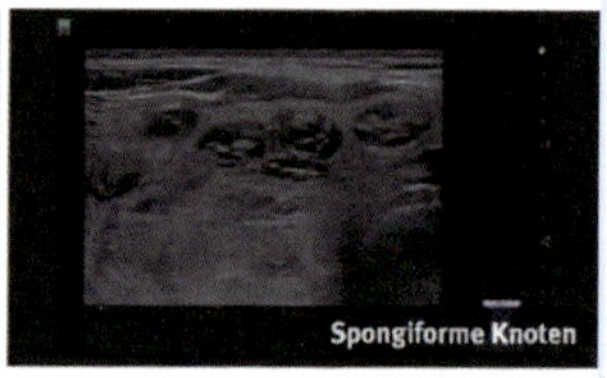 Spongiforme Knoten
1. Gutartig	‹ 1 %	Ausschließlich zystische Erscheinung. Umfasst auch zystische Knoten mit stärker echogenen spots und deutlichem Reverberationsecho (Kolloidkristalle) im echofreien Zysteninhalt.	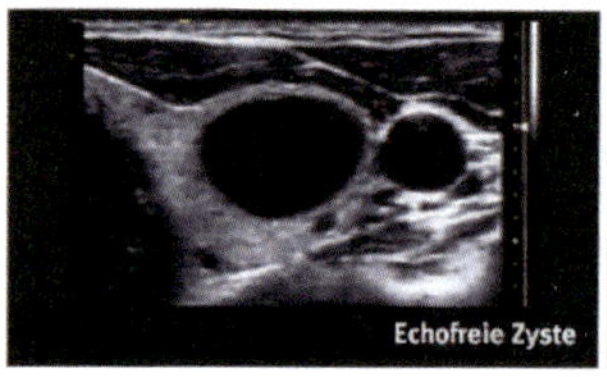 Echofreie Zyste 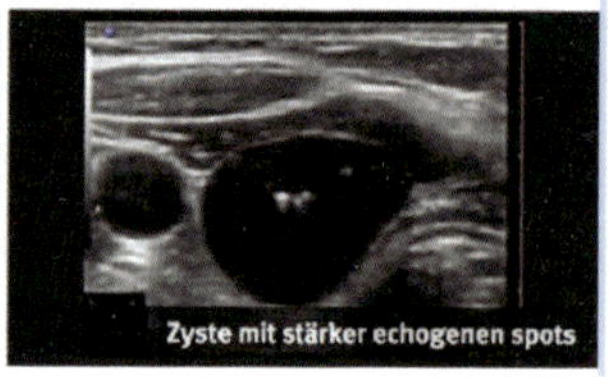 Zyste mit stärker echogenen spots

Knoten nach ATA nicht klassifizierbar?

Ein Teil der Knoten (3–4 %) kann nicht sicher nach ATA klassifiziert werden. Diese Knoten weisen statistisch ein intermediäres Malignitätsrisiko auf (10–20 %). Hier kann eine Klassifikation nach sonografischen Einzelkriterien und Summenscore, z. B. ACR-TIRADS, angewandt werden.

Wann ist eine Szintigraphie sinnvoll?

Autonome Adenome sind als benigne einzustufen, zeigen jedoch keine einheitliche Sonomorphologie. ATA kann daher hier nicht angewandt werden. Bei Knoten › 1 cm ist daher vor einer FNAC eine Szintigraphie zum Auschluss einer Autonomie empfohlen, auch bei normalem TSH. Das Kriterium „hypofunktioneller Knoten" ist nicht zur Malignitätsprädiktion geeignet (pos. prädiktiver Wert ‹ 1 %).

Vakularisation und Perfusion

Die Vaskularisation (Gefäßdarstellung im Doppler/Duplex) ist nicht zur Dignitätsbeurteilung von Schilddrüsenknoten geeignet und wird in Klassifikationssystemen nicht mehr verwandt.

Die Perfusion (kontrastmittelverstärkter Ultraschall, CEUS) zeigt eine Hypoperfusion als Zeichen der Malignität von Schilddrüsenknoten. In der Praxis wird CEUS der Schilddrüse selten angewandt.

Elastographie von Schilddrüsenknoten

Elastographie ist ein Verfahren zur Messung der Gewebeelastizität. Mögliche Klassifikation: ganz ES1, bzw. überwiegend weich ES2; überwiegend ES3, bzw. ganz hart ES4. Überwiegend oder ganz weiche Knoten sind in 97–99 % benigne. Sinnvolle Anwendung bei ATA 3 und 4 Knoten.
Nicht valide bei überwiegend zystischen und verkalkten Knoten.

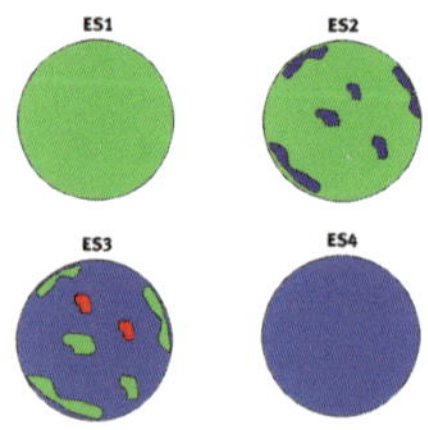

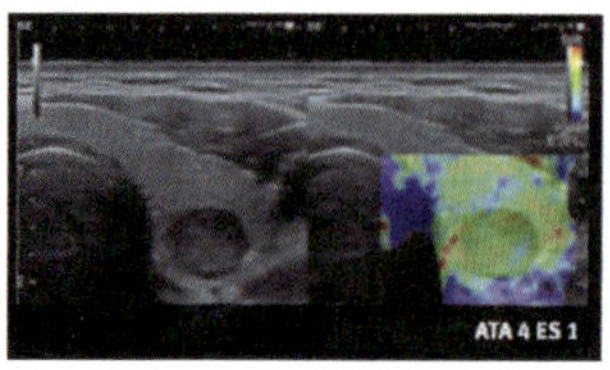
ATA 4 ES 1

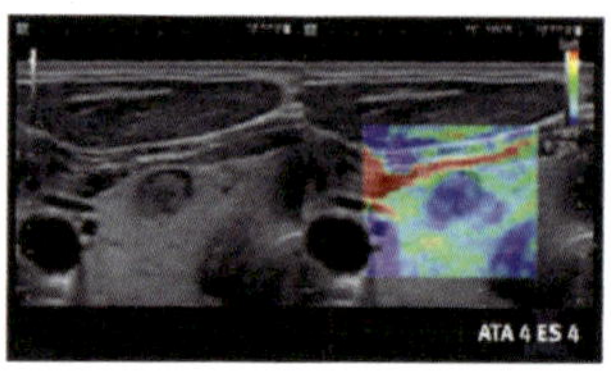
ATA 4 ES 4